全国中医药行业高等教育"十四五"规划教材

全国高等中医药院校规划教材（第十一版）

急救护理学

（新世纪第四版）

（供护理学专业用）

主 编 吕 静 卢根娣

中国中医药出版社

·北 京·

图书在版编目（CIP）数据

急救护理学 / 吕静，卢根娣主编 . —4 版 . —北京：
中国中医药出版社，2021.6（2023.6重印）
全国中医药行业高等教育"十四五"规划教材
ISBN 978-7-5132-6898-1

Ⅰ . ①急… Ⅱ . ①吕… ②卢… Ⅲ . ①急救－护理－
中医学院－教材 Ⅳ . ① R247.2

中国版本图书馆 CIP 数据核字（2021）第 053464 号

融合出版数字化资源服务说明

全国中医药行业高等教育"十四五"规划教材为融合教材，各教材相关数字化资源（电子教材、PPT 课件、
视频、复习思考题等）在全国中医药行业教育云平台"医开讲"发布。

资源访问说明

扫描右方二维码下载"医开讲 APP"或到"医开讲网站"（网址：www.e-lesson.cn）注
册登录，输入封底"序列号"进行账号绑定后即可访问相关数字化资源（注意：序列号
只可绑定一个账号，为避免不必要的损失，请您刮开序列号立即进行账号绑定激活）。

资源下载说明

本书有配套 PPT 课件，供教师下载使用，请到"医开讲网站"（网址：www.e-lesson.cn）认证教师身份后，
搜索书名进入具体图书页面实现下载。

中国中医药出版社出版

北京经济技术开发区科创十三街 31 号院二区 8 号楼
邮政编码　100176
传真　010-64405721
保定市西城胶印有限公司印刷
各地新华书店经销

开本 889×1194　1/16　印张 15.5　字数 412 千字
2021 年 6 月第 4 版　2023 年 6 月第 4 次印刷
书号　ISBN 978-7-5132-6898-1

定价　59.00 元
网址　www.cptcm.com

服 务 热 线　010-64405510　微信服务号　zgzyycbs
购 书 热 线　010-89535836　微商城网址　https://kdt.im/LIdUGr
维 权 打 假　010-64405753　天猫旗舰店网址　https://zgzyycbs.tmall.com

如有印装质量问题请与本社出版部联系（010-64405510）

《急救护理学》
融合出版数字化资源编创委员会

全国中医药行业高等教育"十四五"规划教材
全国高等中医药院校规划教材（第十一版）

主　编

吕　静（长春中医药大学）　　　　　卢根娣（上海中医药大学）

副主编

刘晶晶（海军军医大学）　　　　　　郭佳莹（广州中医药大学）

王淑荣（黑龙江中医药大学）　　　　袁　娟（安徽中医药大学）

蔡恩丽（云南中医药大学）　　　　　蒋谷芬（湖南中医药大学）

编　委（以姓氏笔画为序）

王丹丹（长春中医药大学）　　　　　王莉莉（河南中医药大学）

王惠峰（北京中医药大学）　　　　　乔安花（海军军医大学）

李　沐（江西中医药大学）　　　　　李　娜（山东中医药大学）

杨丽萍（成都中医药大学）　　　　　邱　莉（福建中医药大学）

张春梅（天津中医药大学）　　　　　陈　美（遵义医科大学）

祝雪花（浙江中医药大学）　　　　　高　凌（山西中医药大学）

靳志超（海南医学院）

秘　书

李晶晶（上海中医药大学）

谷晓红（教育部高等学校中医学类专业教学指导委员会主任委员、北京中医药大学党委书记）

冷向阳（长春中医药大学校长）

宋春生（中国中医药出版社有限公司董事长）

陈　忠（浙江中医药大学校长）

陈可冀（中国中医科学院研究员、中国科学院院士、国医大师）

金阿宁（国家中医药管理局中医师资格认证中心主任）

周仲瑛（南京中医药大学教授、国医大师）

胡　刚（南京中医药大学校长）

姚　春（广西中医药大学校长）

徐安龙（教育部高等学校中西医结合类专业教学指导委员会主任委员、北京中医药大学校长）

徐建光（上海中医药大学校长）

高秀梅（天津中医药大学校长）

高树中（山东中医药大学校长）

高维娟（河北中医学院院长）

郭宏伟（黑龙江中医药大学校长）

曹文富（重庆医科大学中医药学院院长）

彭代银（安徽中医药大学校长）

路志正（中国中医科学院研究员、国医大师）

熊　磊（云南中医药大学校长）

戴爱国（湖南中医药大学校长）

秘书长（兼）

卢国慧（国家中医药管理局人事教育司司长）

宋春生（中国中医药出版社有限公司董事长）

办公室主任

张欣霞（国家中医药管理局人事教育司副司长）

李秀明（中国中医药出版社有限公司副经理）

办公室成员

陈令轩（国家中医药管理局人事教育司综合协调处副处长）

李占永（中国中医药出版社有限公司副总编辑）

张峘宇（中国中医药出版社有限公司副经理）

沈承玲（中国中医药出版社有限公司教材中心主任）

前 言

为全面贯彻《中共中央 国务院关于促进中医药传承创新发展的意见》和全国中医药大会精神，落实《国务院办公厅关于加快医学教育创新发展的指导意见》《教育部 国家卫生健康委 国家中医药管理局关于深化医教协同进一步推动中医药教育改革与高质量发展的实施意见》，紧密对接新医科建设对中医药教育改革的新要求和中医药传承创新发展对人才培养的新需求，国家中医药管理局教材办公室（以下简称"教材办"）、中国中医药出版社在国家中医药管理局领导下，在教育部高等学校中医学类、中药学类、中西医结合类专业教学指导委员会及全国中医药行业高等教育规划教材专家指导委员会指导下，对全国中医药行业高等教育"十三五"规划教材进行综合评价，研究制定《全国中医药行业高等教育"十四五"规划教材建设方案》，并全面组织实施。鉴于全国中医药行业主管部门主持编写的全国高等中医药院校规划教材目前已出版十版，为体现其系统性和传承性，本套教材称为第十一版。

本套教材建设，坚持问题导向、目标导向、需求导向，结合"十三五"规划教材综合评价中发现的问题和收集的意见建议，对教材建设知识体系、结构安排等进行系统整体优化，进一步加强顶层设计和组织管理，坚持立德树人根本任务，力求构建适应中医药教育教学改革需求的教材体系，更好地服务院校人才培养和学科专业建设，促进中医药教育创新发展。

本套教材建设过程中，教材办聘请中医学、中药学、针灸推拿学三个专业的权威专家组成编审专家组，参与主编确定，提出指导意见，审查编写质量。特别是对核心示范教材建设加强了组织管理，成立了专门评价专家组，全程指导教材建设，确保教材质量。

本套教材具有以下特点：

1. 坚持立德树人，融入课程思政内容

把立德树人贯穿教材建设全过程、各方面，体现课程思政建设新要求，发挥中医药文化育人优势，促进中医药人文教育与专业教育有机融合，指导学生树立正确世界观、人生观、价值观，帮助学生立大志、明大德、成大才、担大任，坚定信念信心，努力成为堪当民族复兴重任的时代新人。

2. 优化知识结构，强化中医思维培养

在"十三五"规划教材知识架构基础上，进一步整合优化学科知识结构体系，减少不同学科教材间相同知识内容交叉重复，增强教材知识结构的系统性、完整性。强化中医思维培养，突出中医思维在教材编写中的主导作用，注重中医经典内容编写，在《内经》《伤寒论》等经典课程中更加突出重点，同时更加强化经典与临床的融合，增强中医经典的临床运用，帮助学生筑牢中医经典基础，逐步形成中医思维。

3.突出"三基五性"，注重内容严谨准确

坚持"以本为本"，更加突出教材的"三基五性"，即基本知识、基本理论、基本技能，思想性、科学性、先进性、启发性、适用性。注重名词术语统一，概念准确，表述科学严谨，知识点结合完备，内容精炼完整。教材编写综合考虑学科的分化、交叉，既充分体现不同学科自身特点，又注意各学科之间的有机衔接；注重理论与临床实践结合，与医师规范化培训、医师资格考试接轨。

4.强化精品意识，建设行业示范教材

遴选行业权威专家，吸纳一线优秀教师，组建经验丰富、专业精湛、治学严谨、作风扎实的高水平编写团队，将精品意识和质量意识贯穿教材建设始终，严格编审把关，确保教材编写质量。特别是对32门核心示范教材建设，更加强调知识体系架构建设，紧密结合国家精品课程、一流学科、一流专业建设，提高编写标准和要求，着力推出一批高质量的核心示范教材。

5.加强数字化建设，丰富拓展教材内容

为适应新型出版业态，充分借助现代信息技术，在纸质教材基础上，强化数字化教材开发建设，对全国中医药行业教育云平台"医开讲"进行了升级改造，融入了更多更实用的数字化教学素材，如精品视频、复习思考题、AR/VR等，对纸质教材内容进行拓展和延伸，更好地服务教师线上教学和学生线下自主学习，满足中医药教育教学需要。

本套教材的建设，凝聚了全国中医药行业高等教育工作者的集体智慧，体现了中医药行业齐心协力、求真务实、精益求精的工作作风，谨此向有关单位和个人致以衷心的感谢！

尽管所有组织者与编写者竭尽心智，精益求精，本套教材仍有进一步提升空间，敬请广大师生提出宝贵意见和建议，以便不断修订完善。

国家中医药管理局教材办公室

中国中医药出版社有限公司

2021年5月25日

编写说明

为了更好地贯彻落实《国家中长期教育改革和发展规划纲要（2010—2020年）》和《医药卫生中长期人才发展规划（2011—2020年）》，根据《教育部 关于"十三五"普通高等教育本科教材建设的若干意见》，在国家中医药管理局宏观指导下，国家中医药管理局教材办公室、中国中医药出版社组织实施全国中医药行业高等教育"十四五"规划教材护理学专业（本科）系列教材的编写。

本教材在全国中医药行业高等教育"十三五"规划教材《急救护理学》的基础上进行修订与完善，结合当前国内外急救护理学的发展现状，将急救护理发展的新知识、新技术等引入教材，以院前急救－急诊科救治－院内急救为护理模式，重点突出院前急救特色，在力求知识的先进性、适用性、实用性基础上，结合本科护理教育的特点进行内容的组织和编排。教材删除了休克、临床常见危象、毒蕈中毒等内容，新增了急性食物中毒、冻伤、急性高原病、强酸强碱中毒、球囊－面罩通气术、除颤术，融入课程思政内容，推进课程思政与人文的融合。总之，本教材力求做到内容和形式上有所突破，更加符合护理学专业本课程的教学规律，以达到培养学生急救意识、提高其综合急救能力的目的，体现"立德树人"的教育根本任务。

本教材共十四章，编写内容及分工如下：第一章绪论由吕静编写；第二章院前急救的组织与管理由张春梅编写；第三章院前急救技术由卢根娣、乔安花编写；第四章灾难救护由蔡恩丽、王丹丹编写；第五章心搏骤停与心肺脑复苏由袁娟编写；第六章急诊科护理工作由陈美编写；第七章重症监护病房护理由王惠峰编写；第八章危重症患者监护由祝雪花编写；第九章常用院内急救技术由王淑荣、杨丽萍编写；第十章危重症患者的营养支持由王莉莉编写；第十一章多发性创伤急救与护理由邱莉编写；第十二章急性中毒由郭佳莹、李娜、高凌编写；第十三章环境及理化因素损伤由靳志超、李娜、蒋谷芬、王淑荣编写；第十四章多器官功能障碍综合征由李沐编写。数字化内容由卢根娣、刘晶晶负责，全体编委参与，完成了《急救护理学》配套数字化工作，为师生提供丰富形象的数字资源（PPT、图片、视频、试题等）。

本教材在编写、审定过程中，得到各参编院校领导、专家的热情指导和帮助，在此深表谢意！同时，向参加编写本教材的全体人员表示感谢。

《急救护理学》编委会
2021年4月

目　录

扫一扫，查阅本章数字资源，含PPT、音视频、图片等

急救护理学是现代护理学的重要组成部分，是以挽救患者生命、提高抢救成功率、促进患者康复、减少伤残率、提高生命质量为目的，以现代医学科学、护理学专业理论为基础，研究各类急危重症患者抢救、护理和科学管理的一门综合性应用学科。近年来，随着灾难事故的增多、人类疾病谱的改变、人口和家庭结构的变化、医疗水平的不断提升等，急救护理学在社会医疗服务工作中发挥了越来越重要的作用，且重要性越来越凸显出来。

第一节 急救护理学的起源与发展

急救护理学是随着急诊医学、危重病医学的发展以及现代科技的不断进步、新兴医学与护理学理论的不断形成而发展起来的。

一、我国急救护理学的起源与发展

急诊医学在其形成和发展的过程中始终涵盖着护理学的内容，在许多古代医学文献中有不少名医治疗、护理的记载，当时医护没有明确分工。中国古代对急症最早的论述见于春秋战国时期的《黄帝内经》。《黄帝内经》奠定了中医急诊学的理论基础，书中详细论述了相关急症的疾病名称、临床表现、病因病机、诊治要点，同时对中医急症临床辨证有了纲领性的认识。《素问·至真要大论》提出："病有盛衰，治有缓急，方有大小。"东汉著名中医学家张仲景在所著的《伤寒论》序中写道："余宗族素多，向余二百，建安纪年以来，犹未十稔，其死亡者，三分有二，伤寒十居其七。"说明当时流行病之严重。另外，从一个侧面也反映《伤寒论》所治疗的疾病多为急危重症，并且首次提出六经辨证论治的思路，创造性地提出应用人工呼吸的方法抢救自缢患者。晋代著名医家葛洪所著的《肘后备急方》是第一部中医急诊手册，该书收集了魏晋南北朝时期治疗急症的经验，包括内、外、妇、儿、五官各科，尤其在治疗抢救方面，提出了"急则治标，因证而异，针药摩熨"的综合治疗学术思想，首次记载了蜡疗、烧灼止血、放腹水、小夹板固定等急救技术。青蒿素的发现就是来源于《肘后备急方》中以鲜青蒿榨汁治疗疟疾的记载。此外，唐代孙思邈的《备急千金要方》、元代危亦林的《世医得效方》都记载了多种急症的医方和救治方法。

我国急救护理事业的发展也经历了从简单到逐步完善形成新学科的过程。急救护理实践早期并没有专门的急诊、急救和急救护理学等概念，急诊就是医院门诊的一个组成部分。20 世纪 80年代初，卫生部相继颁发《关于加强城市急救工作的意见》和《医院急诊科（室）建设方案（试行）》文件，北京、上海等地相继成立了急诊室、急诊科和急救中心，开启了我国急救护理学发

展的初级阶段。同期，各医院将危重患者集中在靠近护士站的病房以便于观察和护理；将外科术后患者集中到术后恢复室进行护理，病情稳定后再转回普通病房；各地也相继建立专科或综合监护病房。1982 年北京协和医院设立了第一张 ICU 病床，1984 年正式成立了作为独立专科的综合性 ICU。

1981 年，我国第一本有关急救的杂志《中国急救医学》创刊。1983 年急诊医学被卫生部和教育部正式承认为独立学科。1985 年国家学位评定委员会正式批准设置急诊医学研究生点。1986 年 1 月，邮电部和卫生部相继发布"关于启动 120 特种服务号码为全国急救中心（站）的统一号码"。1986 年 11 月全国人大通过了《中华人民共和国急救医疗法（草案）》，规定"市、县以上地区都要成立急救医疗指挥系统，实行三级急救医疗体制"。1987 年 5 月中华医学会急诊医学、重症医学及灾难医学分会相继成立，中华护理学会也分别成立了急诊护理和危重症护理专业委员会。这些急诊医学分会的成立，标志着急诊医学在我国成为一门独立的新兴学科，随之急诊医学教育开始得到重视和发展。1988 年上海第二军医大学开设了国内第一门"急救护理学"课程。1989 年卫生部将医院建立急诊科和 ICU 作为医院评定等级的条件之一，明确了急诊和危重症医学在医院建设中的重要地位，我国急救护理学随之也进入了快速发展时期。恢复高等护理教育后，教育部将"急救护理学"确定为护理学科必修课程之一。2011 年国家执业护士资格考试首次将"急救护理学"纳入考试范畴，标志着急救护理教育进入了一个崭新阶段。

与国外相比，虽然急诊医学及急救护理学起步较晚，但在院前急救、院内救治、危重症救护乃至灾难救援等方面发挥的作用越来越重要。2003 年传染性非典型肺炎及 2020 年新冠肺炎流行后，国家又投入巨资，建立和健全突发公共卫生事件紧急医疗救治体系，急诊医学及急救护理学在应对大型灾害中的地位得到进一步提升。近些年，中华护理学会及护理教育中心设立多个培训基地并多次举办了急危重症护理学习培训班，将现代急救护理观、急危重症护理技术从医院延伸到院外、扩展到社会。

二、国际急救护理学的起源与发展

近代急救护理的起源可追溯到 19 世纪中叶，国际护理事业的先驱弗罗伦斯·南丁格尔（Florence Nightingale，1820—1910 年）在 1854—1856 年克里米亚战争期间，率领 38 名护理人员到前线医院对伤病员进行救护，在短短 6 个月的时间内收治了 6 万余名伤病员，并且使伤病员的死亡率由 42% 下降到 2.2%。1863 年，南丁格尔根据自己的工作体会，提出要在手术间附近设一个房间，以便于随时观察病情，使手术后的患者尽快得以恢复，这就是"监护病房"的雏形。南丁格尔是现代护理学的创始人，也为急救护理学的发展奠定了基础。

随着急诊医学实践的发展，1923 年美国约翰霍普金斯医院建立了神经外科术后监护病房。1927 年芝加哥建立了第一个早产婴儿监护中心。第二次世界大战以后，由于护士短缺，迫使医院将术后患者集中在术后恢复室进行集中救治与护理，取得了明显的治疗效果。急救护理学真正得到发展是在 20 世纪 50 年代初，北欧发生了脊髓灰质炎大流行，很多患者伴有呼吸肌麻痹不能自主呼吸，因此出现了最早用于监护呼吸衰竭患者的监护病房。20 世纪 60 年代初，随着电子仪器设备的发展，急救护理工作进入了有抢救设备配合的新阶段，心电示波、电除颤器、呼吸机、血透仪的应用和急诊医学理论与实践的深化，使急救护理理论和技术得到了相应的提高和发展，同时，现代监护仪器设备的集中使用，也促进了加强监护病房（intensive care unit，ICU）的建立。到 20 世纪 60 年代末，美国大部分医院至少有一个 ICU。20 世纪 70 年代中期，在德国召开的由国际红十字会参与的一次医学会议上，提出了急救事业国际化、国际互助和标准化的方针，国际统一了紧急呼救电话、急救车上的抢救设备装置并交流急救经验等。

1970 年美国危重病医学会组建，1972 年美国医学会正式承认急诊医学为一门独立医学学科，1979 年国际上正式承认急诊医学为医学科学中的第 23 个专业学科，1983 年危重症医学成为美国医学界一门最新的学科。20 世纪 90 年代，急诊医疗服务体系得到迅速发展，使急救护理学的研究范畴拓展到院前急救、灾难救护、院内急诊和危重病救治等。同时，急救护理学随之发展，美国急诊护士、危重病护士学会相继成立，在培训急诊护士（emergency nurse，EN）和危重症护士（critical care nurse，CCN）方面起着重要作用。

第二节　急救护理学的研究范畴

近年来，随着灾难事故频发、城市交通事业迅猛发展、人口老龄化、社区医疗服务的出现及现代化仪器设备的不断更新，急救护理学的研究范畴也在不断扩大和发展，主要包括以下几个方面。

一、院前急救

院前急救是指急危重症患者进入医院前的医疗救护，是急诊医疗服务体系的第一步。包括呼救、现场救护、途中监护和运送等环节。及时有效的院前急救，在维持患者生命、防止再损伤、减轻患者痛苦、提高抢救成功率、减少致残率等方面具有极其重要的意义。

二、院内急救

（一）急诊科救护

急诊科救护是院前救护的延续，是 EMSS 中第二个重要环节，是医院医疗护理服务的窗口。急诊科是医院内承担急救工作的重要专业部门，其救治能力和工作质量的优劣不仅直接关系到患者的生命安危，也是一所医院急救技术水平、科学管理水平及医护人员素质的综合体现。

（二）危重病救护

危重病救护是指受过专门培训的医护人员在加强监护病房（ICU），对急危重症患者进行全面监护、抢救治疗和护理，从而使患者能度过危险期，为康复奠定基础，提高危重患者的抢救成功率和治愈率。

三、灾难救护

灾难医学是急诊医学的一个重要组成部分，（瑞士）耿氏（S. William A. Gunn）主编的《灾难医学与人道救援词典》中将灾难医学定义为对各种医疗专业（如外科学、儿科学、传染病学、社区医学、公共卫生学等）进行研究并将其协调运用到预防、给予人道主义关怀，解决由灾难带来的健康问题，以及与灾难管理有关的其他非医学学科合作。灾难医学的涉及面及内涵非常广泛，因此，灾难医学是一项极其复杂的系统工程，突发批量人员伤亡是灾难性事件的共同特征，灾难救援时一定要坚持"就近救援、先抢后救"的原则。另外，对灾难的预测、预防、准备工作、预教和预演、灾后防疫及心理危机干预也是灾难医学研究的重要内容。

四、战地救护

由于军事科技的发展，与传统的战争模式相比较，现代战争已发生了巨大变化。近年的战争伤亡统计显示，大部分战斗受伤来自与爆炸相关的冲击波（爆炸伤），其中，发生率较高的有四肢伤、眼外伤、闭合性颅脑损伤等。战地救护主要研究战地伤的特点，以及在野战环境下对大批战地伤病员实施紧急救护的组织措施、救护原则及救护技术和方法等，以提高战地救护的质量和水平，保全战士的生命，降低伤残率和死亡率，保证战斗力。

五、急救护理人才培训和科学研究工作

急救护理学是利用最少的临床数据、最短的时间和最先进的技能来挽救患者生命，减轻患者痛苦的学科。人才培养和科学研究工作是急救护理学发展的根本所在。要快速发展急救护理事业，需要培养出一批置身于急诊、急救岗位，并具有高度团队协作和敬业精神的专业化队伍，因此，应有计划地组织急救医学及护理学讲座、急救技术培训等专业学术活动，提高急救护理人员的专业技术水平。同时，加强急救护理科学研究工作，探讨循证医学和循证护理学在急诊急救领域中的应用，切实提高救护速度与救护质量，使急救护理学教学 – 科研 – 实践紧密结合，促进人才培养，提高学术水平。

六、急救护理知识的教育与宣传工作

急救对象具有突发性、紧迫性、散发性、群体危害性、病种复杂性等特点，传统的急救护理只注重疾病的救治和后期康复，而忽视贯穿于救护全程的健康教育。现代急救护理学要针对不同急救对象实施个体化评估，将健康教育贯穿于急诊急救全过程。

急救宣传工作应走向社会。急救机构除配备经过急救医疗培训的技术骨干外，对从事急救工作的管理、通信、调度、运送等人员也要进行业务培训。医学院校要开设急诊医学、急救护理学专业课，普通中、小学应普及常用急救知识。各地政府和红十字会应组织消防人员、警察、司机和乘务人员、饮食行业服务人员进行现场初级救护技术的培训。利用网络、媒体、电视、宣传栏等方式积极宣传、普及常见急救、自救、互救知识，以及意外伤害的危险因素等相关内容，有效预防疾病和意外事件的发生。

第三节　急诊医疗服务体系

随着工农业和医学科学技术的发展，城市人口集中、交通发达、人口老龄化、传染病及灾难事故频发等原因，急诊医学越来越受到人们的重视。传统的急救模式已不再适应现代社会的发展和人们就医的要求，这就需要建立一个崭新的急救模式去适应新型的社会化急诊、急救的需求，即"急诊医疗服务体系"。

一、急诊医疗服务体系的概念

急诊医疗服务体系（emergency medical service system，EMSS）是集院前急救、院内急诊科（室）诊治、重症监护病房救治和各专科"急救生命绿色通道"为一体的急救网络。其中，院前急救负责现场急救和途中救护，急诊科（室）和重症监护病房负责院内救护。它既适用于平时的急诊医疗工作，也适用于灾难或意外事故的急救。一个完整的急诊医疗服务体系应包括完善的通

信指挥系统、现场救护、有监测和急救装置的运输工具、高水平的医院急诊服务机构和重症监护病房。EMSS 中各组成部分既有各自的工作职责和任务，又相互密切联系，目前，EMSS 已成为一个以急救医疗组织为主体、全社会共同参与、组织结构严密、统一指挥的急救网络。

二、急诊医疗服务体系的起源与现状

为保障急救工作高效性和急危重患者治疗规范性，国际上一些先进的国家率先建立了"急诊医疗服务体系"，但由于各国急诊医学起步和发展情况不同，各国急诊医疗服务体系的发展状况也各有其特点和优势。

（一）国外急诊医疗服务体系起源与现状

1. 美国 美国是急诊医学发展最快的国家之一。20 世纪 50 年代起就有急救人员进行专业的、规范的现场救治。1966 年美国交通部国家高速公路交通安全委员会通过的《公路安全条例》，明确要求各州的运输部门建立 EMSS；同时，美国心脏协会提倡在公众中普及初级心肺复苏术。1973 年美国国会通过了加强急救医疗法案，规定各州政府在构建 EMSS 中要给予人力、财力、物力的支持，1976 年该法案重新修订后，完成相关立法程序，在全美范围内形成了全国急救医疗网，之后又建立了院前急救、现场和途中急救以及 ICU、CCU 监护系统。20 世纪 80 年代美国开始把焦点转移到急诊医疗服务质量的提高上来，各种教育和培训项目依次开展。20 世纪 90 年代美国的 EMSS 进入了一个崭新时代，医疗救护员得到了社会的认可。

2. 法国 法国是最早组建急诊医疗服务体系的国家。法国医疗急救服务体系缩写名称是 SAMU（service aide medical urgent）。SAMU 是院前医疗急救工作的主体，是社会福利保障的一部分，由国家统一管理和规划。SAMU 一词是在 20 世纪 70 年代由一些麻醉师非正式提出的，他们主张"将医院带给现场患者"的理念。1986 年法国制定了相关法律，明确了 SAMU 的结构和功能，并将"15"作为全国急救电话，SAMU 可对所有急救电话进行接收和分派，并实行 24 小时工作制。

3. 德国 德国急救中心归属红十字会组织和管理，全国统一使用"110"作为急救呼救电话号码。德国的 EMSS 具有先进的、立体式的通讯指挥系统，急救中心的医护人员可随救护车或直升机出诊、抢救和转运患者，德国的救援工作无论是陆地还是空中运送伤病员，都是高效率的，尤其是空中救援是德国院前急救工作的最大特点。

（二）我国急诊医疗服务体系起源与现状

我国院前急救医疗始于 20 世纪 50 年代，一些大城市成立了急救站，基本上除了简单的外伤处理外，仅能提供救护车转运服务。1980 年 10 月，卫生部正式颁发了新中国成立后第一个关于急救的文件《关于加强城市急救工作的意见》，总结了新中国成立以来急救工作的基本状况，提出建立、健全急救组织，加强急救工作，将发展急救事业作为医院建设的重要任务。1987 年 5 月中华医学会急诊医学分会（chinese association for emergency medicine，CAEM）成立，这是一个重要的里程碑，从此，我国的急诊医疗服务进入了快速发展阶段，北京、上海等地相继成立了急救中心。经过三十多年的发展，我国各大、中城市都建立了急救医疗中心，小城市及各县镇医院也基本建立了急救医疗站，全国县以上综合医院、部分专科医院都建立了急诊科和 ICU 病房，形成了急救中心（站）- 急诊科 -ICU 相结合的急救医疗网络。全国统一急救电话号码"120"，1995 年 4 月卫生部颁发了《灾难事故医疗救援工作管理办法》，有力促进了我国急诊医疗服务体系的发展。2020年新冠肺炎疫情发生后，国家对突发公共卫生事件更加重视。公众对院前急救医疗的需求越来越高，使我国的EMSS飞速发展，从单纯的院前转运变成代表政府职能的，集医学救援、灾难救援、疫情防控、医疗保障、危重病救护及科学转运等功能为一体的EMSS。

由于经济实力和国情的差距，我国的EMSS与发达国家相比，在某些方面上还存在着一定的差距和不足，主要表现在院前急救的普及程度和公平性、相关法律制度建设、急救观念和认知程度、教育和培训、资源配置、急救操作规范化和急救能力、最初目击者的参与意识等方面。尽管如此，我国的EMSS也形成了自己的特点和优势，急救中心的指挥调度系统已趋于完善。国家对于院前急救医疗硬件建设逐步加强，部分大城市急救中心已经开展直升机救援，各地也积极开展对公众急救知识和技能的普及工作，北京、上海等地建立了急救培训中心和基地，急救志愿者队伍不断发展和壮大，"全社会参与急救"的理念已经逐步建立起来。

三、急诊医疗服务体系的组成与任务

（一）急诊医疗服务体系的组成

我国的EMSS是由院外急救中心（站）、医院急诊科、重症监护病房或专科监护单元有机联系起来的一个完整的现代化医疗机构。目前，我国地市级城市都设有急救中心或急救站，二级以上医院都设有急诊科，综合性大医院都设立ICU，并配备一定的专业医护队伍。

（二）急诊医疗服务体系的任务

EMSS在概念上强调急救的即刻性、连续性、层次性和系统性，它既适合日常急诊医疗工作，又适用于意外事故，大型灾害事故的紧急救援、医疗救治、运送等工作，院内急诊科救护、ICU的救护和生命支持。各级各部门之间既要分工明确，又要相互配合，其主要目的是提高患者的生存率，降低死亡率和伤残率。EMSS的任务由四个环节组成，即现场急救、院前急救、急诊科和ICU救治。现场急救属于院前急救，一些需要立即现场急救的情况，如异物卡喉、心搏骤停、溺水、大出血等紧急状况强调即刻的现场救护，才能真正达到急救的目的。如等待120急救中心的专业急救人员救治，成功的概率微乎其微。

四、急诊医疗服务体系的管理

做好规范化、完善的EMSS管理工作，是提高急救、急诊工作的前提和保障。

（一）EMSS的主要参与人员

1. 现场救护人员　根据需要救援事件及对象的特点，一般由最初目击者、志愿者（愿意伸出援手的最初目击者）、好心人（愿意在现场施救的人）和"119"消防队员等各方面救援人员组成。2007年我国相关部门对"119"消防工作的任务做了新的界定，即"救人灭火、抗灾救援、自救互救"，强调要以救人为第一宗旨，提倡消防队员接受紧急医疗救护员（emergent medical technician，EMT）课程培训。

2. 院前急救医护人员　根据救援需求，急救中心救护车上应配备数名急救人员，参与现场和运送途中的救护工作。

3. 院内医护人员　危重患者送到医院后，由急诊科和ICU医护人员进行进一步抢救和确定性治疗。

（二）建立急救医疗服务通信网络

现代化急救医疗服务通信网络是 EMSS 的灵魂。现代急救医疗已把通信、运输和急救技术称为院前急救的三大要素，其中，通信是第一要素。急救中心（站）、救护车与医院急诊科应配备无线通信，有条件的城市应逐步建立救护车派遣中心和急救呼叫专线电话，建立通信网络。目前全国医疗急救电话号码统一为"120"，个别地区还在积极探索建立"120""110""122""119"联动机制，以确保在任何地点、时间和突发情况下医疗急救通信畅通无阻。

（三）改善院前急救运输工具，提高现场救援和转送能力

目前我国院前急救运输工具主要以救护车为主，救护车的装备水平已经成为衡量一个国家或地区急救水平的标志。在沿海地区及有条件的城市、牧区、林区应因地制宜地根据急救需要发展快艇、直升机救援工作。一些大、中城市救护车内均需配备无线对讲机、卫星定位系统（GPS）和电子地图系统（GIS）。但是，由于我国各地区经济发展水平差异较大，导致运输工具内装备和医疗设施配备参差不齐，一些地区急救车配备较低，降低了院前的检查和诊疗水平。急救运输工具应由国家卫生行政部门统一规定车内配置标准和使用管理制度，实行统一受理、就近派车、按需送院的原则。

（四）加强医院急诊科建设，提高急诊科的应急能力

急诊科是医院急危重症患者救治的首诊场所，也是 EMSS 的重要组成部分。急诊科实施 24 小时开放，承担来院急诊或"120"转送的危重患者的紧急诊治，是真正体现时间就是生命的场所，是一所医院的窗口单位。急诊科能否高效率、高质量地抢救各种危重患者，是一个医院技术水平和管理水平的重要标志。因此，应加强急诊科的硬件设施及业务管理，通过有计划、有组织的业务目标训练，提高急诊科医务人员的急救意识、急救能力和整体素质。

（五）加强宣传，开展社会急救工作

提高全民急救意识、急救知识和基本急救技术，如通气、徒手心肺复苏、止血、包扎、骨折固定、搬运等，是提高现场救护水平最重要一环，也符合"三分提高，七分普及"的急诊医学发展原则。利用多种渠道对公众进行普及急救知识教育，使其知道在任何时间发现急危重症患者都有义务向急救中心呼救，同时予以现场急救和转送医疗部门。社会各部门或单位，接到急救求援电话时，也必须从人力、物力、财力上给予援助，在专业队伍尚未到达现场之前展开正确、及时的自救和互救工作。

第四节　急救护理人员的素质要求

急救护理工作具有突发性强、随机性大、病种复杂多变等特点。因此，对急救护理人员的综合素质也提出了更高的要求。

一、良好的思想素质

承担急诊急救护理工作的护士要热爱本职工作，自觉规范自己的言行，牢固树立时间就是生命、抢救就是命令的急救观念，做到争分夺秒，全力以赴抢救急危重症患者，尽量缩短从接诊到

抢救的时间。要有慎独精神，在任何情况下都必须忠实于患者的利益。

二、扎实的业务素质

急救护理工作范畴涉及多学科，要求急救护士不仅要掌握各学科的理论知识和技能，还要熟练掌握急救程序、心肺脑复苏技术、心电监护、呼吸机、除颤器、输液泵等操作。急救强调的是"急"，在任何急救护理操作中都必须做到能准确地配合、及时地观察病情和预见潜在危险与突发变化。因此，急救护士必须刻苦学习，培养细致的观察能力和敏锐的判断能力，掌握丰富的医学理论知识、娴熟的操作技能。

三、健康的身体素质

急救护理工作具有节奏快、任务重、随机性强、应变性高、突发性紧急事件多、工作负荷大等特点，因此，要求急救护士要具有健康的体魄、吃苦耐劳的精神。

四、稳定的心理素质

面对各种心态的危急重症患者和家属，急救护士应养成对急救工作的特殊敏感性，思维敏捷，沉着冷静，具有稳定的心理素质和良好的应变能力。做到既要有坦诚豁达的气度，又要有严于律己、奋发向上的精神；既要有坚定的正义感和法律意识，又要有较强的适应能力和良好的忍耐力及自我控制力；既要有饱满的精神状态和强烈的进取心，又能保持稳定乐观的心情。

五、较强的团队合作精神

团队合作对于急救医疗服务具有重要意义。一个好的急救护士除具备较强的个人工作能力外，还要有良好的与他人合作的精神。团队合作不仅限于医护之间配合与协作，同时，护士与其他医疗辅助人员也存在着广泛的联系与合作。有效的团队合作将保证救治的规范性、准确性与安全性，有效降低患者死亡率及患者的痛苦，提高抢救成功率。

【思考题】

1. 通过查询资料等方式，归纳和总结中医学中有关急诊医学和护理的内容。
2. 结合急救护理学的研究范畴，谈谈哪些领域在未来可做进一步的探究？
3. 结合实际工作，谈谈我国 EMSS 目前还存在哪些薄弱环节？你的改进建议有哪些？

急救医学将急救的过程分为院前急救、急诊科（室）救治和 ICU 救治与监护三个阶段。其中，院前急救是第一环节，其救治水平的高低能反映一个国家的卫生组织管理、医疗救治水平及公共福利机制的综合能力。

第一节　概　述

院前急救是急诊医疗服务体系的首要环节，也是整个城市和地区应急防御体系的重要组成部分。一个快速、有效的院前急救体系可最大限度地缩短急危重症伤病员的无治疗期，对维持伤病员的生命、防止再损伤、减轻伤病员痛苦、提高抢救成功率、减少致残率、创造进一步诊治条件等方面具有极其重要的意义。

一个有效的院前急救组织应具备：①能以最短的时间到达伤病员身边，给伤病员最大可能的院前医疗救护，并能根据具体情况转运到合适医院。②平时能满足所负责地区的院前急救需求，灾难事故发生时应急能力强。③合理配备和有效使用急救资源，获得最佳的社会效益和经济效益。通过这三点衡量标准可以比较客观地反映不同组织形式的院前急救体系的急救能力。

一、院前急救的概念及特点

（一）院前急救的概念

院 前 急 救（pre-hospital emergency medical care，PEMC）又 称 院 外 急 救（out-hospital emergency medical care），是指所有伤病员进入医院前的医疗救护活动，包括检伤分类、现场救护、途中监护和运送等环节。院前急救有狭义和广义之分，其主要区别在于是否有公众参加。狭义的院前急救是指专业急救医疗服务机构的医护人员在发病或受伤现场对伤病员实施的医疗救护和途中监护；广义的院前急救是指有公众参与的医疗活动，提供现场救护服务的既可以是医疗单位的专业救护人员，也可以是最初目击的过往路人、司机、警察等，二者密切协作，对伤病员实施有效的救治活动，为挽救生命、减少伤残赢得最宝贵的时间。

（二）院前急救的特点

急救事件常发生在医院以外，且大多具有突发性。院前急救在急救的对象、环境、条件以及伤病员对医疗的要求等方面具有以下特点：

1. 突发性和紧迫性　灾难事故何时发生是不可预知的。院前急救对象在发病时间、病情严重程度、病种以及人数等方面也难以预测。院前急救对象大多是病情突然加重或突然发生各种危及生命的急症、创伤、中毒、灾难事故的伤病员，且伤病员及家属有焦虑、恐惧等心理特点。有时还会出现成批伤病员，抢救任务时间紧。因此，无论是疾病突发还是意外事故导致的严重创伤，在院前急救过程中必须充分体现"时间就是生命"的急救理念，一有"呼救"必须立即出车，一到现场必须迅速抢救，在短时间内对伤病员做出紧急处理，最大限度地挽救伤病员生命。

2. 随机性强　由于院前急救工作的特殊性，使院前急救工作在时间、方案和环境等方面均具有很强的随机性，无规律可循。因此，相关部门要有预案，一旦发生突发事件，能及时进行自救和专业救援。同时，救护人员要根据现场情况，因地制宜地采取灵活多变的救护措施，才能把握更多的抢救时机。

3. 社会性广　院前急救活动常涉及社会诸多方面，不单纯是医学救援，还需与公安、交警、消防、铁路交通、建筑、运输等政府部门或相关行业密切合作，共同解决事发现场的医疗和非医疗性问题，因此院前急救跨越了纯粹的医学领域，表现出社会性广的特点。同时，院前急救也是整个城市和地区应急防御功能的组成部分，是履行政府职能的社会公益性事业。

4. 流动性大　院前急救事件的发生地不可预测，救护地点可以分散在家庭、单位、街头或野外等任何地方，伤病员可流向区域内任意一家医院。救护工作容易受天气、地形、路途等因素的影响。如遇有突发灾难事故发生，可能超越行政医疗区域分管范围，到邻近省、市、县开展救护工作。

5. 救护环境和条件差　院前急救多在非医疗条件或不理想的环境下进行，恶劣的急救环境往往使院前急救活动难以正常实施。如地方狭窄难以操作、光线暗淡不易分辨、马路围观人群拥挤嘈杂、事故现场的险情未排除等。运送途中，救护车震动和马达声常使听诊困难，触诊和问诊也受到一定的影响。

6. 病种复杂，以对症处理为主　院前急救对象的病种多，具有多学科性。病情或伤情复杂，有的还涉及传染病、中毒或不明原因的疾病等情况。院前急救工作强调的是速度，是以抢救生命为目的，为院内救护赢得时间和创造机会。因此，院前急救在缺乏充足的时间和良好的医疗环境的情况下，医护人员以对症处理为主。

7. 风险性大　院前急救全过程不但存在较大的技术风险，同时还存在人身伤害风险，如进入火场、塌方、毒气泄漏环境等，或遇到酗酒者、精神疾病患者。因此，救护人员应树立和加强自我保护意识。

二、院前急救的任务

急救中心（站）承担院前急救的任务，其主要任务是合理运用急救技术，采取各种有效的急救措施，最大限度地减轻伤病员的痛苦，降低致残率和死亡率，为进一步有效开展医院内救护奠定基础。

（一）呼救患者的院前急救

这是院前急救主要的和经常性的任务。呼救患者通常分为以下三类：

1. 危重或急救患者　即短时间内存在生命危险，如急性心肌梗死、急性中毒、淹溺、大出血、休克等。对这类患者必须立即实施畅通气道、止血、建立静脉输液通路等现场紧急救护措施，目的在于挽救生命或维持患者基本生命体征。此类患者占呼救的 10%～15%。其中病情特别危重需要立即心肺复苏抢救的患者占 5% 左右。

2. 急诊患者 病情紧急但短时间内尚无生命危险的患者，如骨折、急腹症、支气管哮喘发作等。现场处理的目的是稳定病情、减轻痛苦、避免并发症发生。此类患者占呼救的60%～80%。

3. 慢性病患者 呼救的目的是需要救护车提供转运服务，大多不需要提供院前急救措施，如高血压、糖尿病患者病情变化需就诊，无法自行前往医院时拨打急救电话，此类患者占呼救的10%～25%。

（二）突发灾难或战争时的院前急救

突发灾难或战争时，应结合具体情况执行有关抢救预案。无预案时应加强现场的调度，做好现场伤病员分类、现场救护和合理分流运送。应注意与其他救灾专业队伍如消防、公安、交通等部门密切配合，同时注意自身的安全防护。

（三）特殊任务时的救护值班

国家或地区的重要会议、外国元首来访、国际赛事及大型集会等，由专业的医护人员组成医疗小组，执行救护值班任务。

（四）通信网络中心的枢纽任务

通信网络通常由三部分组成：一是急救中心（站）与市民的联络；二是急救中心（站）与所属分中心（站）、救护车、急救医院的联络；三是急救中心（站）与上级领导、卫生行政部门及其他救灾系统的联络。急救中心（站）在通信网络中承担着上传下达、互通信息的枢纽任务。

（五）救护知识与技能的普及培训

院前急救的成功率与公众的急救意识、自救和互救能力紧密相关。平时应通过广播、电视、报刊、网络等媒介对公众普及急救知识，开展有关通气、止血、包扎、固定、搬运和徒手心肺复苏术等院前救护技能的普及培训工作，提高公众的自救互救能力，使更多的公众能够成为开展现场救护的"最初目击者"，从而赢得抢救时间，达到"挽救生命，减轻伤残"的目的。

三、院前急救的原则

院前急救总的原则是采取及时、有效的急救措施，最大限度地挽救生命、减轻患者的痛苦、降低病死率和致残率，为院内救治打好基础。

（一）先评估后施救

救护人员到达现场后，首先应评估周围环境是否安全，如有安全隐患应先排除险情后再实施救治。如触电现场，先切断电源；有害气体中毒，使患者先脱离险区。

（二）先救命后治伤

先救命后治伤是院前急救的重要原则，主要包含以下三个方面。

1. 先重伤后轻伤 院前急救应遵循先抢救危重患者，后抢救较轻者的原则。但是当灾难或事故现场有大批伤病员，并且在时间、人力和物力条件有限的情况下，应先伤检分类，在遵循"先重后轻"原则的同时，重点抢救有存活希望的伤病员。

2. 先复苏后固定　如患者发生心跳、呼吸骤停同时伴骨折，应先实施心肺复苏术，使患者呼吸、心跳恢复后，再对骨折进行包扎与固定。

3. 先止血后包扎　如患者大出血，同时又有创口或骨折时，应综合评估患者的伤情，先选择适宜的方法止血，再包扎伤口或固定骨折。

（三）急救与呼救并重

当现场只有一名救护者时，应根据具体情况采取施救与呼救。遇有成批伤病员，又有多名救护人员在场时，要分工合作，急救和呼救同时进行，以尽快争取外援。

（四）争分夺秒，就地取材

院前急救时间紧迫，要时刻牢记"时间就是生命"，争分夺秒实施救援。现场常遇到急救物资紧缺等情况，应就地取材，及时寻找可利用的资源，如相对洁净的毛巾、衣物、门板等。

（五）先救治后运送，转运与监护相结合

在现场医疗条件允许的情况下，先对急危重症患者进行初步的紧急救治，维持其基本生命体征，再运送至医院。转运途中应密切监测患者的意识、生命体征等病情变化，必要时给予相应的紧急救护措施并及时做好记录。

（六）保留并正确储存离断肢体

救护人员应将断肢（断指）用无菌或洁净敷料包扎好，放入不透水、干净的塑料袋，袋口扎紧后周围置冰块保存，随患者一起送往医院。

（七）院前与院内衔接

认真填写院前救护的医疗文书，做好与院内的交接工作。做到交接与记录完整，避免前后重复、遗漏或其他差错，保证急救工作的连续性和有效性。

第二节　院前急救的组织体系

院前急救是 EMSS 的首要环节，院前急救组织体系是否完善和先进，是衡量一个城市乃至一个国家的社会安全保障、应急救援反应能力和急诊医学水平的重要标志。

一、国外院前急救组织体系

目前世界上主要的院前急救组织体系形式有两大类型，分别是美英模式和法德模式。这两种模式对于急救人员的要求各不相同，各有其优缺点。

1. 美英模式　美英模式的显著特征是"将患者带回医院"。其急救理念是"scoop and run"，强调的是"急"，即在现场对患者进行简单处理，尽快将其送往附近医院，急救重点在院内处理。每个地区应急调度中心集消防、警察和医疗急救为一体，一般采用统一的电话号码。救护车上的医疗急救人员是经过相关培训的急救士（emergency medical technician，EMT），一般由消防人员或警察组成，无医师参与，现场处理时间一般不超过半小时，多采取对症治疗，较少使用药物，救护车上配备标准的医疗器械。采用此模式的主要国家和地区有美国、英国、澳大利亚、日本、

韩国、菲律宾、中国香港、中国台湾等。

2. 法德模式　法德模式的显著特征是"将医院带给患者"。其急救理念是"stay and stabilize"，强调的是"救"，即在患者到达医院前就提供高水平的医疗救护，急救重点在现场及途中处置。救护车上的医疗急救人员包括医生或助理医生、护士和驾驶员。现场处理时间大多超过半小时，不限于简单的对症治疗，使用药物较多，救护车上配备较高规格的医疗器械。采用此模式的国家主要有法国、德国、瑞典、瑞士、奥地利、比利时、芬兰、挪威、波兰、葡萄牙等。

二、我国院前急救组织体系

我国的院前急救模式总体上介于美英和法德两种模式之间，院前急救随车人员普遍是具有执业资格的医护人员，但现场治疗的深度逊于法德模式。我国因各地经济文化水平、地域特点的不同，各地区的院前急救组织体系和服务模式各有特点，主要分为以下5种模式。

1. 指挥型　以广州急救中心为代表。急救指挥中心负责全市急救工作的总调度，以若干医院急诊科为区域，按医院专科性质分片负责急救的模式。急救指挥中心与各医院没有行政上的隶属关系，只拥有全市急救工作的调度指挥权。

2. 依托型　以重庆、海口急救中心为代表。急救中心依托于一所综合性医院的模式，院前救护机构实质上是医院的一个部门，同时受医院和卫生局领导，形成"一套班子，两块牌子"的机构框架，既负责院前急救医疗，又负责院内急救。

3. 院前型　以北京、上海急救中心为代表。急救中心配备专业人员和车辆，为独立的医疗卫生机构，既有调度指挥权，又有人、财、物等资源的调配权。城市按急救半径设立急救分站，并与急救网络医院紧密配合，形成完整的急救链。急救中心只负责院前急救部分，院内急救功能归各急救网络医院。

4. 独立型　以沈阳急救中心为代表，是一种"大而全"的急救模式。急救中心具有院前急救、院内急救的全方位服务功能。

5. 附属消防型　香港实行此模式。负责院前急救的组织隶属于消防机构，由消防队监管，并与警察部门密切协作，共同使用一个报警电话"999"。

三、急救中心的设置与管理

急救中心（站）的数量、分布、规模和建筑设施等方面，要根据所在区域的地域特点、经济水平、人口密度、急诊需求、医疗条件、文化及交通状况综合考虑，合理布局。

（一）急救中心的设置原则

原则上一个城市只能设置一个急救中心。地点设置应符合以下条件：在区域中心地带；交通便利，运送方便，有较大的停车场。20万～30万人口的区域应设置一个急救分站，再根据辖区人口分布、面积等设置相应的急救点。

（二）加强急救通信网络建设

通信是院前急救的灵魂。通信管理的目标是建立健全现代化急救通信网络，确保在任何地点、任何时间急救通信畅通无阻。包括有线通信、无线通信、视频传输和卫星GPS定位，以便及时了解现场及急救车辆运行方位，为指挥调度提供准确的第一手资料。

（三）运输工具与人员配备

急救运输工具是执行救护任务的必备设备。目前我国院前急救最常用的运送工具是救护车。救护车分为普通型和危重病监护型，救护车原则上只能用于抢救、转运危重患者，处理紧急疫情等工作，严禁挪作他用。应经常对救护车进行检修，保持良好车况。在沿海、牧区、林区、山区等地，应根据需要发展救生艇、急救直升机等运输工具。

知识链接

120 电话呼救注意事项

1. 拨通电话后先确定对方是否是医疗救护中心。

2. 尽可能说明患者最紧急的情况或典型的表现，如胸痛、昏迷、大出血、呼吸困难等。

3. 说清患者的确切地点，尽可能清楚说明现场周围明显标记、标志性建筑物和通往出事地点的最佳路线等。

4. 清楚说明呼救人电话号码、姓名，患者性别、年龄。尽量留下 2 个联系电话，并保持电话畅通。

5. 说明灾难事故或突发事件造成伤害的原因、性质、程度、受伤人数，以及现场已采取的救护措施。动态地向急救中心调度员汇报现场情况，包括可能需要的医护人数、物资、医疗器械和药品的种类与数量等，以便及时补充，为抢救成功提供前提和保障。

6. 向医疗救护中心确认是否可以挂断电话后再挂断电话。挂断电话后，应有人在约定地点等候，见到救护车主动招手示意。

7. 准备好随患者带走的药品、衣物等。如是中毒患者，应将可疑的中毒物带上；如是断肢伤病员，要带上离断的肢体。

（四）急救技术

通信、运输和急救技术是现代化院前急救的三大要素。其中急救技术随着科技的飞速发展发生了很大变化，除 CPR、止血、包扎、固定和搬运等院前常用技术外，过去在院内开展的急救技术不断被引入到院前和转运途中，如电除颤、气管插管、脑复苏、心脏起搏等。

（五）专业急救人员

院前急救的成效与院前急救人员的专业水平密切相关。因此，建立健全院前急救专业人员的准入制度、培训与考核制度势在必行。2013 年 11 月，国家卫生和计划生育委员会颁布了《院前医疗急救管理办法》，其中第十九条明确指出："从事院前医疗急救的专业人员包括医师、护士和医疗救护员（emergency medical technician，EMT）"。EMT 是指运用救护知识和技能，在各种急症、意外事故、创伤和突发公共卫生事件现场实施初步紧急救护的人员，应当按照国家有关规定经培训考试合格取得国家职业资格证书。

（六）急救半径与院前急救反应时间

急救半径和院前急救平均反应时间是反映一个国家、一个地区院前急救质量最为重要的指标之一。急救半径是指急救单元执行院前急救服务区域的半径，即院前急救服务范围的最长直线辐射距离。目前，我国规定城市急救半径≤5km，农村急救半径≤15km；院前急救反应时间是指急救单元接到呼救电话开始，至急救车到达现场并展开抢救所需时间，包括通讯时间、出发时间、途中时间和到达患者身边时间四个部分。平均反应时间指区域内每次反应时间的平均值，我国市区内要求 15 分钟以内，郊区要求不超过 30 分钟。

知识拓展

医疗优先分级调派系统

医疗优先分级调派系统（medical priotity dispatch system，MPDS）是一套嵌入在"120"调度系统中的急救医疗知识体系的智能软件，系统将患者急救情况按照"轻重缓急"分为六个等级，有效指导"120"调度员科学规范地开展现场评估、电话指导、分级处理等工作。调度人员在接到呼救后，根据系统提示，准确评估患者的病情，并根据轻重缓急，对急危重症患者优先调派救护车。同时，调度人员还将通过电话为呼救者提供清晰、易于遵从、恰当的医疗指令，指导现场人员或有能力的患者力所能及地采取措施进行自救和互救，以稳定患者的病情，实现"零分钟"响应，提高院前急救抢救成功率。

第三节　院前急救护理工作

在院前急救工作中，护士将配合医生共同完成救护任务。主要护理工作包括现场评估、大批伤病员的检伤分类、现场急救护理、转运和途中监护等几个阶段。每个阶段既有不同的任务、内容和特点，又相互联系，共同组成一个完整的院前急救"应急反应链"（图 2-1）。本节主要学习灾难现场的救援与护理工作。

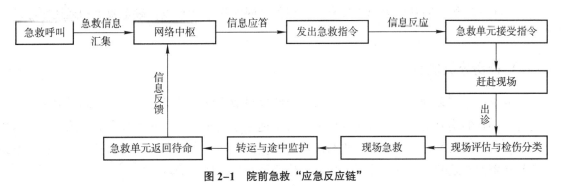

图 2-1　院前急救"应急反应链"

一、现场评估

现场评估包括环境评估和伤情评估两个方面。

（一）环境评估

重点评估环境中现存的或潜在的危险因素以及有无可利用的急救资源。救护人员赶赴现场后，应快速评估现场是否存在对救护者和患者继续造成伤害的危险因素，如有毒环境、火灾现场等，迅速撤离危险环境。

（二）伤（病）情评估

病情评估的目的在于迅速发现危及生命的首要问题，并立即采取有效急救措施。在对急危重症患者进行病情评估的过程中必须树立"挽救生命第一"的急救理念，并强调边评估边救治的原则。评估内容主要包括意识、气道、呼吸和循环四个方面。评估病情要求迅速、准确，针对不同病因的患者要重点突出，不能因评估耽误抢救时间。

1. 意识　首先判断患者意识是否存在。如拍打患者双肩并大声呼唤，有无睁眼或肢体运动等反应；拍打婴儿足跟或捏掐其上臂是否出现哭泣。如患者对上述刺激无反应，表明意识丧失。同时观察瞳孔是否等大等圆，瞳孔对光反射、压眶反射、角膜反射是否存在。

2. 气道　对清醒患者应检查其说话及发音是否正常，如患者出现咳嗽、憋气等呼吸困难症状，表明可能存在气道梗阻，继续检查可能造成呼吸道阻塞的原因，如口、鼻、咽、喉部有无异物，有无呕吐物、血块、黏液、牙齿脱落等情况；意识不清患者应检查有无舌后坠、口咽肿胀等可能造成气道阻塞的原因存在。如存在气道阻塞，立即解开患者的衣领、腰带，迅速清除气道异物，开放气道，保持气道通畅。

3. 呼吸　观察患者胸廓有无起伏；侧头用耳尽量接近患者的口鼻，听有无呼气声；用面颊感觉有无气流呼出，以判断患者是否有自主呼吸。评估呼吸频率、深浅度、节律有无改变，有无呼吸困难、被动呼吸体位、发绀或三凹征。呼吸停止者立即行人工呼吸。

4. 循环　成人可先触摸桡动脉，若未触及，再触摸颈动脉。婴儿应常规触摸肱动脉。也可通过触摸患者肢体皮肤，了解皮肤温度、有无湿冷；观察皮肤、黏膜颜色是否苍白或青紫，判断末梢血液循环情况。

二、现场检伤分类

现场检伤分类也称现场分拣（triage），是根据伤病员生理体征、明显的解剖损伤、致伤机制和伤病员一般情况等，对伤情做出迅速判断，以便及时掌握救治重点，确定救治和运送顺序的有效手段。

（一）检伤分类的目的

检伤分类方法有多种，如急救伤病员分类、突发事故伤病员分类、大规模伤病员分类等，每种分类方法的目的均有所不同。大规模伤病员分类适用于灾难救援。在急救人员、医疗资源有限的情况下，检伤的目的是分配急救优先权和确定转送的顺序，它是分级救治的基础和前提。其最终目的是在资源有限的情况下，让尽可能多的伤病员获得最佳救治效果。

（二）检伤分类的原则

当灾难和突发事故现场医疗救援资源不足，无法满足每个伤病员的救治需求时，为达到检伤分类的最终目的，应遵循以下原则。

1. 病情重且救治存活率高者优先救治原则　灾难现场应优先救治病情危重但存活率高的伤病员。经专业判断，病情危重但是救治存活希望渺茫的伤病员应放弃治疗。

2. 救命优先原则　灾难现场检伤分类时不做治疗，不做过多消耗人力的处置。只做快速解除生命威胁的急救处理，如气道梗阻者开放气道。

3. 简单快速原则　不要在单个伤病员身上停留过长时间，一般在30~60秒内完成检伤分类。

4. 分类分区救治原则　检伤分类后的伤病员应分类、分区救治，有明显感染征象的伤病员要及时隔离。

5. 自主决策原则 现场检伤人员有权根据现场需要和可利用的资源等情况，自主决定伤病员流向和医学处置方法。

6. 公平有效原则 为尽可能挽救更多伤病员，兼顾公平性、有效性是现场检伤分类的基本伦理原则。

7. 重复检伤分类原则 伤情分类后要加强巡视工作，对经短时间复苏救治无效、出现严重并发症的危重伤病员，或出现病情恶化的重伤病员都要及时给予二次评估分类，以及后续急救处理。

（三）检伤分类的种类

根据灾难现场急救区域划分及各区域检伤分类目的不同，灾难现场检伤分类可分为三类。

1. 收容分类 是接收伤病员的第一步。所有未分类的伤病员在此完成初步检伤分类，快速识别出需挽救生命的伤病员，并后续转运至相应急救区域。

2. 救治急救分类 是决定救治顺序的分类。把经过初步检伤分类后的伤病员再分出轻、中、重症，需要救治处理的伤病员在此执行进一步检伤分类，以便确定救治优先权。

3. 后送分类 是经前期检伤分类和现场紧急处理后，转运到确定性医疗机构前的检伤分类，对集中在后送区的伤病员继续检伤分类，用以确定转运救治的优先权。

（四）检伤分类的要求

现场检伤分类应做到快速、准确、无误。分类标准有两种：一种是以现场救援时间顺序为标准的分类；另一种是以伤病员病情严重程度为标准的分类。两种分类方法既有区别又有联系，应用时要有机结合。具体要求如下：

1. 专人承担分类 分类工作应由经过训练、经验丰富、有组织能力的高年资医护人员承担。

2. 边抢救边分类 分类工作是在特殊而紧急情况下进行的，不能耽误抢救工作。

3. 分类先后有序 分类应遵循先危后重，再轻后小（伤势小）的原则。

（五）伤情分级与标记

根据现场检伤结果，将伤病员分为以下四组，并用不同颜色的分类卡或胶带对伤病员进行标记（表2-1），以便参加抢救的医护人员按分类卡进行相应处理。分类卡上的项目包括：伤病员的姓名或编号、初步诊断、是否需要现场紧急处理等。

表 2-1 伤情分级与标记

伤情分级	伤情	标记颜色	病情严重程度
一级	危重伤	红色（第一优先）	伤势非常严重，有生命危险，生命体征不稳定。需立即给予基本生命支持，并在1小时内转运至确定性医疗单位救治
二级	中重伤	黄色（第二优先）	生命体征稳定的严重损伤，有潜在危险。应在4~6小时内得到有效治疗并优先后送
三级	轻伤	绿（蓝）色（第三优先）	伤情较轻，可行走。多数在现场处置，可能不需要立即送医院治疗
四级	致命伤	黑色	指已死亡、没有生还可能、治疗为时已晚者

分类卡由急救系统统一印制，也可临时用硬纸片自制。柏思（Perth）分类标签是当今国际上

日益得到认可的一种分类标签。该卡片可以按任何所需顺序折叠成标有优先顺序颜色的卡片，在伤病员病情发生变化时可以及时转换分类级别，无论卡片前面标有何种颜色，背面都有人体简略图（图 2-2）。

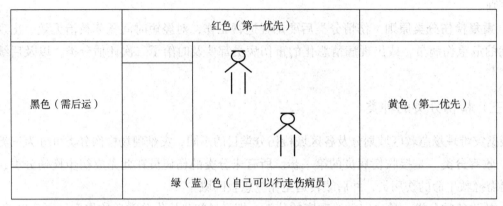

	红色（第一优先）	
黑色（需后运）		黄色（第二优先）
	绿（蓝）色（自己可以行走伤病员）	

图 2-2 柏思分类标签

（六）常用检伤分类方法

1. 初次检伤分类

（1）START（simple triage and rapid treatment） 灾难现场最常用的分类方法，即简单分类、快速救治。主要通过对伤病员呼吸、循环和意识进行快速判断，具体流程见图 2-3。在此检伤分类过程中，救治一般仅做开放气道、止血和抬高患肢三项处理。

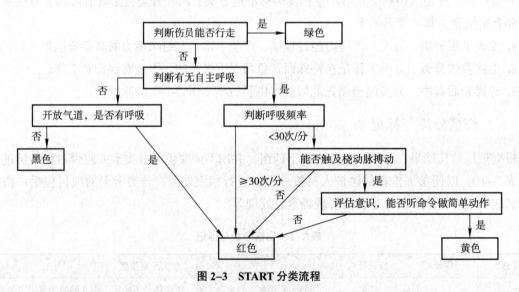

图 2-3 START 分类流程

（2）Triage Sieve 分类指标是自行行走、通气、呼吸和脉搏。具体流程见图 2-4。

2. 二次检伤分类 根据不同的现场情况，二次分类方法也有很多。如 SAVE Triage 一般是配合 START 原则一起应用，主要用于重大灾难后条件恶劣、大批伤病员被迫长时间停留在灾区。将伤病员分为三类：第一类是即使治疗也不大可能存活；第二类是有无治疗都会存活；第三类是治疗可以存活，不治疗就会死亡。当现场医疗条件充足时，在完成现场危重伤情快速评估和及时处理，伤病员生命体征趋于平稳后，应针对伤病员的具体情况，再次进行自上而下、由外到内的全面评估，目的在于更全面地发现伤情。

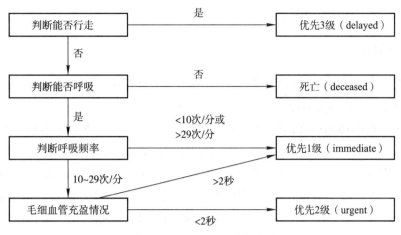

图 2-4　Triage Sieve 分类流程

（七）现场急救区的划分

现场存在大批伤病员时，为方便抢救与治疗，最简单、有效的急救区域划分方法如下：

1. 收容区　伤病员集中区，设置在靠近事故现场的安全地带，以减少伤病员的转送距离。在此区给伤病员挂上分类卡，并对有生命危险者提供必要的紧急复苏等抢救工作。

2. 急救区　包括抢救和治疗区、紧邻收容区，接受红色和黄色标志的危重伤病员。

3. 后送区　接受绿色标志的伤病员，可提供必要的治疗措施。

4. 太平区　停放黑色标志者。

三、现场急救护理

（一）灾难现场救护原则

根据检伤分类结果，优先救治危重伤、重伤病员。协调各方力量，有效利用现有医疗资源对危及生命的伤情予以紧急处理，保住患者生命，待病情稳定后，及时转运到附近或指定医疗机构接受进一步医疗救护与观察。

（二）现场救护的范围

现场救护的范围包括：心搏骤停者予以紧急心肺复苏；昏迷、气道梗阻者开放气道或给予口咽通气管，保持呼吸道通畅；休克者及时开放两条静脉通路补液，以改善微循环；张力性气胸及时穿刺放气，开放性气胸及时封闭创口；有开放性伤口、骨折者及时止血、包扎、固定；大面积烧伤及时补液抗休克；伤口感染严重者及时抗感染治疗；对中毒者要明确中毒原因，尽快给予解毒药物等。

（三）伤病员的安置

伤病员经过现场检伤分类和紧急医疗处理后，安置于现场比较安全的建筑物、帐篷内等临时救治区域，接受现场救治与观察，如方舱医院等。根据灾难种类及伤病员人数不同，临时救治区域可划分为不同的功能区。人数较少的非传染性疾病灾难现场救治区域可与检伤分类区合并，但人数较多的大型传染病灾难现场救治区域要严格划分为轻、中、重伤病员收治区域，且要严格划分出污染区、清洁区、无菌区等区域。

（四）救护措施

在现场评估和检伤的同时，护士应协助医生对伤病员进行相应的急救处理，如安置体位、维持呼吸及循环功能、建立静脉通路等。

1. 安置体位　根据伤病员受伤性质、程度、部位等综合情况，采取合理的体位。

（1）复苏体位　呼吸、心搏骤停者将其置于仰卧位，立即实施心肺复苏术。

（2）合理体位　昏迷或舌后坠伴呕吐的伤病员，将其置于平卧位头偏向一侧或屈膝侧卧位；腹痛或腹部伤者，取屈膝半卧位；胸部损伤者，可用支架或被褥将伤病员背部垫起或取半卧位；心脏病出现心力衰竭者取坐位；下肢损伤者，平卧抬高患肢；颅脑损伤、高血压、脑出血者，可适当垫高头部。

2. 维持呼吸功能　及时清除口、咽和气管内的异物及痰液，保持呼吸道畅通，吸氧。对呼吸停止者，迅速建立人工气道、应用简易呼吸器等。

3. 维持循环功能　对心搏骤停者，立即行心肺复苏。有条件者及时进行电除颤、心电监护。快速建立静脉通道，按医嘱给予药物。在抢救创伤出血、休克等危重伤病员时，静脉输液时尽量选用静脉留置针，并固定牢固。

4. 迅速松解或去除患者衣服　现场处理猝死、创伤、烧伤等患者时，需要适当地脱去某些衣服、鞋、帽，以便于抢救和治疗。松解患者衣服需要掌握一定的技巧，以免因操作不当而加重伤情。

5. 维持中枢神经系统功能　在现场实施基础生命支持的同时，即开始采取脑复苏的措施，进行头部重点降温，以提高脑细胞对缺氧的耐受性，减轻脑水肿、降低颅内压。

6. 正确保存离断肢体　（详见本章第一节院前急救原则）

7. 配合医生进行现场急救　密切配合医生做出初步处理，如清创、加压包扎和止血、固定、引流、用药等，执行口头医嘱时注意"三清一核对"原则，防止差错事故。

8. 心理护理　院前急救患者伤（病）情严重且复杂，对于突然遭受的意外伤害或疾病，患者及家属没有思想准备，常表现为惊慌、焦虑和恐惧等心理问题。因此，救护人员要在救护的同时，关怀、安慰患者，对家属要客观地介绍病情，取得其合作和理解。避免对清醒患者反复提问，避免在患者面前讨论病情。尽量应用安慰性语言，提供安静、舒适的环境让患者休息，从而减轻心理压力。

四、分流与转运

现场检伤分类后，危重伤及重伤病员经现场急救处理、生命体征基本平稳后，应尽快分流至附近医院或专科医院；中度伤病员经对症处理后可分流至附近医院；轻度伤病员经一般处理后可分流至住处、暂住点或社区卫生服务中心；同时，做好死亡者遗体处理和善后工作。

（一）做好转运前准备工作

1. 患者准备　危重患者经过紧急处理后病情稳定，在无直接威胁生命的因素存在，或直接威胁生命的危险因素得到有效控制或基本控制的情况下，可考虑进行转运，并由有经验的专业救护人员护送。转运前需联系好接收医院，需和伤病员及家属做好解释沟通，说明途中可能出现的情况或意外，取得其同意。出发前再次检查和记录患者生命体征，确定气道通畅情况，静脉输液通道的可靠性，骨折临时固定的牢固情况等。

2. 运输工具及通信设备准备　转运危重患者时，所用运输工具的可靠性、适用性和稳定性必须有保障。同时，转运的另一个重要因素是通讯联络必须通畅可靠，以便指挥者随时掌握转运情况并适时调整转运救治方案。

（二）选择合适的转运工具

选择并正确使用转运工具，将患者妥善地送往指定的医疗机构，也是保证院前急救任务顺利完成的重要措施之一。转运工具的选择一般根据院前急救任务、患者数量、病情严重程度及区域环境来确定。可根据情况选用担架、救护车、直升机、快艇、飞机和火车等。其中最常用的是担架和救护车。

知识链接

担架转运伤病员护理要点

担架是院前急救转运伤病员时常用的工具，结构简单、轻便耐用，一般不受道路、地形的影响。担架有铲式担架、板式担架、四轮担架、帆布担架等，现场也可用木板、树枝等制作简易担架。担架缺点是转运速度慢、人力消耗大，且易受到气候条件影响。担架转运伤病员时应注意以下事项：

1. 担架转运伤病员行进过程中，伤病员应头部在后，足在前，以便随时观察病情变化。
2. 务必将伤病员固定在担架上，但应注意松紧适宜。
3. 行进途中，担架员的步调力求协调一致、平稳。上下楼梯时应保持担架处于水平位；在狭窄楼道拐弯等处，应保证伤病员安全，防碰伤、坠落摔伤。
4. 行进途中应注意保暖、防雨、防暑，且每隔 2 小时翻身 1 次。
5. 移离担架时应先抬起伤病员再移动，切忌拉拽而造成皮肤擦伤。

（三）转运途中监护与注意事项

1. 合理安置患者体位　根据伤情和转运工具的特点安置体位。在不影响病情、救治的前提下，协助患者取舒适、安全的体位。

2. 加强途中病情监测，确保安全转运　密切观察患者的意识、生命体征、口唇黏膜颜色及伤情等，有条件应使用便携式多功能监护仪。动态观察救护措施的效果，如创面出血有无改善、止血措施是否有效、肢体末梢循环情况等，使用止血带者更应慎重。

3. 医护配合，救护措施不间断　根据病情需要，及时给予吸氧、给药、止血、心肺复苏、电除颤、气管插管、静脉穿刺等措施。

4. 做好管道护理　保持吸氧管、输液管、导尿管、胸腔及腹腔引流管等通畅，妥善固定，防止因体位变动、途中颠簸或患者烦躁致导管扭曲、脱出等。

5. 做好抢救和监护记录　内容包括患者症状、体征，抢救措施，用药名称、剂量、效果等，记录要客观、真实、准确、及时，以备医护人员交接查询。

6. 心理护理　注意与清醒患者的语言交流，了解其意识状态，帮助缓解紧张情绪。

（四）做好患者交接工作

患者到达急救中心或接收医院后，院前急救人员要与急救中心或急诊科的医护人员做好交接工作。内容包括病史或受伤经过、已采取的急救措施、所用药物、各种留置管道以及目前状况等，保证患者治疗护理的连续性。

【思考题】

1. 结合实际，谈谈我国院前急救工作还存在哪些薄弱点，如何进一步改进和加强？
2. 通过查询资料的方式，谈谈院前急救常用转运工具的优缺点。
3. 谈谈你对灾难现场检伤分类原则的理解。

扫一扫，查阅本章数字资源，含PPT、音视频、图片等

在我国突发伤病意外死亡的病例中，很多是由于没有得到及时、有效的现场救治而造成的。因此，学习并掌握一些必要的院前急救技术，是每个公民的责任，也是应尽的义务。

第一节　止血、包扎、固定与搬运

止血、包扎、固定与搬运是院前急救的四项基本技术，是抢救患者生命的首要措施之一，是各级医务人员必须熟练掌握的急救技术。同时，也是普及全民急救知识，提高公众自救互救能力的必备技能。

一、止血

出血是各类创伤中最常见的症状。止血是为了防止创伤后出血过多导致休克，危及患者生命所采取的紧急处理方法，是挽救患者生命的一项重要技术。

（一）适应证

外伤出血的伤口均需止血。

（二）用物准备

常用的止血材料有无菌敷料、各种止血带（充气式止血带、卡式止血带、旋压式止血带或橡皮止血带）、绷带、三角巾等。紧急情况下也可就地取材，用干净手绢、毛巾、衣物等。

（三）操作方法

1. 指压止血法　适用于头、面、颈部和四肢的外出血。根据动脉走行位置，用手指、手掌或拳头压迫伤口近心端的表浅动脉，将动脉压向深部的骨骼上，阻断血液流通，以达到临时止血的目的。因其难以维持必需的压力，并且在伤口处通常有多处血管破裂，动脉血供往往会有侧支循环，故指压止血法效果有限，常为应急止血措施。实施指压止血法时要准确掌握按压部位，压力以伤口不出血为宜，有条件者应抬高患肢。常见出血部位及止血方法见表3-1。

表 3-1　常见出血部位的指压止血法

解剖部位	按压部位	适应证
颞浅动脉	同侧耳屏颞弓根部的搏动点	头顶部及前额出血（图 3-1）
面动脉	下颌骨下缘、咬肌前缘凹陷处搏动点	面部出血（图 3-2）
枕动脉	同侧耳后乳突下稍往后的搏动点	枕部出血（图 3-3）
颈总动脉	同侧气管外侧与胸锁乳突肌前缘中点之间（禁忌双侧同时按压）	头颈部出血（图 3-4）
锁骨下动脉	同侧锁骨上窝中部，胸锁乳突肌外缘的搏动点	肩部、腋部、上臂出血（图 3-5）
肱动脉	同侧肱二头肌内侧沟中部搏动点	前臂出血（图 3-6）
尺、桡动脉	同侧手腕横纹稍上方的内、外侧搏动点	手掌、手背出血（图 3-7）
股动脉	同侧大腿根部腹股沟中点稍下方搏动点	大腿出血（图 3-8）
胫前、胫后动脉	同侧足背中部近脚腕处和足跟与内踝之间的搏动点	足部出血（图 3-9）
指（趾）动脉	同时压迫同侧手指（脚趾）两侧	手指（脚趾）大出血

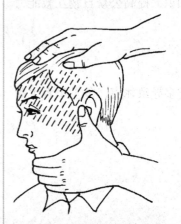

图 3-1　头顶部及前额出血

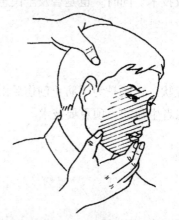

图 3-2　面部出血

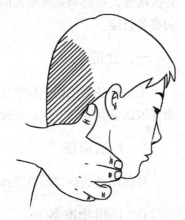

图 3-3　枕部出血

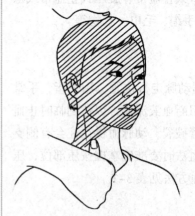

图 3-4　头颈部出血

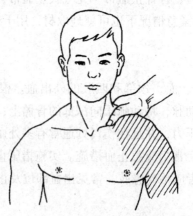

图 3-5　肩部、腋部、上臂出血

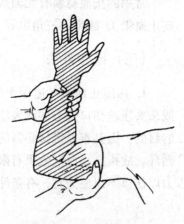

图 3-6　前臂出血

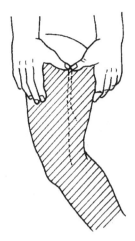
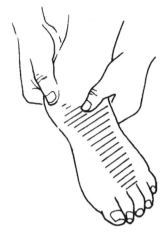
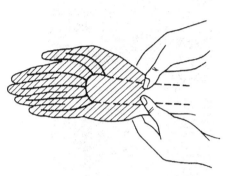

图 3-7　手掌、手背出血　　　　图 3-8　大腿出血　　　　图 3-9　足部出血

2. 加压包扎止血法　适用于小动脉，中、小静脉或毛细血管出血。先用无菌敷料覆盖压迫伤口，覆盖面积应比伤口至少大 3cm，再用三角巾、网套或绷带以适当压力包扎，其松紧度以能达到止血目的为宜，必要时可将手掌放在敷料上均匀加压。伤口内有碎骨片、玻璃片等异物时，禁用此法。

3. 屈肢加垫止血法　适用于肘、膝关节远端肢体出血。确认伤肢无骨折、无关节脱位后，在肘窝或腘窝处垫以棉垫卷或绷带卷，将肘、膝关节尽力弯曲，借衬物压迫动脉，用绷带或三角巾将该肢体固定于屈曲位，每隔 40～50 分钟需放松 2～3 分钟，同时注意观察肢体远端的血液循环，预防肢体缺血坏死（图 3-10）。

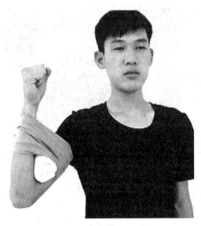
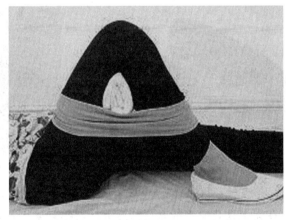

A 上肢　　　　　　　　　　　　B 下肢

图 3-10　屈肢加垫止血法

4. 填塞止血法　适用于部位较大而深，难以加压包扎的伤口出血，以及实质性脏器的广泛渗血等。用无菌敷料填入伤口压住破裂的血管，外用大块敷料加压包扎。

5. 止血带止血法　适用于暂不能用其他方法控制的四肢较大动脉出血。常用的止血带止血方法有：

（1）橡皮止血带止血法　在肢体伤口近心端放衬垫后，取止血带的一端适当拉紧拉长，绕伤肢 1～2 圈，将橡皮带末端压在紧缠的橡皮带下面拉出，形成一个活结，外观呈 A 字形（图 3-11）。如需放松止血带，只需将尾端拉出即可。

（2）充气止血带止血法　常用血压计袖带或特制气囊止血带（图 3-12）。把袖带绕在伤口的近心端，充气至伤口停止出血即可。优点是压力均匀可调，止血效果较好。

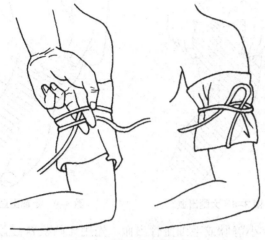
图3-11　橡皮止血带止血法

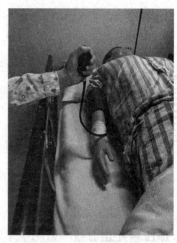
图3-12　充气止血带止血法

（3）卡式止血带止血法　将止血带绕肢体一周，将插入式自动锁卡插进活动锁紧开关内，一手按压活动锁紧开关，另一手拉紧止血带，直至伤口停止出血为止（图3-13）。

（4）旋压式止血带止血法　可用于自救与互救，将自黏带穿过受伤肢体，绞棒朝上放置于伤口上5～10cm处，拉紧止血带自黏带，绕肢体一圈后贴住，但不超过C型固定锁扣，扭转绞紧棒直至出血停止，或远端脉搏搏动消失，将剩余自黏带绕过绞紧处黏牢。将标有"time"的自黏带固定好，用记号笔标识止血带时间（图3-14）。

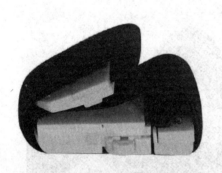
图3-13　卡式止血带止血法

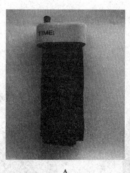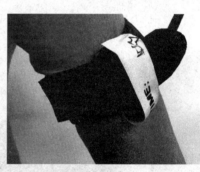
A　　　　　　　　　　　B
图3-14　旋压式止血带止血法

在无上述止血带的紧急情况下，可临时采用勒紧或绞紧止血法。即将叠成带状的布料或三角巾绕肢体一圈为衬垫，第二圈压在第一圈上面适当勒紧打结，此为勒紧止血法（图3-15）；若将制成带状布料或三角巾绕肢体一周，做一活结，再用一短棒、筷子、笔杆等做绞棒，将其一端插入活结一侧的止血带下，并旋转绞紧至出血停止，再将绞棒的另一端插入活结套内，将活结拉紧，此为绞紧止血法（图3-16）。

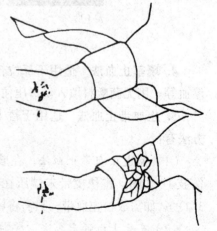
图3-15　勒紧止血法

（四）注意事项

止血带止血法能有效地控制四肢大动脉出血，但损伤最大，使用不当可导致肢体坏死、急性肾功能衰竭等严重并发症。因此，使用时应注意以下事项。

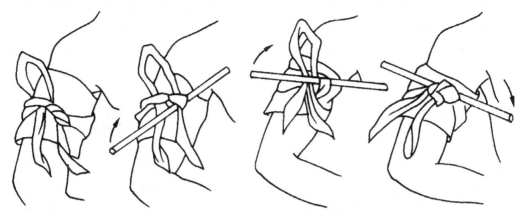

图 3-16　绞紧止血法

1. 部位准确　止血带应缚在伤口的近心端，并尽量靠近伤口。手和前臂大出血止血带应缚在上臂的下 1/3 处，上臂大出血止血带应缚在上臂的上 1/3 处；下肢大出血止血带应缚在大腿的中上部。美军《战术战伤救治指南》（Tactical Combat Casualty Care，TCCC）规定：止血带应缚在伤口上方 5~8cm 处，缚在大腿或上臂位置，不能扎在膝或肘关节以下。

2. 压力适度　止血带压力以不能摸到远端动脉搏动、出血停止，但止血带呈最松状态为宜。一般充气止血带的标准压力是：上肢 250~300mmHg，下肢 300~500mmHg。

3. 加衬垫　扎止血带前，先用无菌敷料或毛巾等做衬垫，不要直接扎在皮肤上；紧急时，可将裤脚或袖口卷起，止血带扎在其上。

4. 标记明显　在醒目位置（手腕或胸前衣服上）做明显标志，注明止血带结扎的时间、部位，并优先转运，便于后续医护人员进一步处置。

5. 控制时间，定时放松　扎止血带时间越短越好，使用过程中需每隔 30 分钟至 1 小时放松 2~3 分钟，但总时间最长不宜超过 5 小时。放松期间，应用其他方法暂时止血。

二、包扎

包扎在创伤伤病员的院前急救中应用广泛，其目的是保护伤口，减少污染和再损伤；固定敷料及夹板；局部加压，帮助止血；夹托受伤肢体，使伤肢舒适、减轻痛苦；保护内脏和血管、神经、肌腱等解剖结构，有利于转运。

（一）适应证

体表各部位伤口，除需采用暴露疗法外均应给予包扎。

（二）用物准备

常用的包扎材料有无菌敷料、尼龙网套、绷带、三角巾、多头带、胸带、腹带等。现场应急时也可采用洁净的毛巾、围巾、衣服、床单等临时性包扎材料。

（三）操作方法

1. 绷带包扎法　院前急救常用纱布或弹性绷带等，其长度和宽度有多种规格。包扎时要掌握"三点一走行"，即绷带的起点、止点、着力点（多在伤处）和走行方向顺序。在使用绷带包扎前，应先以无菌敷料覆盖伤口。常用的卷轴绷带基本包扎方法有六种。

（1）环形包扎法　适用于绷带包扎开始与结束或包扎手腕、颈、胸、腹部等粗细大致相等的部位。将绷带做环形重叠缠绕，每一环均将上一环的绷带完全覆盖，为防止绷带滑脱，可将第一圈绷带斜置，环绕第二或第三圈时将斜出圈外的绷带角反折到圈内再重叠环绕固定（图3-17）。

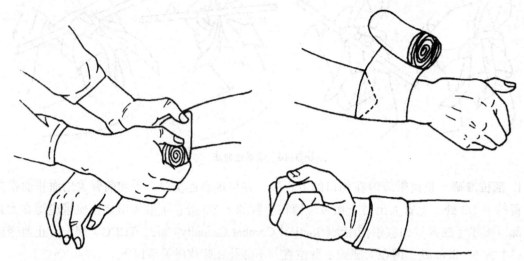

图 3-17　环形包扎法

（2）蛇形包扎法　适用于需将绷带由一处迅速延伸到另一处时，或用于固定夹板、敷料。起始将绷带以环形缠绕数周，然后以绷带宽度为间隔，斜形向上缠绕，各周互不遮盖（图3-18）。

（3）螺旋包扎法　适用于包扎直径基本相同的部位，如上臂、大腿、躯干等。将绷带斜形向上螺旋状环绕肢体，每旋绕一圈将上一圈绷带覆盖1/3或2/3（图3-19）。

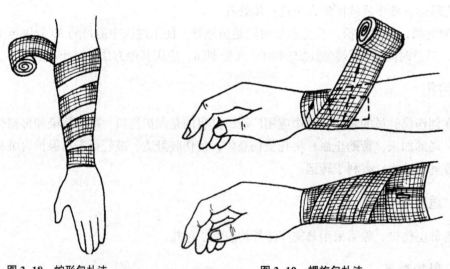

图 3-18　蛇形包扎法　　　　　图 3-19　螺旋包扎法

（4）螺旋反折包扎法　适用于包扎粗细差别较大的前臂、小腿等。此法与螺旋包扎法基本相同，只是在必要时反折绷带一次，反折时用左手拇指按住反折处，右手将绷带反折向下拉紧绕缠肢体，但绷带反折处要注意避开伤口和骨突起处（图3-20）。

（5）"8"字形包扎法　适用于手掌、肘、膝、踝、肩部关节及附近部位的伤口。先用绷带的一端在伤口的敷料上环形环绕两圈，然后在伤处上下将绷带由下而上，再由上而下，重复做"8"字形缠绕，每缠绕一圈覆盖前圈的1/3~1/2，直到完全覆盖伤口（图3-21）。

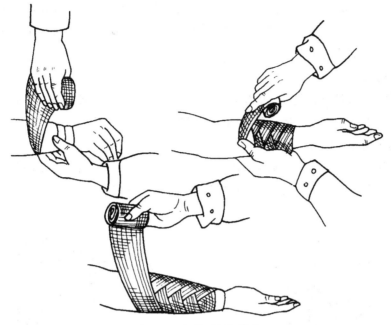

图 3-20　螺旋反折包扎法

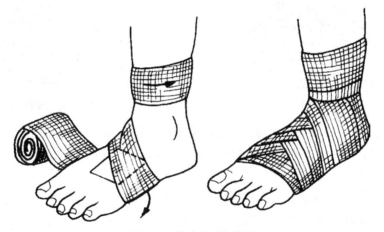

图 3-21　"8"字形包扎法

（6）回返包扎法　适用于包扎有顶端的部位，如头部、肢体末端、断肢残端。环形起始后，第一周反折常从中央开始，之后来回返折，直到顶端全部包扎后再做环形固定（图 3-22）。

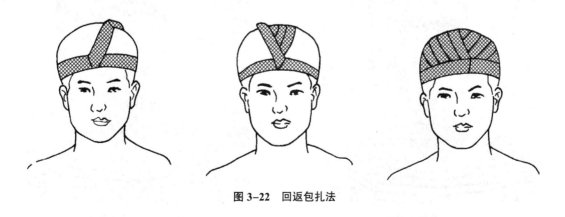

图 3-22　回返包扎法

2. 三角巾包扎法　三角巾具有制作简单、应用方便、包扎范围广等特点。制式三角巾底边长130cm，侧边长85cm，高65cm，顶角有一条45cm的系带。在应用时可按需要折叠成不同的形状。包扎时要做到：边要固定，角要拉紧，中心伸展，敷料贴实。适用于身体不同部位的包扎，亦可做悬吊或固定的带子用。

（1）头面部包扎法

1）帽式包扎法：将三角巾从底边3cm处折叠，折好后盖在伤者头部，三角巾中心在眉毛中心上方，顶角经头顶垂于枕后，将三角巾两端绷紧拉至耳后，向内拧紧后交叉，再绕至前额打结固定。常用于包扎额部、枕部及头顶部等（图3-23）。

2）风帽式包扎法：将三角巾顶角和底边中点各打一结，将顶角结置于前额部，底边结放于枕后，然后将两底角拉紧包绕下颌至枕后打结固定（图3-24）。常用于包扎头顶部和两侧面颊、枕部的外伤。

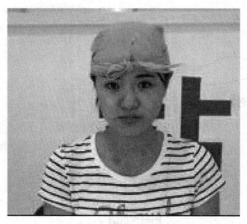
图3-23　头部帽式包扎法

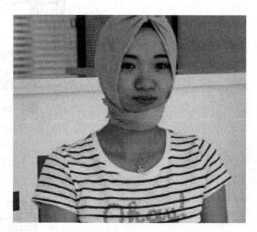
图3-24　风帽式包扎法

3）面具式包扎法：将三角巾顶角打结套在颌下，罩住面部及头部，将底边拉紧至枕后交叉，再绕至前额打结固定，在眼、鼻、口部各剪一小口。常用于颜面部较大范围的伤口。

（2）眼部包扎法

1）单眼包扎法：将三角巾折成4指宽的带状，将上1/3处斜盖住伤眼，下2/3从耳下端绕向脑后至健侧，在健侧眼上方前额处反折后，转向伤侧耳上打结固定（图3-25）。

2）双眼包扎法：将三角巾折成4指宽的带状，中段置于头后枕骨上，两旁分别经耳上拉向双眼，在鼻梁处交叉，再持两端分别从耳下拉向头后枕下部打结固定（图3-26）。

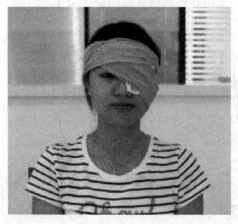
图3-25　单眼包扎法

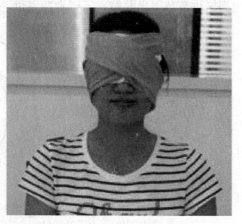
图3-26　双眼包扎法

（3）耳部包扎法 将三角巾折成约 5 指宽的带状，包扎单耳时，一端从枕后斜向前上绕行，包住伤耳，另一端从前额绕至健侧耳上，两端交叉打结固定。双耳包扎时带子的中段置于枕后，两端均从枕后斜向前上绕行，包住双耳，在前额交叉，环绕头部打结固定。

（4）下颌包扎法 将三角巾折成约 4 指宽的带状，留出顶角的带子并置于枕后，两端经耳下绕向前，一端托住下颌至对侧耳前，与另一端交叉后在耳前向上绕过头顶，另一端交叉后向下绕过下颌，经耳后拉向头顶，将两端和顶角的带子一起打结固定。

（5）胸、背部包扎法 三角巾背部包扎方法与胸部相同，只是位置相反，打结固定于胸前。

1）单胸包扎法：将三角巾顶角对准受伤一侧肩部，底边向内折 3～5cm，与胸部大小相当。三角巾底边两端绕向背后打结，再与三角巾顶角系带打结固定（图 3-27）。

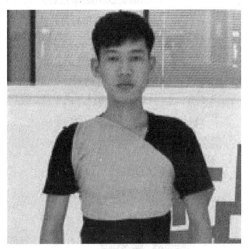 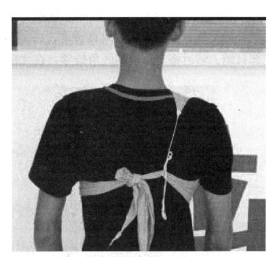

A 正面　　　　　　　　　　　　　　　　　B 背面

图 3-27 单胸包扎法

2）双胸包扎法：将三角巾折成燕尾巾，二燕尾角向上置于患者双肩并覆盖前胸，将顶角系带与一侧底部相交打结，再将燕尾两角绕顶角系带在背后 V 字形打结固定（图 3-28）。

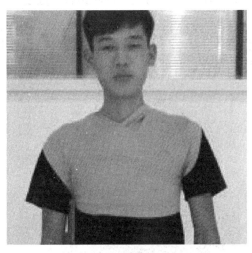 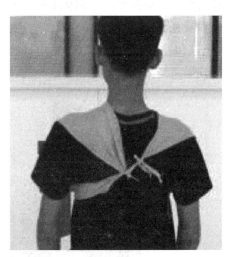

A 正面　　　　　　　　　　　　　　　　　B 背面

图 3-28 双胸包扎法

（6）肩部包扎法

1）单肩包扎法：将三角巾折成燕尾巾，夹角朝上，向后的一角压住向前的角，放于伤侧肩部，燕尾底边绕上臂在腋前方打结固定，再将燕尾两角分别经胸、背部拉到对侧腋下打结固定（图3-29）。

2）双肩包扎法：将三角巾底边放在两肩上，两侧底角向前下方绕腋下至背部打结，顶角系带翻向胸前，在一侧肩前扎紧固定。

（7）腹部包扎法　三角巾底边向上，顶角向下横放在腹部，两底角围绕到腰后部打结，顶角由两腿间拉向后面与两底角连接处打结固定。

（8）臀部包扎法

1）单臀包扎法：将三角巾折成燕尾巾，燕尾夹角对准大腿外侧中线，燕尾巾大片放在臀部，将其顶角系带围绕腰部打结，然后将三角巾两底角拉紧，在大腿根部打结固定（图3-30）。

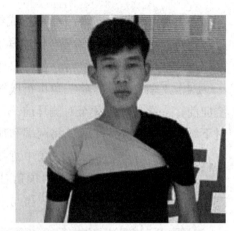

图3-29　单肩包扎法

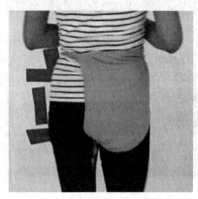

A 正面　　　　　　　　　B 背面

图3-30　单臀包扎法

2）双臀包扎法：将两条三角巾的顶角打结，打结部置于腰骶部，然后把上面两底角由背后绕到腹前打结，下面两底角分别从大腿内侧向前拉，在腹股沟部与三角巾底边打结固定。

（9）四肢包扎法

1）上肢包扎法：将三角巾一底角打结套在伤侧手上，另一底角沿手臂后侧拉至对侧肩上，顶角包裹伤肢适当固定，前臂屈曲至胸前，拉紧两底角在后背处打结固定（图3-31）。

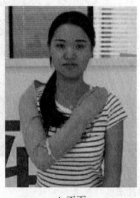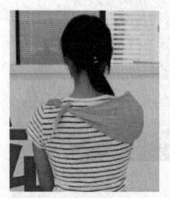

A 正面　　　　　　　　　B 背面

图3-31　上肢包扎法

2）膝、肘关节包扎法：将三角巾折成适当宽度的带状，盖住膝或肘关节，在腘窝或肘窝处交叉后，两端返绕关节后打结固定。

3）手（足）部包扎法：置手（足）于三角巾底边之上方，将顶角反转，盖过手（足）背，使两垂端环绕腕（踝）关节后打结固定（图 3-32）。

3. 多头带包扎法　包括胸带、腹带、四头带和丁字带等，多用于不规则及面积较大部位的包扎，如头顶、眼、鼻、下颌、肘、膝、会阴、胸腹部等处。

4. 尼龙网套包扎法　尼龙网套弹性好，使用便捷。适用于头部及四肢伤口包扎，包扎伤口前先用敷料覆盖伤口并固定，之后将尼龙网套套在敷料上，避免网套移位。

5. 急救创伤绷带包扎法　取出急救创伤绷带并打开，暴露伤口，敷料面朝向伤口，置于伤口上，绷带卷轴缠绕伤部一周后，将绷带穿过加压环并反向拉紧，继续缠绕一周，将绷带挂于固定钩上。急救创伤绷带适用于身体不同部位的包扎，既可以实施自救，也可以实施互救。包扎的力度以控制出血而不影响伤部血运为宜；止血敷料的面积应大于伤口，以保证创面被完全覆盖，防止创面污染（图 3-33）。

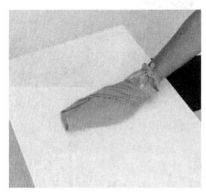

图 3-32　全手包扎法

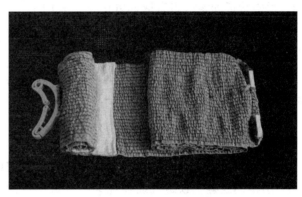

图 3-33　急救创伤绷带

（四）注意事项

1. 选择合适的包扎材料　包扎前要明确包扎的目的，根据伤口大小及部位选择合适的包扎材料及方法。

2. 先处理伤口再包扎　包扎伤口前先简单清创，盖上无菌敷料再行包扎。敷料面积应大于伤口，以保证创面被完全覆盖，防止创面污染。

3. 包扎手法正确，效果确切　包扎时要做到"快、准、轻、牢"。快：动作要敏捷而迅速；准：部位要准确；轻：包扎动作要轻，不要触碰伤口，以免加剧疼痛或出血；牢：包扎要牢固，松紧适宜。包扎四肢时，应从远心端向近心端缠绕，以利于静脉血液回流。无特殊要求应露出伤肢末端，以便观察血液循环。

4. 包扎时做好防护　包扎时协助伤者取舒适体位，保持伤肢功能位。皮肤皱褶处与骨隆突处加棉垫或纱布当作衬垫。不要随意取出伤口内异物或还纳脱出体腔的内脏，对嵌有异物或骨折断端外露的伤口应先固定后再包扎，以免再损伤。

5. 打结位置合适　包扎打结或用其他方法固定的位置要尽量避开伤口和坐卧受压的部位，打结尽量在肢体外侧，严禁在伤口、骨隆凸处和易受压部位。

三、固定

固定的目的是限制受伤部位的活动度，减轻疼痛，预防休克；避免骨折片损伤骨折周围的软组织、血管、神经和重要脏器；便于搬运。

（一）适应证

适用于院前发生的骨折、关节损伤以及四肢广泛软组织损伤。

（二）用物准备

院前急救固定材料主要有：①夹板，如木质夹板、金属夹板、塑料夹板、充气式夹板等。②固定器，如颈椎固定器、脊椎固定板等。③紧急情况下应就地取材，如木棍、厚纸板、报纸卷、雨伞等，也可以直接利用伤病员的健侧肢体或躯干进行临时固定。另外还需准备毛巾、三角巾、绳带等物品。

（三）操作方法

1. 颈椎骨折固定 患者取仰卧位，一人用手固定伤病员头部于正中位后，另一人将毛巾、三角巾折成带状置于患者颈后，两侧加毛巾或衣物后，拉紧固定。如有条件可用特制头部固定器、颈托等固定，以限制头部晃动（图3-34）。

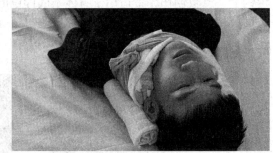

图 3-34 颈椎固定

知识链接

颈椎固定器和脊柱固定板

1. 颈椎固定器 以透气孔环绕颈托，减少蓄热及潮湿，双片设计增加伤病员的舒适感，与肩部和下颌骨的结合稳定舒适，可保持颈椎稳定的排列。

2. 脊椎固定板 板面坚固，可帮助固定伤病员的位置，确保患者气道通畅。脊椎固定板头部的杯状结构可与伤病员的头部保持一致。束带式脊椎固定板使用快速简单，同时适用于躁狂精神病患者，皮带式的束缚使脊椎板上的患者转运更安全，可以使脊椎板紧贴身体，极大地减少运输途中的意外。

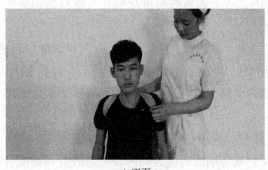
A 正面

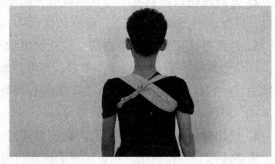
B 背面

图 3-35 锁骨骨折"8字形"固定

2. 锁骨骨折固定 单侧锁骨骨折用三角巾将患侧手臂悬挂在胸前，限制上肢活动即可；双侧锁骨骨折固定时，用一条带状三角巾环绕两个肩关节，在两肩过度后张的情况下，在背部将底角拉紧做"8"字形打结固定（图3-35）；或在伤病员背部放"T"型夹板，分别在两肩及腰部用绷带包扎固定。

3. 胸、腰椎骨折固定　患者平卧在硬质木板上，双上肢垂于身体两侧，双下肢伸直，在伤处垫一薄枕，用带子分段将患者固定，使之不能左右转动。有条件者可使用脊椎固定板、束带式脊椎固定板等。

4. 上臂骨折固定　患者屈肘90°，上臂以夹板固定，前臂呈中立位，用三角巾将上肢悬吊于胸前（图3-36）。若现场没有夹板，也可用三角巾折叠成10～15cm宽的条带，其中央正对骨折处，将上臂固定在躯干上，于对侧腋下打结，再用小悬臂带将前臂悬吊于胸前。

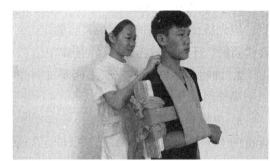

图3-36　上臂（肱骨）骨折固定

5. 前臂及腕部骨折固定　患者屈肘90°，拇指向上。用两块夹板分别置于前臂的掌侧和背侧，背侧夹板两端分别超过肘和腕关节，用绷带固定后，三角巾悬吊前臂于胸前（图3-37）。

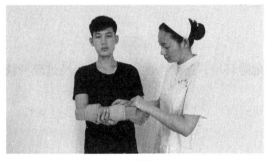

A 夹板固定

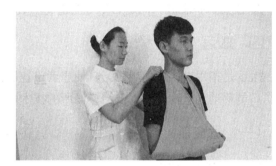

B 三角巾悬吊

图3-37　前臂骨折固定

6. 骨盆骨折固定　用大块包扎材料对骨盆做环形包扎后，使患者仰卧于硬担架或门板上，膝部稍弯曲并于膝下加垫。

7. 大腿骨折固定　合理移动伤腿，取一长夹板放在伤腿的外侧，长度为自足跟至腰部或腋窝部，另用一短夹板置于伤腿内侧，长度为自足跟至大腿根部，在关节、腰部及空隙处垫棉垫，用三角巾分段将夹板固定。若无夹板，也可将伤病员双下肢并拢，中间空隙处加衬垫，将健肢和伤肢分段固定在一起（图3-38）。

8. 小腿骨折固定　选用长度相同的夹板（超过膝、踝两关节）两块，分别放于小腿的内外侧，空隙及关节处垫棉垫，用三角巾分段将夹板固定。若无夹板，也可将两下肢并列对齐，分段将两腿固定在一起。

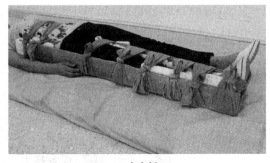

A 有夹板

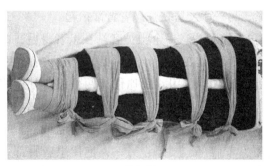

B 无夹板

图3-38　股骨骨折固定

（四）注意事项

1. 先处理伤口再固定　遵循"先复苏后固定，先止血后包扎"的院前急救原则。若患者休克，应先抗休克，病情稳定后再行固定。对骨折后造成的肢体畸形，院前固定时禁止整复。开放性骨折时，不可将骨折断端送回伤口内。

2. 加衬垫　夹板与皮肤之间要加衬垫，尤其在夹板两端、悬空部位和骨隆突处应加厚垫，以防局部组织受压或固定不牢。

3. 夹板长度要合适　夹板长度与宽度要与骨折的肢体相适应。下肢骨折固定用夹板要超过骨折的上下两个关节，即"超关节固定"原则。固定夹板时除固定骨折部位上下两端外，还应固定骨折处上、下两关节。

4. 固定效果确切，便于观察　固定要牢固可靠，松紧度以不影响血液循环为宜。四肢骨折固定时，应尽可能暴露指（趾）端，以便观察末梢血液循环情况。

5. 注意保护患肢　固定后尽可能避免不必要的活动。

四、搬运

搬运是指用人工或简单的工具使患者迅速脱离危险环境，防止再次损伤。或将经过现场救治的伤病员移动到运输工具以及治疗场所的技术。

（一）适应证

适用于所有活动受限伤病员的转移。

（二）用物准备

最常用的搬运工具为各种类型的担架。紧急情况下多采用徒手搬运法，也可就地利用或制作简易担架进行搬运，如门板、床板、椅子和床单等。

（三）操作方法

1. 徒手搬运　适用于现场无任何搬运工具，伤情不是很严重、转运路途较近时。分为单人、双人和多人搬运法。

（1）单人搬运法　包括扶持法、抱持法、背负法、拖行法和爬行法等。

（2）双人搬运法

1）椅托式：两个救护者在患者两侧对立，右或左膝跪地，各以一手伸入患者大腿下并互相握紧，另一手交替扶住患者背部抬起。

2）拉车式：一个救护者站在患者身后，两手从腋下将其抱在胸前，随后另一个救护者先跨在患者两腿中间，用双手抓住其两膝关节处，相互配合慢慢将患者抬起，两人同步前行（图3-39）。

3）平抬式：两个救护者站在患者同侧，一人抱住患者肩部、腰部，另一人抱住患者臀部，齐步平行走。亦可一前一后一左一右将患者平抬搬运。

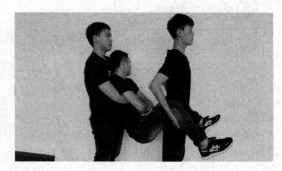

图3-39　拉车式搬运法

4）扛轿式（四手抬式）：两个救护者相对，四手互握于手腕部，患者坐于其上（双手搭于救护者肩上），抬起前行（图3-40）。

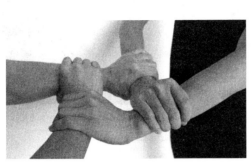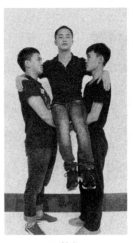

A 手式　　　　　　　　　　B 抬起

图3-40　四手抬式

（3）三人搬运法　三人站在患者的一侧，分别将患者颈部、背部、臀部、膝关节、踝关节等部位同时水平抬起。若搬运人员有四人以上，可相对站在患者两侧，步调一致地将患者抬起。

2. 担架搬运　担架是院前急救搬运中最常见的工具，使用时应根据不同伤情合理选用担架进行搬运（图3-41）。（操作方法及注意事项详见第二章）

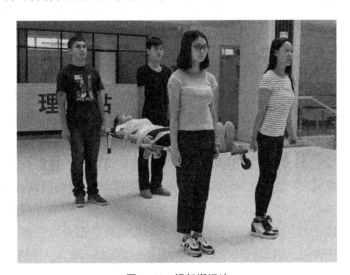

图3-41　担架搬运法

知识链接

常用担架的种类（图3-42）

1. 帆布担架　制作简单，应用最广泛。重量轻、易清洗，但不可直接搬运有脊柱损伤的伤病员。

2. 铲式担架　是由左右两片铝合金板组成。有别于一般的担架，它可以分别将两块板插入患者身体下面，扣合后抬起，最大限度地减少在搬运过程中对伤病员造成的二次伤害。

3. 篮式担架　也叫"船型担架"，分为铝合金型和合成树脂型。适用于各种急救环境，其悬钩能与飞机上挂钩连接，实现野外救援。

4. 铝合金楼梯担架 采用铝合金材料，轻巧灵活，折叠式结构便于携带，常用于救护骨折患者上下楼梯。

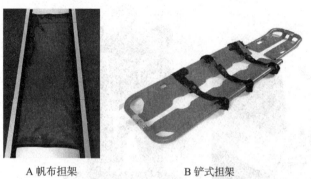

A 帆布担架   B 铲式担架   C 铝合金楼梯担架

图 3-42 常用担架种类

3. 特殊伤情患者的搬运

（1）腹腔脏器脱出 脱出的脏器严禁回纳入腹腔，避免感染。用三角巾或腰带自制一个略大于脱出物的环状物围住脱出的脏器，再用大小适当的容器如碗、盆等将内脏和环形圈一并扣住。患者在担架上取仰卧位，双腿屈曲以放松腹部，并注意腹部保暖。

（2）骨盆骨折 搬运前先固定伤病员骨盆。三名救护者在伤病员的同侧下蹲，其中一人位于伤病员胸部，一人位于腿部，一人专门负责保护骨盆。三人同时双手平伸用力，平稳抬起伤病员，放于硬板担架或有脊椎固定板的担架上并固定。固定时注意，膝关节微屈，腘窝处加垫，骨盆两侧用衣物或沙袋固定，防止晃动。

（3）脊柱损伤 搬运此类伤病员时，建议使用铲式担架。搬运过程中必须要保持伤病员脊柱伸直，严禁颈部与躯干前屈或扭转。对于颈椎损伤的伤病员，一般采用 4 人搬运法。4 人均单膝跪地，1 人在伤病员的头部，双手掌抱于头部两侧轴向牵引固定颈部，另外 3 人在伤病员的同一侧，分别在伤病员的肩背部、腰臀部、膝踝部。双手掌平伸到伤病员（身体下）的对侧，4 人同时用力，步调一致，保持伤病员脊柱为中立位，平稳将伤病员抬起，放于脊柱板上，用沙袋或垫子放在颈两侧加以固定或上颈托，再用固定带分别将伤病员胸部、腰部、下肢固定于脊柱板上。对于胸或腰椎伤的伤病员，可由 3 人于伤病员身体同侧搬运，方法与颈椎损伤相同。

（4）身体带有刺入物 先用大块敷料支撑异物，用绷带将刺入物和敷料妥善固定于患者身上，并对异物刺入深度做好明显标记后再行搬运。刺入物外露部分较长者，应有专人负责保护。搬运过程中应避免挤压碰撞，转运途中尽量减少震动，以免刺入物深入或脱出。

（四）注意事项

1. 选择合适的搬运工具、方法 应根据患者伤情和现场具体情况选择合适的搬运工具，运用恰当的搬运方法，避免造成二次损伤。非特殊情况，必须原地检伤、止血、包扎及固定等救治后再搬运。

2. 注意保护脊柱 对怀疑脊柱、脊髓损伤者，搬运时必须先行固定，注意轴线转动，避免身体弯曲和扭转，以免加重损伤。

3. 搬运途中注意监护和安全 搬运途中应严密观察伤病员的生命体征变化，保持呼吸道通畅，防止窒息。寒冷季节应注意保暖。

第二节　人工气道

人工气道（artificial airway）是指将导管经口腔或鼻腔插入呼吸道或直接在气管上置入导管而建立的气体通道。是缓解气道梗阻，保证气体通畅，维持有效通气的常用方法，也是抢救急危重症患者的重要手段。

一、咽插管

咽插管是将合适的口咽或鼻咽通气管经口腔或鼻腔插入咽腔而建立的人工气道，其目的是解除因咽腔软组织松弛、塌陷和相互贴近而导致的上呼吸道通气不畅，并有助于吸患者咽部积痰。

（一）口咽通气管置入术

口咽通气管置入术是指将口咽通气管插入口咽部，维持气道通畅的技术。口咽通气管（oral-pharyngeal airway，OPA）是由塑料或弹性橡胶制成的、硬质扁管形的（J形）弯曲状中空人工气道，其软硬度与舌及软腭相似。目前使用的口咽通气管主要由翼缘、牙垫和咽弯曲三部分组成。不同口咽通气管有不同型号的外形和长度不同（图3-43），以供不同年龄和不同体型的患者使用。

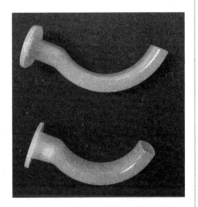

图3-43　不同型号口咽通气管

1. 适应证　适用于上呼吸道完全性（或部分性）梗阻的有自主呼吸的昏迷患者；需要牙垫的昏迷患者；需利用口咽通气道吸痰的昏迷患者。

2. 操作方法　快速评估病情，根据患者具体情况适当解释操作目的，取得家属同意，准备用物，实施操作（表3-2）。

表3-2　口咽通气管置入术操作方法

步骤	要点与说明
患者体位：平卧位，头后仰	口、咽、喉三轴线尽量重叠，清除口腔及咽部分泌物，保持呼吸道通畅
选管及润滑剂：选择合适型号的口咽通气管，用液状石蜡充分润滑	导管长度为门齿到下颌角的距离（图3-44）。一般成人为9cm。选择的原则是宁长勿短，宁大勿小
插管：①反向置入法（图3-45）：迫使患者张口，将口咽通气管凸面顺患者舌面插入口腔，当插入导管全长的1/2时，将导管旋转180°，借患者吸气时顺势向下推送至合适位置。②直接置入法（图3-46）：用压舌板下压舌体，将导管沿其上方顺势滑行入咽腔	口咽通气管置入术禁忌证：清醒患者。有下列情况应慎用：口腔及上、下颌骨创伤；咽部气道占位性病变；喉头水肿、气道内异物、哮喘、咽反射亢进；有门齿折断或脱落危险；呕吐频繁等患者。 插管时避免损伤牙齿，注意不要将两唇夹在导管与门齿之间。 合适的口咽通气管位置：应使其末端位于患者的上咽部，将舌根与口咽后壁分开，使下咽部至声门的气道通畅
检测人工气道是否通畅	确认口咽通气管的位置适宜、气流通畅（以手掌放于口咽通气管外口，感觉有无气流，或以少许棉絮放于外口，观察有无随患者呼吸的运动。观察胸壁运动幅度、听诊双肺呼吸音）
固定	置管成功后，妥善固定

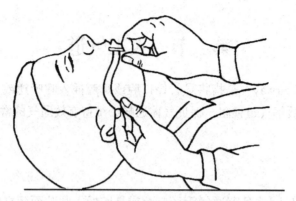

图 3-44   测量口咽通气管的长度

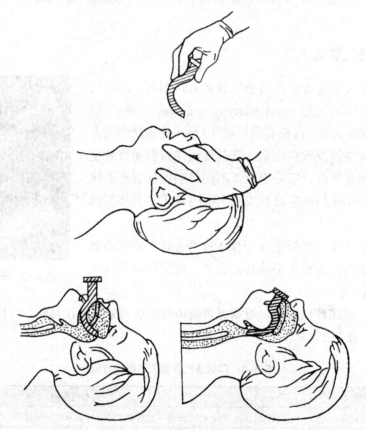

图 3-45   反向置入口咽通气管

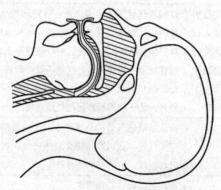

图 3-46   直接置入口咽通气管

3. 注意事项

（1）确保管道通畅 及时清理呼吸道分泌物，密切观察有无导管脱出阻塞气道的征象。

（2）加强呼吸道湿化 在口咽通气管外口覆盖生理盐水浸过的纱布，以湿化气道及防止吸入异物和灰尘。

（3）监测生命体征 严密观察病情，做好记录。备好各种抢救器械和物品，必要时配合医生行气管插管术。

（二）鼻咽通气管置入术

鼻咽通气管置入术是指将鼻咽通气管插入鼻咽部，维持气道通畅的技术。鼻咽通气管（nasopharyngeal airway，NPA）是治疗上呼吸道梗阻的一种气道装置，是由硅胶或塑料制成的一个类似于气管插管的软管道（图3-47），因其对咽喉部的刺激性较口咽通气管小，因此，清醒或浅麻醉患者更易耐受。

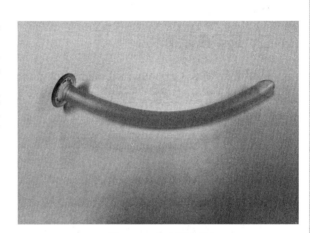

图 3-47 鼻咽通气管

1. 适应证 各种原因导致的呼吸道梗阻，不能使用或耐受口咽通气管或使用口咽通气管效果欠佳者；牙关紧闭，不能经口吸痰，防止反复经鼻腔吸痰引起鼻黏膜损伤者。

2. 操作方法 见表3-3。

表 3-3 鼻咽通气管置入术操作方法

步骤	要点与说明
评估：使用前检查患者鼻腔的大小、通畅性，是否有鼻腔疾患，观察患者呼吸、意识及血氧饱和度情况	禁忌证：鼻腔气道阻塞、鼻骨折、鼻腔各种疾患（如鼻中隔偏曲、鼻息肉、鼻腔炎症等）、凝血功能异常、颅底骨折、脑脊液鼻漏等
患者体位：平卧位，头后仰	
选管：选择合适型号的鼻咽通气管，插入长度是鼻尖到耳垂的距离，一般为13～15cm	选管原则：比较鼻咽通气管的外径和患者鼻孔的内腔，使用尽可能大，但又易于通过鼻腔的导管
插管：清洁并润滑一侧通畅的鼻腔，通气管表面涂以含局部麻醉药的医用润滑剂。将鼻咽通气管弯度向下、弧度朝上、内缘口向下，沿垂直鼻面部方向缓缓插入鼻腔，直至通气管的尾部抵住鼻腔外口，插入动作应轻柔、缓慢（图3-48）	插入前可在鼻腔内滴入适量的血管收缩药，如麻黄碱液等，收缩鼻黏膜血管，减少出血风险
调整位置：将鼻咽通气管插入足够深度后，如果患者呛咳或抗拒遇有阻力，应将其后退1～2cm，稍微旋转导管至无阻力感再继续插入	
再次评估气道是否通畅	确认鼻咽通气管的位置适宜、气流通畅（以解除舌后坠、鼾声消失为标准）
固定	置管成功后，妥善固定

3. 注意事项

（1）保持管道通畅　每日做好鼻腔护理，及时清除鼻腔分泌物，鼻咽通气管与鼻孔间涂润滑油。每1～2天更换鼻咽通气管一次并于另一侧鼻孔插入，防止鼻腔黏膜压伤。保持鼻腔无痰痂堵塞，及时评价通气效果。

（2）做好气道湿化　在鼻咽通气管外口覆盖湿纱布块，预防鼻黏膜干燥出血。

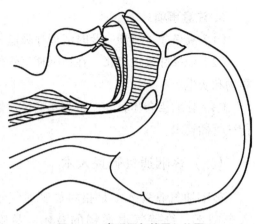

图3-48　鼻咽通气管置入位置

二、环甲膜穿刺术

环甲膜穿刺术（cricothyroid membrane puncture）是在确切的气道建立之前，迅速提供临时路径进行有效气体交换的一项急救技术，是施救者通过用刀、穿刺针或者其他任何锐器，从环甲膜处刺入，建立新的呼吸气道，快速解除气道阻塞和（或）窒息的急救方法。当气管插管不成功或面罩通气不充分时，环甲膜穿刺是急诊非手术方式提供通气支持的紧急治疗措施。

（一）适应证

适用于上呼吸道完全或不完全阻塞，尤其是声门区阻塞，严重呼吸困难不能及时气管切开建立人工气道者；牙关紧闭经鼻插管失败者；气管内给药等。

（二）用物准备

环甲膜穿刺针或粗针头，T形管，给氧装置。

（三）操作方法

1. 体位　患者取平卧或斜坡卧位，头部保持正中，尽可能使颈部后仰，无需局麻。

2. 定位　常规消毒环甲膜区的皮肤，确定穿刺位置。在甲状软骨与环状软骨之间正中可触及一凹陷，此即环甲膜（图3-49）。

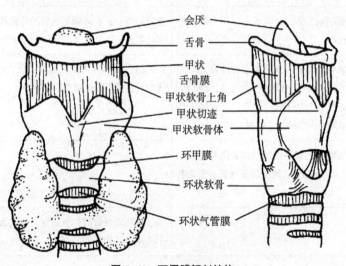

图3-49　环甲膜解剖结构

3. 穿刺 用左手示指和拇指固定穿刺处皮肤，右手持针在环甲膜上垂直下刺，通过皮肤、筋膜及环甲膜，有落空感时挤压双侧胸部，自针头处有气体逸出或抽吸时易抽出气体，患者出现咳嗽，固定针头于垂直位。用T形管的上臂与针头连接，下臂连接氧气，也可以左手固定穿刺针头，以右手示指间歇地堵塞T形管上臂的另一端开口处而行人工呼吸。同时可根据穿刺目的进行其他操作，如注入药物等。

4. 术后处理 穿刺后整理用物，医疗垃圾分类进行处置，并作详细穿刺记录。

（四）注意事项

1. 环甲膜穿刺仅仅是呼吸复苏的一种急救措施，不能作为确定性处理，穿刺针留置时间不宜超过24小时。因此，在初期复苏成功、呼吸困难缓解、危急情况好转后，应改行气管切开或立即做消除病因的处理（如清除异物等）。

2. 进针不宜过深，避免损伤气管后壁黏膜，避免贯穿气管进入食管，造成食管－喉头瘘。

3. 环甲膜穿刺针与T形管接口连接时，必须连接紧密不漏气。

4. 若穿刺部位皮肤出血较多，应注意止血，避免血液反流至气管引起窒息。

5. 如遇血凝块或分泌物阻塞穿刺针头，可用注射器注入空气，或用少许生理盐水冲洗，以保证其通畅。

三、气管插管术

气管插管术是将一特制的气管导管经口或鼻通过声门直接插入气管内的技术，是每一个从事急诊工作的医护人员必须掌握的急救技能。其主要目的是维持气道通畅，保障有效的气体交换；有利于直接进行气管内吸引，保护气管减少误吸；提供气管内给药的途径。根据插管时是否使用喉镜显露声门，分为明视插管和盲探插管。临床急救中最常用的是经口明视插管术。

（一）适应证

呼吸、心搏骤停行心肺复苏者；呼吸功能衰竭需有创机械通气者；呼吸道分泌物不能自行咳出，需直接清除或吸出气管内痰液者；上呼吸道损伤、狭窄、气管食管瘘等影响正常通气者；麻醉手术患者。

（二）禁忌证

气管插管无绝对禁忌证，如患者有下列情况时操作应慎重：喉头水肿或黏膜下血肿、急性喉炎、插管创伤引起的严重出血等；颈椎骨折或脱位；肿瘤压迫或侵犯气管壁，插管可导致肿瘤破裂者；面部骨折；会厌炎。

（三）物品准备

1. 喉镜 喉镜是最常用的插管器械，主要用途是显露声门并进行照明。主要由喉镜柄和喉镜片组成。镜片有弯、直两种，分成人、儿童、婴幼儿三种规格，成人常用弯型。

2. 气管导管 目前多使用聚氯乙烯气管导管，气管导管套囊以大容量低压型最佳。导管管腔内径（ID）为2.5～11.0mm，每一号相差0.5mm。导管的选择应依据患者的性别、体重、身高等因素。紧急情况下无论男女，成人都可选用7.5mm。小儿根据公式进行推算：导管内径（mm）=4.0+年龄/4 或导管内径（mm）=（16～18+年龄）÷4。

3. 其他设备 导管芯、牙垫、注射器、胶布、插管钳、表面麻醉喷雾器、面罩、吸引器、吸痰管、球囊 – 面罩呼吸器等。

（四）操作方法（以经口明视插管为例）

1. 体位 患者仰卧位，垫薄枕将头部抬高 10cm，头后仰，保证口、咽和气管基本重叠于一条轴线。

2. 吸氧 尽可能用面罩和呼吸器进行辅助通气（最好是纯氧）1～2 分钟。术者站于患者头侧，以右手强迫患者张口。

3. 置入喉镜 操作者右手提颏张口并拨开上下唇，左手持喉镜从患者右侧口角置入，镜片抵咽喉部后转至正中位，将舌体推向左侧，此时可见到悬雍垂（此为声门暴露的第一个标志），然后顺舌背将喉镜片稍深入至舌根，轻轻上提喉镜，即可看到会厌的边缘（此为声门暴露的第二个标志），看到会厌边缘后，如用弯形喉镜片，继续稍深入，将喉镜片前端置于会厌与舌根交界处，上提喉镜即可暴露声门（注意以左手腕为支撑点，而不能以上门齿作为支撑点）（图 3-50）。

4. 置入导管 充分吸引视野处分泌物，声门显露后左手固定喉镜，右手以持笔式持气管导管（图 3-51），斜口对准声门轻轻插入至所需深度（如果使用导管芯，应在导管进入声门后及时退出导管芯）。导管的末端应位于隆突上方 3～4cm。放置牙垫，退出喉镜。

5. 确定导管在气管内位置正确 安置牙垫，拔出喉镜。采用最小闭合容积法或最小漏气技术对气囊进行充气，直至通气时气囊周围无漏气，或测量气囊压力不超过 25～30cmH$_2$O，以此决定注入气囊的气体量，一般需注入 5～10mL 气体。通过轻压胸廓，感觉导管口有气体流出；连接简易呼吸器压入气体，观察胸廓有起伏，同时听诊肺部有无对称呼吸音；连接呼气末二氧化碳监测仪等方法确认导管位置，出现正常的 P$_{ET}$CO$_2$ 波形是气管导管位于气管内的可靠指标。

6. 固定 用长胶布妥善固定导管和牙垫。用注射器向导管气囊内注气封闭气道。用吸引器吸引气道分泌物，保证呼吸道通畅。

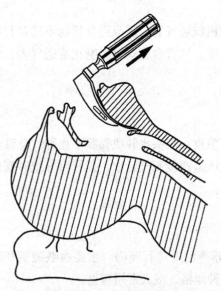

图 3-50 喉镜片置入位置

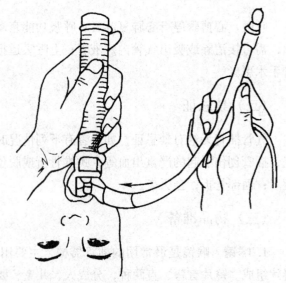

图 3-51 气管插管时持管与插入方法

（五）注意事项

1. 插管技术要熟练，尽量减少胃扩张引起的误吸 插管时，尽量使喉部充分暴露，视野清楚，动作轻柔、准确，以防造成损伤。避免因插管耗时而加重患者缺氧。如 30 秒内插管未成功，应立即用简易呼吸器给予 100% 纯氧吸入，稍后再插管。

2. 导管插入深度合适　置管的深度，男性 22~24cm，女性 20~22cm。气管导管顶端距气管隆嵴大约 2cm，小儿可参照公式：插管深度（cm）= 年龄 ÷2+12。太深容易插入右总支气管，造成仅单侧肺通气，影响通气效果。应妥善固定导管，每班记录导管置入长度。

3. 加强呼吸道湿化及口腔护理　正确吸引气管内分泌物，注意无菌操作，一般先吸引气管导管内的分泌物，然后吸引口、鼻腔内分泌物。

4. 导管留置时间适宜　一般不超过 2~3 周，如病情不能改善，可考虑行气管切开术。

5. 评估危险因素，做好交接班　评估患者是否存在非计划性拔管的危险因素，例如插入深度、导管的固定情况、气囊压力、吸痰管的选择、气道湿化、呼吸机管路支架的固定、患者躁动、心理状况等，及时制定防范计划，做好交接班。

第三节　气道异物阻塞的现场急救

气道异物阻塞（foreign body airway obstruction，FBAO）是指异物不慎被吸入喉、气管、支气管所产生的一系列呼吸道症状，多发生于小儿和老年人，其中以 3 岁以下小儿最为常见，是导致窒息的紧急情况，如不及时解除，数分钟内即可导致死亡。Heimlich 手法是一种简单有效的抢救异物卡喉所致窒息的急救方法，通过给膈肌下软组织以突然向上的压力驱使肺内残留的气体形成气流快速进入气管而去除堵在气道内的异物。

一、病因

各种原因导致的误吸，如小儿含物玩耍或进食时跑动、欢笑或哭闹；幼儿咀嚼功能不完善，喉保护机能欠健全；进食时因咳喘后紧接反射性深吸气；老年人咀嚼功能减退，咽反射迟钝，若进食过快，尤其是在摄入大块食物时；全麻或昏迷患者吞咽功能不全，咳嗽反射减弱；异物由气管切开患者的气管套管处落入；口腔手术时脱落的牙齿、切落的组织、鼻腔异物后滑等。

二、临床表现及判断

异物可造成呼吸道的部分或完全阻塞，快速识别气道异物梗阻是及时抢救的关键。

（一）气道部分阻塞

患者表情痛苦，不能说话。尚有较好的通气时，患者能用力咳嗽，咳嗽停止时出现喘息声。此时应鼓励患者咳嗽及自主呼吸，密切监视患者情况；当气道阻塞严重造成气体明显不足，患者可出现呼吸困难、气急、咳嗽乏力或吸气时伴有鸡鸣、犬吠样高调喘鸣音，口唇和面色苍白或发绀。此类患者应视同气道完全阻塞进行抢救。

（二）气道完全阻塞

患者突然不能说话和咳嗽，表情极度痛苦，有挣扎的呼吸动作但无呼吸声音，出现手掐咽喉部的 "V" 字型手势，此即 Heimlich 征。此时应立即询问 "你卡着了吗？" 如患者点头表示肯定，即可确定发生了呼吸道异物阻塞。如无以上表情，但观察到患者不能说话或呼吸，口唇、面色青紫，失去意识等征象，亦可以判断为呼吸道异物阻塞，立即实施现场急救。

三、现场急救

现场急救的目的是迅速清除气道异物，恢复气道通畅。现场抢救的时间、方法是否正确，是挽救患者生命的关键。

（一）自救法

适用于部分气道异物阻塞、神志清楚的成人。

1. 咳嗽法　若异物仅造成部分呼吸道阻塞，气体交换尚充足，患者可发音、说话，有呼吸和咳嗽时，应鼓励患者尽力呼吸和自行低头咳嗽，直至异物排出。

2. 腹部手拳冲击法　患者一手握拳，拇指侧置于剑突下和脐上的腹部，另一只手紧握该拳，用力向内、向上做快速连续冲击，直至异物排出。

3. 上腹部倾压椅背法　将上腹部迅速倾压于椅背、扶手栏杆、桌子边缘等，快速向前冲击，重复动作，直至异物排出（图 3-52）。

（二）他救法

1. 对意识清醒者的施救方法

（1）腹部冲击法　又称 Heimlich 手法。意识清醒患者取立位，抢救者站其身后，双手臂环绕患者腰部，一手握拳，将拇指一侧放在患者剑突下和脐上的腹部，另一只手握紧该拳，快速向内、向上冲击患者腹部，反复冲击直至异物排出。此方法也适用于 1 岁以上的儿童（图 3-53）。

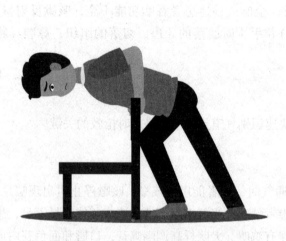 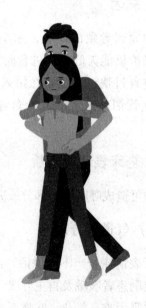

图 3-52　上腹部倾压椅背法　　　　　　　图 3-53　Heimlich 腹部冲击法

知识链接

Heimlich 手法

　　海姆里克腹部冲击法（heimlich maneuver）也称海氏手法，是美国医生海姆里克教授发明的。1974 年他首先应用该法成功抢救了一名因食物堵塞了呼吸道而发生窒息的患者，从此该方法在全世界被广泛应用，拯救了无数患者的生命，因此该方法被称为"生命的拥抱"。其作用机理是通过手拳冲击患者腹部，使腹压升高，膈肌上抬，胸腔压力瞬间增高，迫使肺内空气排出，从而将堵塞气管、咽喉部的异物清除。

（2）胸部冲击法　当患者腹围过大、肥胖和妊娠末期时，施救者无法用双臂环抱患者腰部，可使用此法替代 Heimlich 手法。抢救者站于患者身后，双臂经患者腋下环抱其胸部，一手握拳，拇指侧放在患者胸骨中线，避开胸骨下缘和剑突，另一只手握紧该拳，快速向内冲击，直至异物排出。

注意事项：①用力的方向和位置一定要正确，否则有可能造成肝脾损伤和剑突骨折。②饱餐后的患者可能出现胃内容物反流，应及时清除。③施行手法时要爆发用力才有效。④不要挤压胸廓，冲击力仅限于拳上，不能用双臂加压。

2. 对意识丧失者的施救方法　立即开始 CPR。如通气时患者胸部无起伏，需重新摆放头部位置，调整气道开放状态，再次尝试通气。如发现患者口内有异物，可尝试用手指小心清除。如异物清除困难，通气后仍未见胸部起伏，可考虑采取进一步的开放气道措施，如 Kelly 钳、Magilla 镊、环甲膜穿刺 / 切开术。

知识链接

婴儿气道异物阻塞的现场急救

抢救者将患儿俯卧于前臂上，前臂放在自己的大腿上。一手手指张开托住患儿下颌并固定头部，保持头低位，注意避免压迫患儿喉部软组织。另一手掌根部在患儿的背部肩胛之间用力叩击 5 次。拍背后将空闲的手放在婴儿背部，手指托住其头颈部，小心将患儿全身翻转至面部向上，使其仰卧在另一只手的前臂上，并将前臂放在自己的大腿上，保持患儿头部低于其躯干。抢救者用两手指在患儿两乳头连线与胸骨中线交界点下一横指处快速冲压 5 次（图 3-54）。

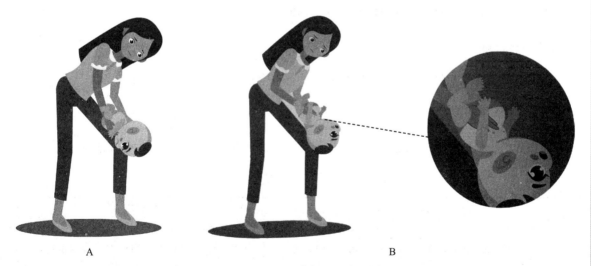

图 3-54　Heimlich 婴幼儿背部拍击联合胸部冲击法

若能看到患儿口或鼻中异物，可将其取出。若不能看到异物，继续重复上述动作，直至异物排除。

四、健康教育

1. 当出现异物卡喉时，切勿离开有其他人在场的房间，应该用手表示 Heimlich 征象，以求救援。

2. 避免进食时异物卡喉窒息，应注意以下几个方面：进食前将食物切成小块，充分咀嚼；进食时，应避免走动、说话、哭闹、大笑或玩耍；小儿或老年人进食需仔细咀嚼，尤其是质韧而滑的食物，如坚果、花生、石榴、果冻、汤圆、年糕等；将易误入气道的物品置于婴幼儿不易接触的地方，并告诉儿童勿将小的玩具放入口中。

3. 有下列情况进食需注意：成人酒后进食者，有活动性义齿者。

第四节　球囊 – 面罩通气术

球囊 – 面罩呼吸器（图 3-55）又称简易呼吸器或加压给氧气囊，是进行人工通气的简易工具。其优点是使用方便、便于携带、无创、无需氧源动力。缺点是不易密封，有效通气量少；昏迷患者使用正压通气时易导致气体进入胃肠道，引起反流和误吸。《2020 年美国心脏协会心肺复苏及心血管急救指南》指出，对于呼吸骤停的患者，应维持人工呼吸或球囊面罩通气，直到自主呼吸恢复。

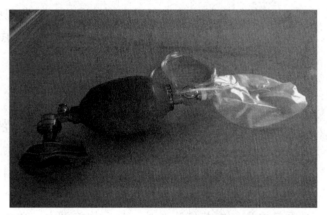

图 3-55　球囊 – 面罩呼吸器

一、适应证

各种原因所致呼吸暂停或呼吸抑制患者的辅助通气。

二、禁忌证

颌面部外伤或严重骨折；大量胸腔积液；中等以上活动性咯血等。

三、操作方法

评估病情，根据患者情况适当解释并取得家属同意，准备用物，实施操作（表 3-4）。

表 3-4　球囊 – 面罩呼吸器操作方法

步骤	要点与说明
开放气道：去枕平卧，头向后仰，开放气道，清除口、鼻腔分泌物及异物	开放气道操作注意事项：使用仰头提颏法时不要用力按压颏下的软组织，以免堵塞气道，对疑似颈椎损伤的患者不能使用此方法。采用推举下颌法时，操作者应站在患者头侧
连接氧气：将连接面罩的简易呼吸器与氧气导管相连，调节氧气流量＞10L/min	待储氧袋充满氧气后再使用。若无供氧不要接储氧袋

续表

步骤	要点与说明
操作：将面罩罩住患者口鼻，正确使用"E-C"手法 ①单人施救：抢救者位于患者头部后方，将患者头部向后仰，拖牢下颌使其朝上，将面罩罩住患者口鼻处，用一手拇指和示指呈"C"形按压面罩，中指和无名指放在下颌下缘，小指放在下颌角后面，呈"E"形，保持面罩密封无漏气，用另一只手均匀地挤压球囊，送气时间为1秒，将气体送入肺内，待球囊重新膨胀后再开始挤压，保持适宜的吸气／呼气时间（图3-56） ②二人施救：患者头侧的抢救者用双手大拇指和示指完全封闭面罩周边，中指和无名指放在下颌下缘，小指放在下颌角后面，将患者下颌向前拉，伸展头部，畅通气道，保持面罩的密封，同时观察胸部起伏；位于患者肩侧的抢救者缓慢挤压气囊（送气时间为1秒／次），直到胸部隆起（图3-57） 挤压气囊：一般潮气量为8～12mL/kg，以通气适中为好，有条件时测定二氧化碳分压以调节通气量，避免通气过度，呼吸比成人一般为1：1.5～2	面罩压紧是成功使用简易呼吸器的关键 呼吸球囊容量：成人为1500mL，儿童为550mL，婴幼儿为200mL 频率：成人10～12次／分 婴儿及儿童12～20次／分
观察记录	观察胸廓有无起伏、口唇与面部颜色变化，记录患者生命体征及反应

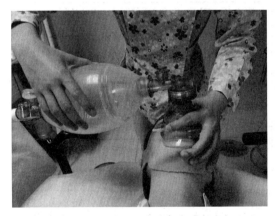

图3-56　球囊－面罩呼吸器单人操作手法

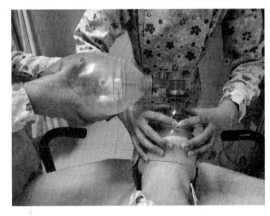

图3-57　球囊－面罩呼吸器双人操作手法

四、注意事项

1. 保证患者气道通畅，必要时可使用口咽通气管。

2. 根据患者脸型选择合适的面罩，以充分罩住患者口鼻为佳。备用时充气面罩内的气体不能太满，以1/2～2/3满为宜。

3. 使用过程中，密切观察患者对呼吸器的适应性，如胸廓起伏、皮肤颜色、呼吸音变化、生命体征、血氧饱和度等。

第五节　除颤术

除颤术是用电能治疗异位性心律失常使之转复为窦性心律的一种方法，又称为心脏电复律。根据治疗过程中发放脉冲是否与心电图的R波同步，可区分为同步与非同步。启用触发同步装置，用于除室颤以外的其他快速性心律失常的转复，称为同步电复律。不用同步触发装置可在任何时间内放电，用于转复室颤或心室扑动，称为非同步电复律。根据电极板放置的位置可以分为体内与体外两种方式。

一、人工体外除颤术

（一）适应证

主要包括心室颤动、心室扑动、无脉性室性心动过速。

（二）操作方法

评估病情，准备用物，操作方法见表 3-5。

表 3-5　人工体外除颤术操作方法

操作步骤	要点与说明
1. 判断患者出现心搏骤停，立即实施高质量 CPR，直至除颤仪到达（图 3-58）	
2. 监测、分析心律，确认心室颤动或无脉性室性心动过速，需要电除颤	了解患者有无安装起搏器，如带有植入性起搏器，电极板应避开起搏器至少 10cm
3. 检查并去除患者身上的金属及导电物质。松开衣扣，暴露胸部	如汗液多，需用纱布擦净胸壁汗液，以免灼伤
4. 连接电源，开机。将治疗按钮调至"ON"位置，机器设置默认"非同步"状态	
5. 选择能量，确认非同步除颤模式，电极板涂导电糊（或用 4~6 层盐水纱布替代）	双向波除颤仪选择 150~200J，单向波为 360J
6. 再次评估心电示波，确认可以除颤	
7. 按下"充电"按钮，将除颤仪充电至所选择的能量	
8. 放电前安全确认	高喊"大家离开"，查看自己与病床周围，确保操作者和周围人无直接或间接与患者或病床接触
9. 正确放置电极板，两电极板充分接触皮肤并稍加压（图 3-59）	前—侧位：最常用，适用于紧急情况。A(Apex) 电极板放在左乳头外下方或左腋前线第 5 肋间（心尖部），S(sternum) 电极板放在胸骨右缘锁骨下或 2~3 肋间（心底部） 前—后位：适用于电极贴片。A 电极放在左侧心前区标准位置，S 电极板放置于左/右背部肩胛下区
10. 放电：操作者两手拇指同时按压放电按钮	注意电极板不要立即离开胸壁，应稍停留片刻
11. 立即进行 5 个循环 CPR	
12. 判断效果，根据情况决定是否再次除颤	

（三）注意事项

1. 如为院内患者，在心电监护条件下出现室颤波形，则立即进行 CPR，快速取得除颤仪，按选能量、充电、放电步骤实施除颤。

2. 电极板放置部位要准确，放置时两块电极板之间的距离不应小于 10cm。禁忌电极板对空放电，以及电极板面对面放电。

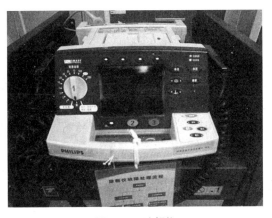

图 3-58　除颤仪

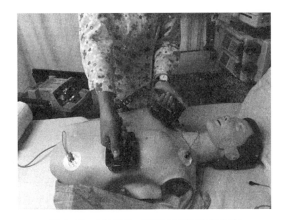

图 3-59　除颤前 - 侧位电极板放置位置

3. 电极板应紧贴伤病员皮肤，不能留有空隙，边缘不能翘起。对装有心脏起搏器的伤病员，电极板应避开起搏器位置。

4. 两个电极板之间要保持干燥，避免因导电膏或盐水相连而造成短路。也应保持电极板把手的干燥，不能被导电膏或盐水污染，以免伤及操作者。

5. 整个操作过程应迅速、敏捷、争分夺秒。操作结束后检查设备，按时充电，使其处于备用状态。

6. 2020 版国际心肺复苏指南除颤要点：需给予 CPR 直至有除颤仪（或 AED）可供使用；双向波优于单向波；在无持续监测时，首次除颤可能优于多次除颤的策略；在怀疑顽固性心律失常时，根据除颤仪厂家提供的建议进行能量选择，如无厂家建议，可考虑选择最大能量作为初始能量；根据施救者水平，使用时可选择手动模式等。

二、自动体外除颤术

自动体外除颤器（automated external defibrillator，AED）又称自动体外电击器、傻瓜电击器等，是一种便携式、专为现场急救设计的急救设备。它可以诊断特定的心律失常，并且给予电击除颤，是非专业人员可以使用的用于抢救心搏骤停患者的医疗设备。AED 具有自动识别、鉴别和分析心电节律，自动充电、放电和自检功能，分为主机、连接线、电极贴三个部分，一般配置在公共场所（图 3-60）。

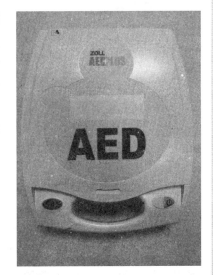

图 3-60　AED

（一）适应证

所有发生心搏骤停需要心肺复苏的患者都需要使用 AED。

（二）操作方法

评估病情，取得 AED，操作方法见表 3-6（图 3-61）。

表 3-6　AED 操作方法

操作步骤	要点与说明
1. 判断伤病员出现心搏骤停，立即实施 CPR，直至 AED 到达	

续表

操作步骤	要点与说明
2. 开启 AED 电源，根据 AED 提示音进行操作	当打开盖子或盒子时，有些装置会自动开启电源
3. 除去伤病员身上的金属及导电物质	
4. 将电极片粘贴在裸露的胸部	一个电极片在右锁骨正下方；另外一个电极片在左乳头外侧 8 岁及以上患者选择成人电极片
5. AED 自动分析心律，提示是否需要除颤	
6. 放电前安全确认	高喊"大家都离开"，确保无人接触患者
7. 按下电击 / 放电按钮	
8. 除颤后继续进行 5 个循环 CPR，系统进入节律再分析阶段，决定是否再次除颤	

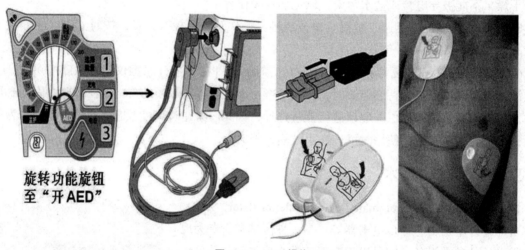

旋转功能旋钮
至"开 AED"

图 3-61　AED 操作

（三）注意事项

1. 操作时首先打开 AED，严格根据语音提示进行操作。
2. AED 分析心律时，应避免接触患者，以免干扰其分析。
3. 如在使用 AED 后，患者没有任何生命体征（没有呼吸、心跳）需要马上送医院救治。

【思考题】

1. 患者，女，36 岁，工人。横穿马路时不慎与货车相撞，当即感到右侧胸部和左下肢疼痛难忍、无法动弹，右侧前臂有伤口，出血不止。若您作为最初目击者，可以为患者做什么？如何做？

2. 患儿，男，3 岁。边吃花生边奔跑玩耍，突然停止跑动，表情极度痛苦，用手招住脖子，不能言语，面色发绀，呼吸困难。该男孩发生了什么情况？如何在现场对男孩实施急救？

3. 现场救护颈椎损伤患者，在固定和搬运方面有哪些要求？

4. 婴儿气道被异物阻塞，应如何实施现场急救？

近年来，世界各地灾难性事件频繁发生，对人类的生存环境和生存质量产生了巨大的影响，许多灾难性事件造成了大量人员伤亡和财产损失，灾难救援被推向一个前所未有的高度。如何发展灾难医学及灾难护理学，提高人类应对灾难性事件的能力，是目前全世界关注的热点问题，也是广大医务工作者的重要任务之一。

第一节　概　述

任何能引起设施破坏、经济受损、人员伤亡、人的健康状况及卫生服务条件恶化的事件，当其破坏力已超出事件发生地区所能承受的限度而不得不向该地区以外的地区寻求援助时，就称之为灾难（disaster）。由此可见，灾难必须具有两个要素：首先，灾难是自然或人为的破坏性事件，具有突发性；其次，灾难的规模和强度超出了受灾地区的自身应对能力。

灾难护理学是一门新兴学科，目前，我国对灾难护理学（disaster nursing）的定义是：研究灾难性条件下实施紧急护理救援、疾病防护和卫生保障、为受灾伤病员提供预防、救治、康复等护理服务的一门学科，是与灾难医学、临床医学和护理学的交叉学科。

一、灾难的分类

灾难的分类方法有很多，目前国际上尚无统一的灾难分类体系。

（一）根据灾难的原因分类

1. 自然灾难　是指给人类生存带来危害或能损害人类生存环境的严重自然灾害。可以分为气象灾害、地质灾害、海洋灾害、生物灾害和天文灾害等。这些灾害尚不能完全被人类所征服，但是可以通过积极预防和采取应急措施，使伤害和损失下降到最低限度。2005年世界减灾大会将此类灾难定义为"自然灾害相关灾难"。

2. 人为灾难　是指人为因素（人类活动或社会活动）导致的灾难。如交通事故、恐怖袭击、核泄漏、战争等。这些灾难大多可通过改善条件、强化防范意识等措施避免发生。

（二）根据灾难的性质分类

1. 自然灾难　如地震、海啸、泥石流、台风、火山爆发等。

2. 事故灾难　如交通事故、矿难、空难、核泄漏等。

3. 公共卫生事件　是指由病原微生物所致大规模疾病流行事件，如传染病疫情、群体性不明原因疾病、食品安全和职业危害、动物疫情以及其他严重影响公共健康和生命安全的事件。

4. 社会安全事件　是指由人为主观因素产生的、危及社会安全的突发事件，如恐怖袭击、核及生化武器的危害、经济安全事件和涉外突发事件等。

（三）根据灾难发生的先后顺序分类

1. 原生灾难　是指灾难反应链中最早发生作用的灾难，如地震、火山活动等。

2. 次生灾难　是指原生灾难后引发的不同性质的灾难，如洪水过后的疫情流行、火山爆发后造成的火灾等。

3. 衍生灾难　是指原生、次生灾难造成的较间接的灾难，破坏人类生存的和谐条件，如核事故后对环境的污染、对灾区人群健康的影响等。

二、灾难的特点

根据灾难的原因和性质不同，各类灾难的特点差异很大。本章主要介绍自然灾难的特点。

（一）频率高、破坏性大

随着人类对自然资源的过度开发和消耗、生态系统严重失衡，大自然的调节功能降低，传统自然灾害呈现频率越来越高的态势。同时，由于人口的高度集中，一旦爆发自然灾害，所造成的损失也相应地被放大。

（二）突发性和渐变性

一些自然灾难总是在人们意料不到的情况下突然降临，带有猝不及防的特点。一般具有强度大、过程短但破坏性大、影响范围相对较小，如地震、泥石流等。一些灾难具有渐变性的特点，其危害的严重性是逐渐显现的，如土地沙化、生态平衡破坏等。

（三）复杂性和广泛性

灾难本身种类繁多、原因复杂，有的灾难直接造成人体或财物损害，有的只有潜在的威胁、但可能持续时间长；有的灾难还会引发范围更广、势态更严重的突发性事件。灾难的复杂性、广泛性与灾难本身的性质、种类以及当时的环境条件密切相关。

（四）群发性和链发性

每一种灾难的发生由许多因素构成，都会触动或影响其他系统，诱发一连串其他灾难。尤其是等级较高的灾难事故一旦发生，常形成灾害链，即原生灾害、次生灾害和衍生灾害。

（五）危害性大

自然灾难发生后，对人类可产生诸多方面的影响，主要包括：①危及人的生命、健康及正常生活。②破坏公共设施和公私财产，造成经济严重受损。③破坏环境和资源，威胁国民经济的持续发展。④导致受灾群众心理障碍，影响社会稳定。

三、灾难所致伤病类型

根据灾难的性质及严重程度，灾难伤病类型大致有以下几种：

（一）机械因素所致的伤病

机械因素直接对机体造成的损伤，如地震、火灾、台风、泥石流、洪水、车祸等各种灾难事故引起的摔伤、砸伤、挤压伤、烧伤和骨折等。

（二）生物因素所致的疾病

灾难发生后，由于环境的严重破坏，大量细菌滋生可能发生疫病流行。主要包括：

1. 呼吸道疾病 灾后引起的呼吸道疾病主要包括上呼吸道感染、流行性脑脊髓膜炎、猩红热、肺结核、百日咳、流行性腮腺炎等。

2. 肠道疾病 常见的有阿米巴痢疾、肝炎、霍乱、伤寒、细菌性痢疾和其他非特异性感染性腹泻等。

3. 虫媒性疾病 是由病媒生物传播的自然疫源性疾病。常见的有流行性乙型脑炎、伤寒、疟疾、鼠疫和登革热等。常见的病媒昆虫有蚊子、苍蝇、蟑螂、老鼠等。

（三）气体尘埃因素所致的疾病

此类疾病主要是由各种灾难产生的烟雾和尘埃所致，其中最严重的情况是窒息。如火山喷发、森林火灾等。

（四）灾难损伤综合征

灾难常对人类的生存构成巨大的威胁，灾难发生时的悲惨场景及紧张状态，以及灾后导致的毁灭性破坏，给灾难幸存者无论是躯体还是精神上都留下了难以恢复的创伤，都可使人们的身心失去常态的平衡，出现悲观、愤怒等应激状态，从而产生一系列的病理、生理改变并引起疾病。

知识链接

灾难心理干预

灾难事件不仅毁灭了财产、破坏了生存环境，同时也会给灾难亲历者的精神和心理造成极大的创伤，从而引发灾难心理危机。而大部分受灾人群不能依靠自身的能力解决这种危机，在得不到及时有效地疏导和心理干预的情况下，易导致个体出现严重的情感、认知和行为方面的功能失调。轻则引起灾难心理应激反应，重则导致灾难心理应激障碍。因此，在发生重大灾难性事件后应对受灾人群开展及时、高效、持续的心理救援。

灾难心理干预是指由心理救治专业人员应用心理学、社会学等专业知识和技能帮助受灾人群克服因灾难引起的心理恐惧、焦虑、抑郁等负性情绪，减轻灾难所致的痛苦，并增强适应能力的治疗方法。其目的是缓解干预对象的精神和躯体症状，预防发生创伤后应激障碍（post-traumatic stress disorder，PTSD），为灾后的心理康复、心理重建打下良好的基础。

第二节　灾难医学救援

灾难医学救援和平时的医疗活动有很大的区别，是所有医务工作者义不容辞的职责和神圣使命。护士应充分了解灾难医学救援的原则和要求，才能高效率、高质量地完成救援工作。

一、灾难医学救援的任务

（一）灾难现场伤病员的紧急救治

灾难现场伤病员的紧急医学救治是灾难医学救援的首要任务。主要包括灾难现场搜索、营救幸存者、检伤分类、分级救治、后送转运等方面。

（二）为灾区群众提供紧急医疗救助

为灾区群众提供紧急医疗救助是灾难医学救援的重要内容。灾难条件下，由于灾区人群突然失去赖以生存的环境和物质基础，以及遭受了巨大的精神创伤，会导致各种疾病的发生显著增加，同时也引起传染病的流行。

（三）灾后卫生防疫

为防治灾难现场传染病的爆发和流行，应及时做好卫生防疫工作，主要包括食品卫生、饮水卫生、环境卫生、免疫预防以及疾病监测与报告等。

（四）灾后心理卫生救援

尽早做好灾区群众及相关人员心理危机干预与心理障碍的处理，预防或减少灾难后心理问题及灾难损伤综合征。

（五）灾后医院重建和医疗培训

灾难医学救援的任务之一是帮助灾区做好医疗卫生机构恢复与重建工作，包括重建医院、卫生设施和医疗培训工作。

（六）评估灾难原因和后果

评估灾难事故发生的原因、危害范围和危险程度。及时查清人员伤亡情况。

二、灾难医学救援的原则

为确保灾难现场救护工作的顺利进行，现场救护需要遵循以下原则。

（一）自救互救原则

灾难发生时，灾难在哪里就在哪里组织自救和互救，不等不靠、不盲目转院。做到镇静求救、先抢后救和抢中有救，必要时成立临时现场救援小组，统一指挥，快速救治。

（二）安全原则

任何灾难现场救援都应保证救援者的安全。在救援中正确指挥，尽最大可能避免人员伤亡，保证救援力量，争取最佳的救援效果。

（三）时效性原则

"时间就是生命"，灾难现场伤病员救治存在最佳救治时间段，在此时段救治效果最佳。时效性在灾难救援工作中占重要地位。

（四）统一指挥原则

灾难医学救援工作是一项复杂的系统工程，尤其在现场救援阶段，需要医疗、军队、公安、通讯、交通等多部门联合行动、密切配合。因此，只有将各部门综合形成一个有机整体，建立临时指挥机构，实行统一指挥，才能井然有序地实施高效率的医学救援工作。

（五）检伤分类原则

检伤分类是灾难现场救护的重要手段，目的是以有限的人力和资源，在最短时间内救治更多的伤病员。分类救治可保证有限的急救资源与服务优先给予那些最需要急救的伤病员，以达到最优的灾难救护效果。

（六）转运原则

对伤情稳定、转运途中不会加重伤情的伤病员，应迅速组织人力，利用各种交通工具，快速将伤病员转运到附近医疗单位进行早期救治和专科治疗。

（七）分级救治原则

指现场有大量伤病员且救治环境不稳定时，将伤病员救治工作分工、分阶段、连续实施的组织形式和保障原则。主要包括现场抢救、早期救治和专科治疗三个方面。

三、灾难医学救援组织管理

（一）国家灾难医学救援的组织体系

1995 年卫生部颁布《灾害事故医疗救援工作管理办法》，2006 年国务院发布《国家突发公共事件总体应急预案》，之后又陆续公布 4 个公共卫生类突发公共事件专项应急预案，包括《国家突发公共卫生事件应急预案》《国家突发公共事件医疗卫生救援应急预案》《国家突发重大动物疫情应急预案》《国家重大食品安全事故应急预案》。这说明国家灾难医学救援工作逐步走向正规化和日常化。灾难医学救援的组织机构更加完善，包括医疗卫生救援领导小组、现场医疗卫生救援指挥部、医疗卫生救援专家组和医疗卫生救援机构等。

（二）灾难医学救援队伍建设

1. 灾难医学救援分级救护机构建制 灾难医学救援通常实行分级救护，即将参与救援的医疗机构按照规模大小、救治疾病类别和技术水平高低分为三个等级，医疗资源配备依次从低级到高级，且与后方医院相结合，将伤病员经现场一级救护机构抢救后转送至第二、第三级救护机构或后方医院进行进一步治疗，使医疗救护资源得到更合理的利用。

（1）一级救护机构 又称现场急救队，由医务人员与军队、公安、消防人员、群众等组成，可分为搜救小组和急救小组。搜救小组协同专业救援人员开展搜救工作，急救小组在现场伤病员集中点开展急救工作。一级救护机构主要任务包括搜寻和发现伤病员、评估现场风险、制定营救计划、给予生命支持、安全转运伤病员至二级救治机构。

（2）二级救护机构 又称医疗救援队，通常由医疗设备完善和技术力量强的医疗机构抽组的急诊科、ICU、内科外科专业医护人员构成，部署在附近乡镇以上医院或灾难现场附近。主要任务是负责早期救治，即对经过现场初步处理的伤病员进行检伤分类、登记、填写简要病历，实行紧急救治、留置已有或疑似特殊感染的伤病员、轻伤及暂不宜转送的危重伤病员，对需要专科治疗或需较长时间恢复的伤病员，转至三级救护机构或后方医院。

（3）三级救护机构　为移动医院模式，一般由后方医院承担，或医疗设备完善和技术力量强的大型医疗机构抽组的医护人员构成，负责综合治疗或专科治疗任务，部署在安全地带。一般可独立展开救治工作，对危重伤病员进行较完善的专科治疗，直至痊愈出院。

（4）专科手术队　为承担手术治疗保障任务的机动力量，一般由三甲医院的麻醉科及外科医生和护士组成，可完成三级救护机构的手术治疗任务，也可开赴灾区一线临时医疗站点实施手术治疗。

（5）专科疾病援助队　是针对灾区各种突发专科疾病的机动力量，一般从三甲医院专业人员抽组加强到三级救护机构，如心理救援队、传染病防治援助队、核生化救援队等。

（6）后方医院　当灾难造成特、重大人员伤亡，超出当地医院所能承担的救治能力时，需将危重和疑难伤病员送往后方专科医院治疗。后方医院通常由距离较远的大型医疗机构承担，主要任务是接收灾难地后转的伤病员，实施专科救治和护理，对治疗终结的伤病员进行残情鉴定，并对前方救护机构进行技术支持和指导。

2. 护理人员在灾难医学救援中的作用　作为灾难医疗救援队伍中的主力军，护理人员在灾前备灾、灾难救护、灾后康复等方面都发挥着重要作用。护士在灾难救援的不同阶段起着不同的作用，国外学者将灾难的医学救援分为三个阶段，即准备/预备期（preparedness/readiness）、反应/实施期（response/implementation）和恢复/重建/评价期（recovery/reconstruction/evaluation）。

（1）第一阶段（准备/预备期）　此阶段护士的主要任务是加强应急训练，参与制定灾难应急反应计划。其中灾难应急训练分为三个方面：①个人准备训练：包括身体适应性训练、军事技能训练、情感预期和熟悉灾难反应及家庭的支持和准备等。②临床技能训练：包括创伤救护、伤病员分类和疏散、设备使用和临床评估；熟悉灾难救护工作程序。③单位或团队训练：包括操作能力、相关知识、领导和管理能力以及单位整合和认同的训练。

（2）第二阶段（反应/实施期）　此阶段为灾难救援的实施阶段，护士的主要作用和任务有五个方面：①建立与灾难救援机构内其他人员的通讯联系。②建立伤病员安置点并建立分类区域，根据伤情分类合理安置伤病员，方便医疗机构的处理。③对其他医辅人员的工作进行安排，如分配担架员、志愿者等。④安排伤病员分流或转诊。⑤做好灾难现场的安全保障，防止无关人员进入处置区域。

（3）第三阶段（恢复/重建/评价期）　此阶段主要是灾后重建与总结，护士的主要作用与任务有五个方面：①护理安置区的伤病员并进行合理的转诊。②修复和补充医疗用具、损坏的医疗设施和设备。③对现有的灾难应急计划进行合理评价和修改。④对灾难救援中的积极和消极行为进行识别，奖励积极反应行为，矫正消极行为。⑤对灾难救援中发生的严重事故撰写总结报告。

（三）灾难医学救援人员的职业防护

1. 免疫预防　应提前实施主动免疫，紧急情况可实施被动免疫，用于治疗或预防感染。

2. 标准预防　正确使用防护物品，如戴口罩、面罩、手套、护目镜，穿工作服或防护服等进行隔离防护，注意手卫生，严格执行消毒隔离制度，预防医疗锐器损伤。

3. 职业暴露时的紧急处理措施

（1）局部处理　皮肤有伤口暴露时，应立即挤压伤口，尽可能挤出损伤部位血液，然后用肥皂清洗、流动水冲洗，再消毒，受伤的手应戴双层手套才能工作；完整的皮肤黏膜暴露时，应立即用肥皂水清洗、流动水冲洗，再消毒。

（2）全身防疫　发生损伤性职业暴露时，应对伤病员的血液标本进行检验，一旦发现其患有经血液传播疾病时，应尽快应用药物预防并随诊观察。

（3）及时报告　发生职业暴露后，应立即进行紧急处置并主动上报。

第三节　灾后防疫

灾难发生后，由于生态环境平衡遭受严重破坏，如水源污染、生活供给困难、虫媒滋生、居住环境与生活条件恶化、精神创伤等综合因素的作用，极易导致灾后疫情的发生。因此，在抢救生命和保护财产的同时，应及时做好防疫工作。

一、灾后卫生防疫的原则

灾后卫生防疫任务重、时间紧、涉及面广，应从灾前开始准备，建立一套完整、全程的预防和控制体系，才能最大限度地减少因传染病流行带来的衍生灾难。其防疫原则主要包括五个部分：①建立高效、多部门密切协作的灾后卫生防疫指挥体系。②保障医疗卫生物资的供应。③采取一切有效措施控制传染源。④采取公共卫生措施切断传播途径。⑤采取必要措施保护易感人群。

二、灾后卫生防疫的措施

（一）灾前准备

1. 建立传染病监测体系　各级疾控中心收集当地常见传染病的发病率、区域分布特点、免疫接种等流行病学资料，科学地进行统计与分析，掌握当地传染病的流行特点，为灾难发生时的卫生应对提供必要的决策指导。

2. 制订应急预案　组织有关卫生行政部门及专业技术人员根据当地情况制定灾难卫生防疫应急预案和灾难条件下进行大规模传染病预防和控制的具体措施，为有效应对灾后防疫打下基础。

3. 做好卫生防疫人员培训和物资储备　重视卫生防疫队伍建设，定期培训。结合当地情况储备足够的疫苗和药物；移动水源、消毒设备、消毒药物也需做好储备。

（二）灾难现场应对措施

1. 启动应急预案　灾后立即启动突发公共卫生应急预案，成立救灾医疗卫生指挥部，恢复和建立疫情监测网络，实行疫情日报告和零报告制度。根据灾难发生时的流行病学特点，确立应重点检查的传染病病种。同时对可能发生的传染病做好免疫接种，如流脑、破伤风等。此外，还应加强对症状监测结果的分析，及时发现可能发生暴发疾病的迹象。

2. 保证饮用水和食品安全　加强饮用水源头控制，防止人畜粪便、垃圾、尸体等污染水源，保证饮用水安全；指导集中式和分散式饮用水消毒处理，严禁饮用生水；加强水质监测，增加监测频次，在灾后的半个月内坚持每日监测，特别是做好集中式供水单位监测工作。有条件最好饮用符合国家卫生标准的瓶装水。食物中毒也是灾区疾病防控工作的重要内容之一。灾区群众应尽可能食用符合卫生质量要求的定型包装食品和饮料。加强食品卫生知识宣传，指导灾区人群注意食品卫生，不食用未煮熟、过期、变质、腐烂的食品或被污水浸泡过的食物；救灾食品应有专人负责卫生监督、管理和发放。对灾区的集体食堂和饮食行业进行严格卫生监督。

3. 加强环境卫生综合治理　政府为灾区群众提供基本的、合乎卫生要求的临时居住场所。搞好环境卫生，设置临时厕所、垃圾堆积点。及时做好环境清理、消毒、杀虫、灭鼠工作，防止虫媒传染病发生。

4. 做好尸体处理　尸体清挖处理时，做好个人防护。对清挖出的尸体和污染区域，及时喷洒高浓度消毒剂，除臭后及时处理尸体，防止尸体腐败污染环境。对家畜、家禽和其他动物尸体，处理后深埋于远离水源和居住区的区域，或进行焚烧等无害化处理。

5. 大力开展健康教育　健康教育是灾后卫生防疫工作的重要内容之一。通过健康教育使灾区群众了解卫生防疫知识，掌握防治传染病的基本方法，并保持积极的心理状态和良好的作息习惯，增强灾民自我保护意识和自身防病能力。

6. 加强医疗救治和预防接种工作　对灾区群众实施预防接种是降低传染病发病率，控制和消灭传染病的最有力措施。抓好灾区重点人群、重点地区、重点传染病、重点环节的传染病防治工作，对可能发生传染病疫点内密切接触者或其他易感人群进行应急接种或预防服药。

（三）灾后重建

1. 重建传染病监测体系　灾难救援结束后，应逐渐恢复当地的卫生系统，重建传染病的监测和报告体系。

2. 重建安全饮水系统　灾区水源在灾后一定时间内可能存在病菌超标的情况，应重视饮用水系统的质量监测，确保饮水安全，减少肠道传染病的发生。

3. 重建社区卫生　科学规划生活区，做好垃圾、粪便的处理。重点开展"三灭"（灭蝇、灭蚊、灭鼠）和"一清理"（清理环境）的群众性卫生防病活动，有效切断相关传染病的传播途径。

【思考题】

1. 结合本章所学内容，谈谈地震、火灾、洪水、传染病等常见灾难的现场自救和互救方法。不同类型灾难的卫生防疫要点有哪些？

2. 查阅相关文献资料，分析总结造成我国唐山地震和汶川地震伤亡率差异的原因。

3. 简述灾难医学救援的主要任务。

扫一扫，查阅本章数字资源，含PPT、音视频、图片等

导入与思考

杨某，男,55 岁。既往有冠心病史 5 年余。10 分钟前与同事发生误会，激烈争论，情绪激动，夺门而出，下楼梯时突发心前区剧痛，出冷汗，随即手捂胸口，跌倒在地。目击者拍打患者双肩并大声呼叫后发现其意识丧失，面色苍白伴有口唇青紫，无呼吸动作，颈动脉搏动未触及。

问题：

1. 该患者发生了什么情况？如果你在事发现场，该如何处理？
2. 如果你是院前急救人员，到达现场后该采取哪些措施对其进行急救？

心搏骤停是临床上最危重的急症，如不及时抢救，可迅速导致患者死亡。心跳停止后，循环及呼吸随即停止，全身组织细胞缺血、缺氧，脑细胞对缺血、缺氧最敏感，一般在循环停止后 4～6 分钟即可发生严重损害，10 分钟内未进行心肺复苏，脑神经功能极少能恢复至发病前水平。因此，对心搏骤停患者的抢救能否成功，关键取决于第一目击者能否在黄金时间内实施高质量的心肺复苏，建立并维持有效的气道、呼吸和循环。复苏进行的越早，患者存活率越高。

第一节　概　述

心搏骤停（sudden cardiac arrest，SCA）是指心脏射血功能突然停止，随即出现意识丧失、脉搏消失、呼吸停止等表现，是心脏性猝死的最主要原因。此时患者处于"临床死亡"期，如能及时实施有效的心肺脑复苏（cardio-pulmonary-cerebral resuscitation，CPCR），部分患者可存活。若抢救不及时，则必然从临床死亡发展到生物学死亡。

一、心搏骤停的原因

导致心搏骤停的原因可分为两大类，即心源性因素和非心源性因素。

（一）心源性因素

因心脏本身的病变所致的猝死称为心脏性猝死（sudden cardiac death，SCD），是导致心搏骤停最常见、最重要的原因，其中以冠心病最为常见，约占 80%。

1. 冠状动脉粥样硬化性心脏病　急性冠状动脉供血不足或急性心肌梗死常引发室颤或心室停顿，是导致成人心脏性猝死的主要原因，由冠心病所致的猝死，男女比例为（3～4）:1，大

多发生在急性症状发作 1 小时内。

2. 心肌病变　各种心肌病引起的心脏性猝死占 5%～15%。如梗阻性肥厚型心肌病等。

3. 其他　主动脉疾病、Brugada 综合征、高血压心脏病、肺动脉栓塞、心包疾病等。

（二）非心源性因素

因其他疾病或因素影响到心脏引起心脏性猝死。包括：①严重的电解质紊乱与酸碱平衡失调影响心脏的自律性和心肌的收缩功能。②各种原因导致的呼吸停止，如气管异物等。③急性中毒或过敏，如药物过敏、毒品滥用、一氧化碳中毒、氰化物中毒等。④各种意外事故，如触电、雷击等。⑤某些诊断性操作，如血管造影、心导管检查等。

无论何种病因，最终都是直接或间接影响心脏电活动和生理功能，或引起心肌收缩力减弱、心输出量降低；或导致心律不齐；或导致冠状动脉灌注不足，成为导致心搏骤停的病理生理学基础。

二、病情评估

（一）临床表现

心搏骤停的典型"三联征"包括：突然意识丧失、大动脉搏动消失和呼吸停止或异常呼吸，主要表现有：①突然倒地，意识丧失，或伴有短暂抽搐后意识丧失。②大动脉搏动消失。③双侧瞳孔散大，对光反射消失。④呼吸停止或呈喘息样等异常呼吸，随后停止。面色苍白，兼有青紫。⑤大小便失禁。

（二）心电图表现

根据心电图特征，心搏骤停可表现为心室颤动、无脉性室性心动过速、心室停搏、无脉性电活动四种类型。大部分（80%～90%）成人突然、非创伤性心搏骤停的最初心律失常为室颤，这是将早期除颤作为生存链重要一环的电生理基础。

知识链接

生存链

1992 年美国心脏协会（American Heart Association，AHA）介绍了一种心搏骤停患者的治疗模式，称为"生存链"，包括四个部分。2010 年该协会将"生存链"在原来的基础上增加了一个，包含五个部分。2015 年 AHA 建议对生存链进行划分，将院内和院外出现心搏骤停的患者区分开，以确认患者获得救治的不同途径。2020 年该协会将原来的"生存链"添加第六个环节"康复"。见图 5-1、图 5-2，（摘自《2020AHA 心肺复苏及心血管急救指南更新摘要》）。

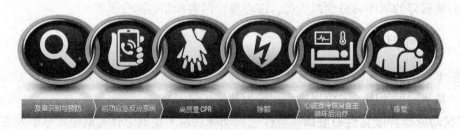

图 5-1　生存链 - 院内心搏骤停

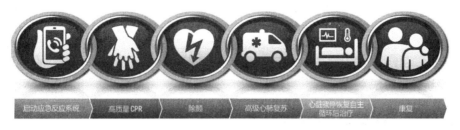

图 5-2　生存链 – 院外心搏骤停

1. 心室颤动（ventricular fibrillation，VF）　最常见，约占心搏骤停的 80%。是指心室肌发生快速、不协调、不规则的连续颤动。心电图表现为 QRS-T 波消失，代以连续而快慢不规则、振幅不一的心室颤动波，频率为 200～400 次 / 分（图 5-3）。

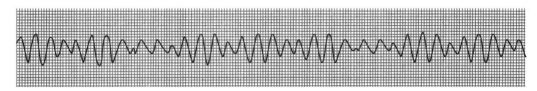

图 5-3　心室颤动

2. 无脉性室性心动过速（pulseless ventricular tachycardia，PVT）　即脉搏消失的室性心动过速。心电图特征为 QRS 波群形态畸形，ST-T 波方向与 QRS 波群主波方向相反，心室率通常在 100～250 次 / 分之间，心律基本规则，无 P 波和大动脉搏动。

3. 心室停搏（ventricular asystole，VA）　心肌完全失去电活动能力，心电图呈等电位或仅见房性 P 波（图 5-4）。

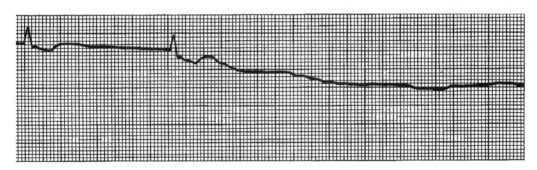

图 5-4　心室停搏

4. 无脉性电活动（pulseless electrical activity，PEA）　指心脏有持续的电活动但无心肌机械收缩，即电 – 机械分离（electromechanical dissociation，EMD）。心电图可呈缓慢、矮小、宽大畸形的心室自主节律，20～30 次 / 分，而心脏并无有效的射血功能，易被误认为心脏仍在跳动，为死亡率极高的一种心电图表现（图 5-5）。

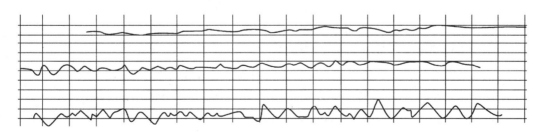

图 5-5　无脉性电活动

（三）判断

心搏骤停时，出现较早且可靠的临床征象是意识丧失且大动脉搏动消失，存在以上两个征象，心搏骤停诊断即可成立。

三、心搏骤停后的病理生理特点

（一）组织缺血缺氧性损伤

心搏骤停导致全身血流中断，数秒内即可导致组织缺氧和有氧代谢中断，细胞无氧代谢时产生的三磷酸腺苷量（ATP）极少，难以维持细胞存活所必需的离子浓度梯度，引起组织缺血缺氧性损伤。不同组织、器官对缺血损伤的敏感性不同，大脑是对缺血缺氧性损害最敏感的器官，其次是心脏、肾、胃肠道和骨骼肌等。

（二）缺血缺氧时细胞损伤的进程

心搏骤停后，循环停止，如果立即采取抢救措施，使组织灌流量能够维持在正常血供的25%～30%，大多数组织细胞和器官，包括神经细胞均能通过低氧葡萄糖分解获得最低需要量的ATP。心脏搏动恢复可能性大，脑功能也不会受到永久性损伤。

如果组织灌流量仅能维持在正常血供的15%～25%，组织细胞的葡萄糖供应受到限制，氧也缺乏，ATP合成受到严重影响，含量降低。如果心脏搏动未能恢复，组织灌流量也未能增加，ATP就会逐渐耗竭，正常细胞的内环境被严重破坏。此时如果再加大组织灌流，反而会加剧组织细胞的损伤，即"再灌注损伤"。如组织灌注只维持在正常血供的10%以下，ATP会迅速耗竭，合成和分解代谢全部停顿。此时蛋白质和细胞膜变性，线粒体和细胞核破坏，胞浆空泡化，溶酶体大量释出，细胞坏死。

第二节　心肺脑复苏

心肺脑复苏是抢救心搏、呼吸骤停及保护恢复脑功能的复苏技术。即用胸外按压的方法形成暂时的人工循环，用人工呼吸代替自主呼吸，达到恢复苏醒和挽救生命的目的。脑复苏是针对保护和恢复中枢神经系统功能的治疗，其目的在于防治脑细胞损伤和促进脑功能的恢复。心肺脑复苏包括基础生命支持、高级心血管生命支持和心搏骤停后治疗三个部分。本节重点介绍成人心肺脑复苏术。

知识链接

心肺脑复苏的起源与发展

心肺复苏（cardio-pulmonary resuscitation，CPR）是针对心搏呼吸骤停患者所实施的抢救措施，但心搏骤停患者复苏的成功并非仅指心搏和呼吸的恢复，而必须达到智能和工作能力的恢复，因此，复苏效果在很大程度上取决于脑和神经功能的恢复，故将CPR扩展为CPCR。针对心搏骤停的抢救，早在1956年，Zoll即应用了体外除颤。1958年，Peter Safar率先创用了口对口人工呼吸的方法。1960年Kouwenhoven首先创立并倡导"不开胸心脏按压术"。至此，胸外按压术、口对口人工呼吸和体外除颤即构成了现代CPR的三大要素。此后，CPR在反复实践中日臻完善。

AHA 于 1974 年制定了心肺复苏指南，并在后期逐步完善。目前的 CPCR 理论，以三阶段九步骤法最具代表性。

1. 三阶段九步骤　即基本生命支持（basic life support，BLS）、高级生命支持（advanced cardiac life support，ACLS）和持续生命支持（prolonged life support，PLS）阶段。九步骤分别是：BLS 包括：A-Airway，开放气道；B-Breathing，人工呼吸；C-Circulation，人工循环即胸外心脏按压。ACLS 包括：D-Drug，药物治疗；E-Electrocardiograph，心电图、心电监护；F-Fibrillation treatment，除颤。PLS 包括：G-Gauge，估计可治性、判断死因；H-Hypothermia，低温脑保护；I-Intensive care，重症监护。

2. CAB 顺序　AHA 在 2010 年公布的心肺复苏指南中调整了 CPR 的传统三步骤，由原来的 A-B-C 顺序改为 C-A-B 顺序。作出如此重大更改的理由是：由于绝大多数心搏骤停者的最高救治成功率均为有目击者的患者，且初始心律是 VF 或 VT，对这些患者 CPR 的关键操作是胸外按压和早期除颤。采用 C-A-B 顺序可有效避免因先做 A-B 所花费的时间，可以尽快开始胸外按压。

3. 按压频率和深度　2005 年指南规定：胸外按压频率是大约 100 次 / 分，按压深度为 4 ～ 5cm。2010 年指南规定：胸外按压频率至少 100 次 / 分、按压深度至少 5cm。临床上普遍存在按压频率过快、深度过度的问题，导致胸骨和（或）肋骨骨折，同时，施救者也会消耗大量体力，无法保证后续的按压质量。《2015AHA 心肺复苏指南及心血管急救指南更新摘要》提出高质量的心肺复苏，应该有足够的频率和深度，即按压频率为 100 ～ 120 次 / 分，深度至少是 5cm，但不超过 6cm。《2020AHA 心肺复苏及心血管急救指南》（简称《2020 指南》）进一步强调高质量的心肺复苏。

一、基础生命支持

基础生命支持（BLS）又称初期复苏处理或现场急救，是指专业或非专业人员在发病和（或）致伤现场对患者进行病情判断评估及采取的徒手抢救措施，其主要目标是向心、脑及全身重要器官供氧，包括：快速识别心搏骤停和启动急救系统、早期心肺复苏、有条件应尽快除颤三个部分，是院外心搏骤停生存链中的前三个环节。

如果现场目击者未经过 CPR 培训，则应进行单纯胸外按压的 CPR，直至专业急救人员接管患者，或直至自动体外除颤仪（AED）到达且可以使用。经过培训的急救人员可参考 2015 年 AHA 医务人员版本的成人心搏骤停 BLS 流程（图 5-6），旨在缩短开始首次胸外按压的时间。

知识链接

人人学急救，急救为人人

中华人民共和国成立以来，党和国家一直高度关注人民的健康。十八大以来，以习近平同志为总书记的党中央把"健康中国"提升为国家战略，"没有全民健康，就没有全面小康"，也是全国各族人民的共同愿望。随着经济的快速发展和社会节奏的加快，心脏性猝死的发病率升高和发病年龄的降低伴随而来。我们不能单纯等待医护人员到现场抢救，每一个人都应该学习自救互救知识，学习心肺复苏。《2020 指南》中再次强调非专业施救者尽早启动 CPR 的重要性。《健康中国行动（2019—2030 年）》中指出要加强心肺复苏等急救知识的宣传教育，促进健康中国的建设，鼓励、支持红十字会等社会组织和急救中心等医疗机构开展群众性应急救护培训，普及全民应急救护知识，使公众掌握基本必备的心肺复苏等应急自救互救知识与技能。

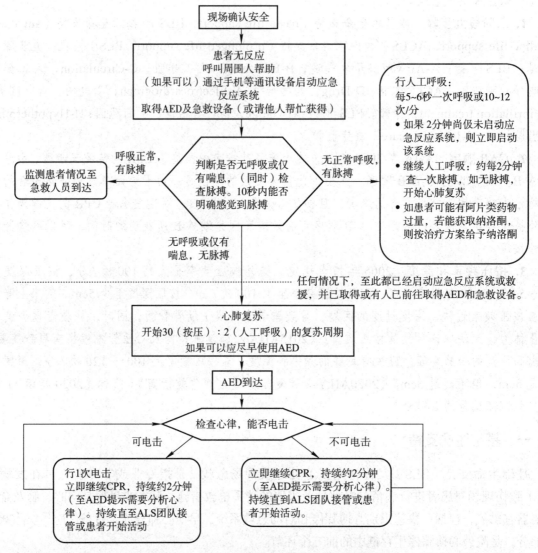

图 5-6 医务人员版成人心搏骤停 BLS 流程图

（一）BLS 的基本步骤

1. 在安全情况下，判断并启动急救系统

（1）判断患者反应 在判定周围环境安全的情况下，轻拍患者双肩并大声呼叫以判断患者有无反应，同时快速检查有无呼吸或喘息等异常呼吸，应在 10 秒内完成。如果患者有头颈部创伤或怀疑有颈部损伤，切勿轻易搬动，以免加重损伤。

（2）启动急救反应系统 发现患者意识丧失、无自主呼吸或异常呼吸，应立即呼救，呼喊附近人员参与急救或帮助拨打当地的急救电话，启动急诊医疗服务系统（EMSS）。当单人现场急救时，专业人员可根据导致心搏骤停的原因决定急救流程。如病因是心源性因素时，应先拨打急救电话，再立即 CPR；当患者是意外事故，如溺水、突然窒息而导致的心搏骤停时，应先做 5 组 CPR，再拨打急救电话。

（3）检查脉搏 非专业医务人员不要求检查脉搏。专业人员在判断患者无意识 / 无反应，合并呼吸状态异常或无呼吸的同时，应检查大动脉有无搏动，检查时间至少5秒钟，但不超过10秒钟。成人颈动脉搏动的检查方法：施救者一手按住患者前额，另一手示指、中指并拢，从患者的气管正中部位（男性可先触及喉结）向旁滑移2～3cm，在该侧胸锁乳突肌内侧停顿触摸其搏动（图5-7）。婴幼儿因颈部肥胖，无法触及颈动脉，可用触摸肱动脉来代替。

2. 安置体位　患者仰卧于平地或硬板上，解开患者上衣，松开裤带。如患者面部朝下，应注意将头、肩、躯干同时做整体转动，将双上肢置于身体两侧。睡在软床的患者，用心脏按压板垫于其肩背下，但勿因寻找木板而延误抢救时间。

3. 循环支持（circulation，C）　胸外按压是通过增加胸腔内压力和（或）直接按压心脏驱动血流，正确有效的胸外按压可产生60～80mmHg动脉压。

知识链接

胸外心脏按压的机制

1. 心泵机制　当按压胸骨时，对位于胸骨和脊柱间的心脏产生直接压力，引起心室内压力增加和二、三尖瓣瓣膜关闭，主动脉瓣、肺动脉瓣开放，使血液流向肺动脉和主动脉，在按压松弛期间，静脉血回流至右心房，二尖瓣开放，左心室充盈。

2. 胸泵机制　胸外心脏按压时，胸廓下陷，容量缩小，使胸膜腔内压增高并平均地传至胸廓内所有大血管，由于动脉不萎陷，动脉压的升高全部用以促使动脉血由胸腔内向周围流动。放松压力后，胸廓回复原来位置，胸腔容量增大，胸膜腔内压减小，当胸膜腔内压低于静脉压时，静脉血回流至心脏，心室得到充盈。如此反复，可建立有效的人工循环。

CPR的时间长短可影响血流产生的机制。短时间的CPR，血流更多的是直接按压心脏产生，即"心泵机制"；心脏停搏时间较长或胸外按压时间较长时，心脏顺应性减低，"胸泵机制"则占优势，胸外按压产生的心排血量明显减少。

（1）**按压部位**　胸部正中，胸骨中下1/3处，相当于男性两乳头连线与胸骨中线交点处。

（2）**按压方法**　定位后，施救者以一手掌根压在按压区上，两手掌根重叠十指相扣，手指尽量翘起，身体稍前倾，肩、肘、腕位于同一轴线上，与患者胸部平面保持垂直（图5-8）。按压时，救护者双臂应伸直，肘部不可弯曲，利用上半身重量垂直向下按压。

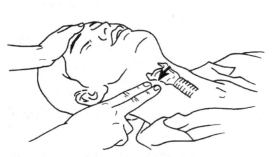

图5-7　触摸颈动脉方法

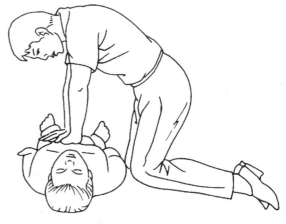

图5-8　胸外按压方法

（3）高质量心脏按压注意要点

①按压部位要准确：部位太低，可能损伤腹腔脏器或引起胃内容物反流；部位太高可损伤大血管；若部位按压不在中线，则可能引起肋骨骨折、肋骨与肋软骨脱离等并发症。

②保证按压频率和按压深度：心脏按压深度至少为5cm，但不要超过6cm。按压频率为100～120次/分，即15～18秒钟完成30次按压。按压力度要均匀，避免冲击式按压。

③按压手法要正确，保证胸廓完全回弹：注意双手掌根部要重叠，保持按压力垂直向下。肘关节伸直，双肩位于双手的正上方，手指不应加压于患者胸部，每次按压后让胸部完全回弹，按压间隙施救者的手掌不能施压于患者胸部。按压和回弹的时间应相等，使按压节奏尽可能均匀。按压时要高声匀速计数。

④尽量减少胸外按压中断时间：尽可能减少因多人轮换操作CPR、分析心律等情况而中断胸外按压，如必须中断，应尽可能将中断时间控制在10秒以内。双人CPR时，一人实施胸外心脏按压；另一人进行人工通气，保持气道通畅，并监测颈动脉搏动，评价按压效果。当按压者疲劳时，二人可相互交换，交换可在完成一组按压、通气的间隙中进行，并在5秒内完成。有自动体外除颤仪（AED）时，建议在AED提示"分析心律"时交换角色。

成人心搏骤停多由心源性因素所致，小儿则更多是由于呼吸功能障碍所引起。加之，小儿的生理解剖结构与成人有较大差异，故小儿与成人CPR比较，有其特点（表5-1）。

表 5-1   成人与小儿 CPR 的主要区别

内容	成人和青少年	儿童 （1岁至青春期开始）	婴儿 （不足1岁，除新生儿以外））
启动应急反应系统	独自一人且没有手机，则离开患者，启动应急反应系统并取得AED，然后开始心肺复苏（先求救，再急救） 或请其他人去，自己立即开始心肺复苏；在AED可用后尽快使用	无人目击的猝倒 给予2分钟的心肺复苏 离开患者去启动应急反应系统并获取AED 回到该儿童身边并继续心肺复苏 在AED可用后尽快使用（先急救，再求救） 有人目击的猝倒 遵照左侧的步骤	
无高级气道的按压－通气比	1名或两名施救者均是30:2	1名施救者30:2；两名以上施救者15:2	
按压深度	至少5cm，但不超过6cm	8岁以下儿童：至少为胸部前后径的1/3，约5cm	至少为胸部前后径的1/3，约4cm
手的位置	将双手掌根部放在胸骨的下半部	将双手或一只手掌根部（很小的儿童可用）放在胸骨的下半部	1名施救者时，将两根手指放在婴儿胸部中央，两乳连线正下方 两名以上施救者时，将双手拇指环绕放在婴儿胸部中央，两乳连线正下方

摘自：《2015AHA心肺复苏及心血管急救指南更新摘要》

4. 开放气道（airway，A） 首先判断患者无颈部损伤，清除口鼻腔污物及呕吐物，取出活动性假牙。常用开放气道方法有以下两种。

（1）仰头抬颌/颏法 施救者一手置于患者前额，用力使头部向后仰，另一手的示指与中指放在下颏处，向上抬起下颏，使患者下颌角与耳垂连线与地面垂直。勿用力压迫下颌部软组织，否则有可能造成气道梗阻（图5-9）。对于合并头颈部创伤患者，如采用托下颌法结合人工气仍不能开放气道，应给予仰头抬颌法。

（2）托下颌法　对于怀疑有头部、颈椎损伤的患者，此法更安全。患者平卧，施救者位于患者头侧，肘部支撑在患者所躺的平面上，两手拇指分别置于患者两侧口角旁，其余四指托住患者下颌角，在保证头部和颈部固定的前提下，用力将患者下颌抬起，使下齿高于上齿（图5-10）。

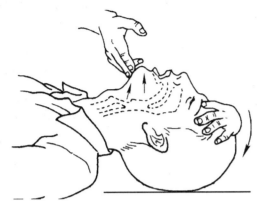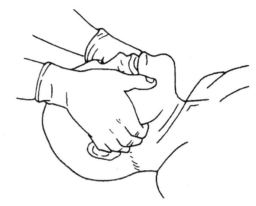

图 5-9　仰头抬颌/颏法　　　　　　　　　　　图 5-10　托下颌法

5. 人工通气（breathing，B）　人工呼吸是指借外力来推动肺、膈肌或胸廓的活动，使气体被动进入或排出肺，以保证机体氧的供给和二氧化碳排出。如果患者没有呼吸或不能正常呼吸，应立即给予人工通气。

（1）人工通气方法

①口对口人工通气：口对口人工通气是一种快捷有效的通气方法。人工呼吸前，要确保气道通畅和患者口部张开。施救者用一手的拇指和示指捏紧患者鼻孔，防止漏气，正常吸气后，用口封罩住患者的口唇部，将气吹入患者口中，然后松开患者鼻孔，让患者被动呼出气体（图5-11）。每次吹气时间应大于1秒，使患者胸廓隆起。

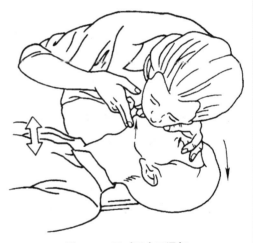

图 5-11　口对口人工通气

②口对面罩通气：面罩通常配备氧气入口、标准接头和单向阀等。使用时，施救者将面罩置于患者口鼻部，一只手轻压面罩，封闭面罩，另一只手提起下颌，开放气道。施救者口对面罩接头吹气至患者胸廓抬起，然后将口离开面罩，患者的气体排出。有条件供氧时，建议供氧流量不低于每分钟10～12L。

③球囊—面罩通气：亦常称为简易呼吸器通气法，如患者在医院内发生心搏骤停或抢救现场有球囊–面罩通气装置，施救者可利用装置，通过面罩、气管插管或气管切开后的气管内套管进行加压人工呼吸（具体操作方法见第三章）。

（2）高质量人工通气注意要点

保证气道开放是前提：无论采用何种人工通气方法，首先确保患者呼吸道通畅。

保持正确的按压/通气比：人工气道未建立前，成人无论是单人或双人CPR，按压通气比均要求是30:2，即按压胸部30次，吹气两次。儿童单人CPR按30:2比例，双人CPR按15:2的比例操作。如果患者有自主循环存在，但仍需呼吸支持，人工通气的频率为10～12次/分，即 5～6 秒钟给予人工通气 1 次；儿童和婴儿的通气频率是 12～20 次 / 分。

　　避免过度通气：人工通气的目的是维持足够的氧合合充分清除二氧化碳，但要避免过度通气。原因有：① CPR 期间，肺血流量大幅度降低，为维持正常的通气 / 血流比例，通气量不宜过大。②过度通气可增加胸腔内压力，减少静脉回心血量，降低心输出量。③过度通气易导致咽部气体压力超过食管内压造成胃扩张，膈肌抬高，限制肺的活动，降低呼吸系统的顺应性，甚至出现胃内容物反流，加大误吸性肺炎的风险。

　　6. 除颤（defibrillation, D）　除颤的机制是利用除颤仪在瞬间释放的高压电流经胸壁到心脏，使心肌细胞在瞬间同时除极，终止导致心律失常的异常折返或异位兴奋灶，进而恢复窦性心律。CPR 的关键起始措施是胸外心脏按压和早期除颤，在 CPR 同时，应尽早获取除颤仪（或 AED）。在除颤仪准备好之前，急救人员应持续实施 CPR。如一次除颤未成功，则患者的室颤可能属于低幅波类型，通常是因为心肌缺氧，应继续做 CPR 2 分钟，待心肌恢复氧供后再分析心律，决定是否再次除颤，尽可能减少除颤所导致的按压中断，包括心律检查、实施电击和恢复按压各个环节。具体操作方法见第三章。

（二）心肺复苏效果的判断

　　心肺复苏效果的判断，可从以下几个方面注意观察：①出现颈动脉搏动。停止按压后，可触及颈动脉搏动，说明已恢复患者自主循环。如停止按压，大动脉搏动亦消失，则应继续进行胸外按压。按压期间，每按压一次可以摸到一次颈动脉搏动，说明按压有效。②自主呼吸恢复。③瞳孔由散大开始回缩。若瞳孔由小变大、固定，则说明复苏无效。④面色及口唇由紫绀转为红润。若变为灰白，则说明复苏无效。⑤神志恢复，患者眼球活动，睫毛反射与瞳孔对光反射出现，甚至手脚开始抽动，肌张力增加。

（三）不实施心肺复苏的情况

　　一般情况下，发现心搏骤停患者应立即实施 CPR，但并不是所有的心搏骤停患者都适合心肺复苏治疗，存在下列情况时，可以不实施 CPR：①施救者施救时可能造成自身严重损伤或处于致命的危险境地。②患者存在明显不可逆性死亡的临床特征（如尸体腐烂、尸体僵直、尸斑、断颅、贯通伤、脑组织损失）。③患者生前有拒绝复苏遗愿（do not attempt resuscitation order，DNAR）或终末期疾病患者在死亡前签署不再行心肺复苏（do not resuscitation order，DNR）文件，应根据具体情况谨慎决定。

二、高级心血管生命支持

　　高级心血管生命支持（ACLS）是在基础生命支持的基础上，通过应用辅助设备、特殊技术和药物等，进一步提供更有效的循环和呼吸支持。通常由专业急救人员到达现场后或在医院内进行。可归纳为高级 A（人工气道）、B（氧疗和人工通气）、C（循环支持）和 D（寻找心搏骤停的原因）四个步骤。《2020 指南》对有关成人 BLS 和 ACLS 的建议予以合并，修改通用成人心搏骤停流程图，强调早期肾上腺素给药对不可电击心律患者的作用（图 5-12）。

（一）人工气道（airway, A）

　　人工气道在心肺复苏过程中应尽早建立。人工气道建立后，施救者借此实施人工呼吸。施救者应根据情况权衡胸外按压和建立人工气道在当时的重要性，建立人工气道的原则在于即要满足给予患者适当的氧供，同时又要尽可能减小对胸外按压效果的影响。

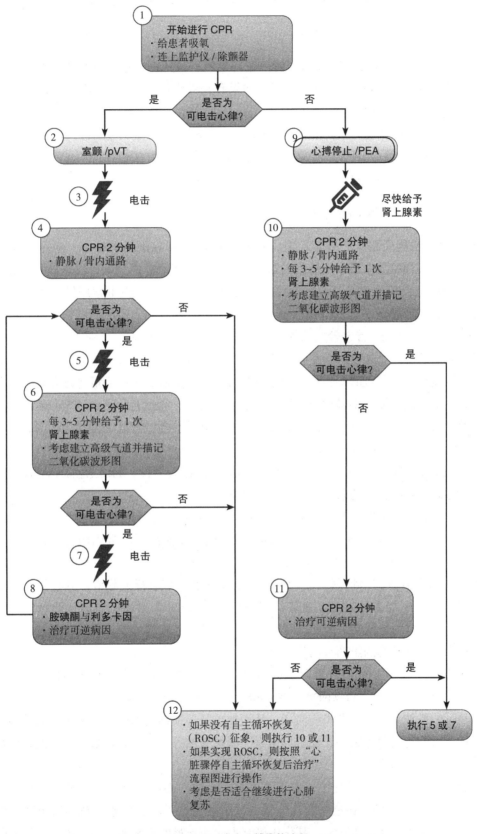

图 5-12　成人心搏骤停流程

摘自《2020AHA 心肺复苏及心血管急救指南更新摘要》

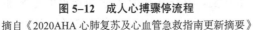

常用的人工气道包括口咽气道（OPA）、鼻咽气道（NPA）、气管插管、食道－气管导管（combitube）、喉罩气道（laryngeal mask airway，LMA）、喉导管（laryngeal tube）。

（二）氧疗和人工通气（breathing，B）

心肺复苏时，当患者置入气管插管后，在持续胸外按压时，需每6秒钟进行1次通气（10次/分），但尽量减少按压延迟和按压中断。如果有条件应尽可能给患者吸入高浓度或100%浓度的氧（$FiO_2=1.0$），使动脉血氧饱和度（oxygen saturation，SaO_2）达最大化，以迅速纠正缺氧。当患者自主循环恢复（return of spontaneous circulation，ROSC）后，可逐渐降低 FiO_2 至40%～60%，维持 $SaO_2 \geq 94\%$，避免体内氧过剩。具体操作方法包括使用球囊－面罩通气法和机械通气详见第三章、第九章。

（三）循环支持（circulation，C）

1. 迅速建立给药通路　心搏骤停时，在不影响 CPR 和除颤的前提下，应迅速建立给药通路。静脉通路是各种抢救中最常用的给药途径，但在心搏骤停的情况下，建立静脉通路会存在更多的困难，因此也会考虑建立其他的通路给予复苏药物。临床抢救中常用给药通路包括静脉通路、骨髓通路和其他通路。

（1）静脉通路（IV）　首选较大的外周静脉通路给予药物和液体（上腔静脉系统）。常选用肘正中静脉、贵要静脉、颈外静脉，尽量不用手部和下肢静脉。虽然外周静脉用药较中心静脉给药的药物峰值浓度要低、起效时间较长，但建立颈内或锁骨下静脉等中心静脉通路往往会受胸外按压术的干扰。如骨髓通路和静脉通路尝试不成功或不可行，经过充分培训的施救者可考虑建立中心静脉通路，对已建立中心静脉通路者，则优选中心静脉给药。行外周静脉给药时，在药物注射后10～20秒内再快速推注 20mL 液体，有助于药物进入中心循环，缩短起效时间。

（2）骨髓通路（IO）　因骨髓腔内有不会塌陷的血管丛，所以当无法建立静脉通道时，可尝试建立骨髓通路给药，其给药效果相当于中心静脉通路。

（3）气管内给药（ET）　其他通路都不可行时，可考虑进行气管内给药。某些药物可经气管插管注入气管，迅速通过气管、支气管黏膜吸收进入血液循环。常用药物有肾上腺素、阿托品、利多卡因、纳洛酮和血管加压素等。其剂量应为静脉给药的2～2.5倍。方法：将药物用5～10mL 生理盐水或蒸馏水稀释后注入气管。但经气管内给予肾上腺素，其较低的浓度可产生短暂性的 β 肾上腺素能受体效应（血管舒张作用），导致患者出现低血压、低冠状动脉灌注压（CPP），降低 ROSC 的可能性。因此，尽管某些药物可经气管内给予，也应尽量选择经静脉或骨髓通路方法，以保证确切的给药和药物作用效果。

2. 常用药物　在不中断 CPR 和除颤的前提下，应尽快遵医嘱给予复苏药物。复苏药物分为血管活性药物和非血管活性药物两类。在 CPR 中使用血管活性药物可维持脏器灌注压，但同时增加脏器氧耗、增加氧化应激和炎症激活，从而加重脏器损伤的可能。使用的非血管活性药物主要为抗心律失常药物。除此之外，还有如激素、碳酸氢钠等，在减轻炎症损伤、改善循环状态等方面具有一定作用的药物。

（1）肾上腺素　在复苏过程中，对于不可除颤心律的心搏骤停，应尽早给予肾上腺素。对于可除颤心律的心搏骤停，在最初数次除颤尝试失败后给予肾上腺素。及早给予肾上腺素可提高 ROSC、生存率和神经功能恢复。其作用机制为激动 α 肾上腺素能受体，收缩外周血管，提高心、脑血管灌注压。推荐剂量为 1mg，每隔3～5分钟静脉或骨髓通路注射1次。气管内给药剂量为 2～2.5mg。

（2）胺碘酮　是一种抗心律失常药物。经 2～3 次电除颤加 CPR、肾上腺素之后仍然是室颤和无脉性室性心动过速的患者，应给予胺碘酮。首剂量为 300mg 静脉注射，如无效，第二次剂量为 150mg 静脉注射或滴注。

（3）利多卡因　对初始除颤无反应的室颤 / 无脉性室速导致的心搏骤停，当患者出现 ROSC 后，应用利多卡因。初始剂量为每千克体重 1～1.5mg 静脉注射，如室颤和无脉性室速持续存在，则 5～10 分钟后，再以每千克体重 0.5～0.75mg 剂量给予静脉注射，最大剂量不超过每千克体重 3mg。

（4）镁剂　可有效终止尖端扭转型室速。如果室颤 / 无脉性室速型心搏骤停与尖端扭转型室速有关，紧急情况下，可用硫酸镁 1～2g 溶于 5% 葡萄糖溶液 10mL 中缓慢静脉注射（5～20 分钟），或用 1～2g 硫酸镁溶于 5% 葡萄糖溶液 50～100mL 中缓慢静脉滴注，注意硫酸镁快速给药有可能导致严重低血压和心搏骤停。发生尖端扭转型室速时，应立即给予高能量电击治疗，硫酸镁仅是辅助药物，用于治疗或防止尖端扭转型室速复发时用，不建议在心搏骤停时常规使用。

（5）碳酸氢钠　复苏初期（15～20 分钟内）出现的代谢性酸中毒通过改善患者通气常可得到改善，不应过分积极补充碱性药物。如心搏骤停前存在代谢性酸中毒、三环类抗抑郁药过量或高钾血症，或复苏时间过长者可考虑应用。尽可能在血气分析监测的指导下应用，以免出现代谢性碱中毒。

3. 循环功能监测　心肺复苏时，应对患者进行持续心电监测，及时发现心律失常并采取有效的急救措施。监测过程中如发现心电图异常，应与患者的临床实际联系起来综合判断；密切关注患者的脉搏情况，对脉搏是否存在有任何怀疑，应立即行胸部按压。可行的情况下，使用动脉血压或呼气末二氧化碳（end-tidal carbon dioxide，$ETCO_2$）等生理参数来监测和优化 CPR 质量，辅助判断循环状态（如是否达到 ROSC、无脉电活动时的心脏搏动状态）、心搏骤停病因等。

（四）寻找心搏骤停的原因（differential diagnose，D）

在心搏骤停后的高级生命支持阶段，应尽早通过描记 12 导联心电图、及时采集静脉血标本检验相关生化指标、影像学检查等措施明确引起心搏骤停的原因，及时治疗可逆病因。常见的可逆病因可用英文单词的第一个字母归纳总结为 "5H's" 和 "5T's"。

5H's 即低血容量（hypovolemia）、缺氧血症（hypoxia）、氢离子（酸中毒）[hydrogenion（acidosis）]、低钾 / 高钾血症（hypo-/hyperkalemia）和低体温（hypothermia）。

5T's 即心脏压塞 [tamponade（cardiac）]、毒素（toxins）、张力性气胸（tension pneumothorax）、冠状动脉血栓形成（thrombosis，coronary）和肺动脉血栓形成（thrombosis，pulmonary）。

三、心搏骤停后治疗

心搏骤停后治疗（post-cardiac arrest care）是 ACLS 的重要部分，是减少心搏骤停 24 小时内死亡率的关键，是以神经系统支持（脑复苏）为重点的后期复苏或持续生命支持。其目的是预防再次发生心搏骤停和脑损伤，提高入院后患者的存活率。成人心搏骤停自主循环恢复后治疗流程图，见图 5-13。

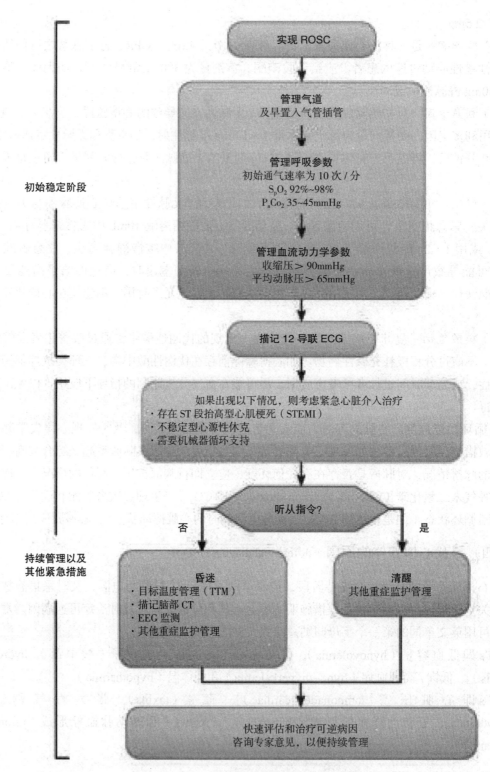

图 5-13　成人心搏骤停自主循环恢复后治疗流程
摘自:《2020AHA 心肺复苏及心血管急救指南更新摘要》

（一）心搏骤停后治疗的目标

1. 初始目标　包括转送到有能力进行心搏骤停后综合治疗的医院或 ICU；优化心、肺功能及重要器官灌注；识别并治疗心搏骤停的诱发因素，预防再次骤停。

2. 后续目标 包括优化机械通气，尽量减少肺损伤；识别并治疗急性冠状动脉综合征；目标温度管理，优化生存和神经系统功能恢复；降低多器官损伤风险，支持脏器功能；客观评估预后恢复；需要时协助恢复者进行康复。

（二）心搏骤停后治疗的措施

1. 维持有效的循环功能 自主循环恢复后，常伴有心率过快/过慢引起灌注不足、血压不稳定/低血压、血容量不足/过多、心功能衰竭和急性肺水肿等问题，为维持有效的循环功能，应密切监测心率和血压的变化，及时发现心律失常。尽快描记12导联心电图，注意是否有急性心肌梗死（AMI）、电解质紊乱等。对所有ST段抬高患者，或无ST段抬高，但血流动力学或心电不稳定，疑似心血管病变的患者，建议紧急冠状动脉造影；当患者血流动力学不稳定时，应酌情给予有创血流动力学监测，维持平均动脉压≥65 mmHg或收缩压≥90 mmHg。

2. 优化通气和吸氧，维持呼吸功能 自主循环恢复后，心搏骤停患者可有不同程度的肺功能障碍。其原因有肺水肿、严重肺不张、心搏骤停或复苏期间所致误吸等。应继续进行有效的人工通气，持续高流量给氧，保持动脉血氧浓度≥94%，加强气道管理，维持气道通畅，注意防治肺部并发症。当SaO_2维持在94%以上可逐步降低吸入氧浓度。监测呼气末二氧化碳分压（$ETCO_2$）或$PaCO_2$，调整呼吸频率，达到$ETCO_2$为30～40mmHg或$PaCO_2$为40～45mmHg的目标，维持血pH在正常范围内。

3. 脑复苏 心搏骤停时因缺血、缺氧最易受损的是中枢神经系统。复苏的成败，很大程度上与中枢神经系统功能能否恢复有密切关系。脑组织耗氧量高，能量储存少，无氧代谢能力有限，正常体温下，心脏停搏3～4分钟，即可造成"不可逆转"的脑损伤。脑复苏的原则是尽快恢复脑血流、缩短无灌注和低灌注的时间；维持合适的脑代谢；中断细胞损伤的级联反应，减轻神经细胞损伤，恢复脑功能至心搏骤停前水平的综合措施。

（1）脑复苏的主要措施

1）维持血压：在心搏骤停救治过程中，要求恢复并维持正常或稍高水平的平均动脉压（≥65mmHg），或避免收缩压低于90mmHg，以恢复脑循环和改善周身组织灌注，同时要防止血压过高或过低。

2）呼吸管理：缺氧是脑水肿的重要根源，又是阻碍恢复呼吸的重要因素。因此，在心搏骤停后应及早使用机械通气加压给氧，纠正低氧血症。

3）目标温度管理（target temperature management，TTM）：所有在心搏骤停后恢复自主循环的昏迷成年患者都应采用TTM，目标温度维持并稳定于32～36℃，并在达到目标温度后至少维持24小时。传统物理降温的方法一般将全身体表降温和头部重点降温相结合，可采用冰袋、冰毯、冰帽降温，或诱导性低温治疗。但在TTM后对昏迷患者应积极预防发热。

4）防治脑缺氧和脑水肿：主要措施包括：①脱水：为防止脑水肿，在TTM和维持血压平稳的基础上，宜尽早使用脱水剂，通常选用20%甘露醇快速静滴，联合使用呋塞米（速尿）、清蛋白和地塞米松。但要防止过度脱水，引起血容量不足，造成血压不稳定。②促进早期脑血流灌注：利用钙离子拮抗剂解除脑血管痉挛，用抗凝剂疏通微循环。③高压氧（hyperbaric oxygen，HBO）治疗：高压氧能快速、大幅度提高组织氧含量和储备，增加血氧弥散量和有效弥散距离。对纠正脑水肿时细胞缺氧效果明显，可减轻脑的继发性损害。因此，心肺复苏后，只要患者生命体征稳定，开展HBO治疗越早越好，并且强调以HBO为重点的综合治疗。

（2）脑复苏的结果 脑功能的恢复进程，基本按照解剖水平自下而上恢复。首先复苏的是延髓，恢复自主呼吸。自主呼吸多在心搏恢复后 1 小时内出现，继之瞳孔对光反射恢复，标志着中脑功能恢复，接着是咳嗽、吞咽、角膜和痛觉反射恢复，随之出现四肢屈伸活动和听觉。听觉的出现是脑皮质功能恢复的信号，呼唤反应的出现意味着患者即将清醒。最后是共济功能和视觉恢复。

不同程度的脑缺血、缺氧，经复苏处理后可能有四种转归：①完全恢复：完全恢复至心搏骤停前水平。②部分恢复：恢复意识，但有智力减退、精神异常或肢体功能障碍等。③去大脑皮质综合征：患者认知功能丧失，无意识活动，不能执行指令；保持自主呼吸和血压；不能理解和表达语言；有睡眠觉醒周期；能自动睁眼或刺激下睁眼，眼球无目的地转动或转向一侧；下丘脑及脑干功能基本保存，有吞咽、咳嗽、角膜和瞳孔对光反射，时有咀嚼、吮吸动作，肢体对疼痛能回避；肌张力增高，饮食靠鼻饲，大小便失禁。④脑死亡：对脑死亡的诊断涉及体征、脑电图、脑循环和脑代谢等方面，主要包括：持续深昏迷，对外部刺激无反应；无自主呼吸；无自主运动，肌肉无张力；脑干功能和脑干反射大部或全部丧失。

四、终止心肺复苏

CPR 期间对于终止复苏时机的准确判断、筛选具有治疗前景的患者，减少徒劳抢救十分重要。《2020 指南》建议：非目击的心搏骤停、无旁观者的 CPR、无 ROSC（转运前）、未给予过电击除颤，当满足上述所有条件时可考虑终止复苏。对于气管插管患者，复苏 20 分钟后的呼气末二氧化碳值仍不能达到 10mmHg 以上时，其复苏的可能性将很低，综合其他相关因素，有助于决定是否终止复苏。

五、康复

心搏骤停患者在初次住院后需经过较长的康复期，以确保最佳生理、认知和情感健康及恢复社会／角色功能。此过程应从初次住院期间开始，并根据需要持续进行。在出院前，对心搏骤停存活者进行生理、神经、心肺和认知障碍方面的多模式康复评估和治疗，同时心搏骤停存活者及其护理人员应接受全面的多学科出院计划，将其纳入医疗和康复治疗建议，以及恢复活动／工作的预期目标，并对心搏骤停存活者及其护理人员进行焦虑、抑郁、创伤后应激反应和疲劳度的结构化评估。

《2020 指南》推荐：心搏骤停发生后，在以情感支持为目的的随访中，对非专业施救者、紧急救援服务实施人员和医护人员进行分析总结，并为其提供随访可能是有益的。心搏骤停施救者同样也可能经历焦虑或创伤后应激。通过团队汇报的形式回顾抢救过程，帮助施救者正确处理情绪反应、正确看待照看濒死患者的压力以及认知自身的表现，从而促进其提高心肺复苏技能并增强再次实施心肺复苏的自信。

六、心搏骤停的预防和早期预警

"治未病"总是优于"治已病"，降低心搏骤停死亡率的最好方法一定是早期预警和阻止心搏骤停的发生。心搏骤停的预防和早期预警的目标在于尽可能在事件发生前期对各种危险因素或前驱状态进行及时干预，从而尽可能避免心搏骤停的发生，这是直接降低心搏骤停的发生率的有效方法。对于院外心搏骤停（out-of-hospital cardiac arrest，OHCA）而言，心搏骤停的早期预警更多的是原发基础疾病的合理诊治、随访，以及出现高危症状时及时就医处理。

知识拓展

器官捐献

所有心搏骤停接受复苏治疗，继而死亡或脑死亡的患者均应被评估为可能的器官捐献者。中国公民逝世后器官捐献包括三类：C- Ⅰ 类脑死亡捐献（donation after brain death，DBD）、C- Ⅱ 类心脏死亡捐献（donation after cardiac death，DCD）及 C- Ⅲ 类脑心双死亡捐献（donation after brain death awaiting cardiac arrest，DBCD）。其中，C- Ⅲ 类中的 DBCD 供体是我国特有的 DCD 供体，DBCD 经过严格脑死亡判定，给家属充分的时间考虑是否捐献器官，器官获取在无心跳死亡状态下实施，允许有计划撤除呼吸机、停用升压药物等待心脏停跳，在一定程度上规避了法律风险，可操作性强。DBCD 器官捐献是我国公民逝世后器官捐献的特点，也有很大可能是我国今后一段时期 DCD 的主要类型。

未恢复自主循环而终止复苏的患者，当存在快速器官恢复项目时，可考虑为可能的肝肾捐献者。与其他原因引起脑死亡的捐献者相比，心搏骤停后出现脑死亡的捐献者捐献的器官在即时和长期功能上未发现区别。这类捐献者移植器官的成功率，与其他病症的类似捐献者相近。

【思考题】

1. 根据《2020AHA 心肺复苏及心血管急救指南更新》精神，思考院内和院外成人生存链的更新内容及理由。

2. 在基础生命支持阶段，思考现场的医护人员如何实施高质量的心肺复苏。

3. 论述心搏骤停后自主循环恢复患者的护理要点。

第六章
急诊科护理工作

扫一扫，查阅本章数字资源，含PPT、音视频、图片等

急诊科是急诊医疗服务体系的重要组成部分，是医院内急危重症患者最集中、病种最多样、抢救和管理任务最繁重的跨学科临床一线科室，是急危重症患者入院救治的必经场所。急诊科工作具有急、忙、复杂性、多学科性、涉法及暴力事件多等特点，不仅关系到患者的生命安危，也直接反映了急救医疗护理工作质量及医护人员的综合素质。因此，在临床实践工作中，急诊科以提高急救医疗护理工作质量为中心，建立科学的管理模式、健全的管理体系、合理的布局设置、完善的管理制度、优化的工作流程、规范的护理文书以及通畅的绿色通道等措施，对于促进急诊工作的不断发展，达到高效率、高质量的救护目标具有非常重要的意义。

第一节　急诊科的任务与设置

一、急诊科的任务

（一）急诊医疗

急诊医疗承担急救中心转送到医院的患者及就诊的急危重症患者的诊治、抢救和留院观察工作。实行24小时连续接诊制度。

（二）急救医疗

制定各种急危重症的抢救流程和应急预案，对生命受到威胁的急危重症患者进行及时有效的救治；承担突发事件、灾难、突发公共卫生事件伤病员的现场急救、安全转运、院内救治等救护任务。

（三）科研、教学、培训

总结归纳各种急危重症患者的病因、病程、机制、诊断、治疗及护理，开展急危重症医疗护理科学研究；承担各级各类人员急救护理教学工作；通过加大急诊医护人员专业知识及技能培训力度，不断更新及拓展急救知识，加快急诊人才培养和梯队建设，达到提高急救整体水平的目的。

（四）科普宣传

在做好急诊、急救工作的同时，还承担着向基层卫生组织和公众宣传普及急救知识的普及，广泛利用信息网络、报刊、讲座、宣传栏等媒介，提高全民急救意识。

知识链接

最美逆行者

新冠肺炎疫情是中华人民共和国成立以来我国遭遇的传播速度最快、感染范围最广、防控难度最大的重大突发公共卫生事件。疫情发生后，以习近平同志为核心的党中央高度重视，坚持人民至上、生命至上，把人民生命安全和身体健康放在第一位。

面对突如其来的严重疫情，广大医务人员白衣为甲、逆行出征，毅然奔赴抗疫前线。他们逆"风"而行，迎难而上，舍生忘死挽救生命，给病毒肆虐的漫漫黑夜带来了光明，生死救援情景感天动地；他们视疫情为命令，招之即来，来之能战，战之能胜；他们对人民的赤诚和对生命的敬佑，争分夺秒，连续作战，承受着身体和心理的极限压力；他们用血肉之躯筑起阻击病毒的钢铁长城，诠释了医者仁心和大爱无疆的高尚精神；沧海横流，方显英雄本色，他们是"最美逆行者"。

二、急诊科的设置与布局

医院急诊科是面向社会进行急救医学实践的场所，科学合理的设置与布局是成功抢救患者及保证患者顺利就诊的关键。急诊科的设置与布局应充分结合急诊、急救工作的规律和特点，遵循快速、简捷、安全、预防控制感染、合理配置资源的原则，一切从"急"出发，最大限度地为救治与护理患者奠定基础。

（一）急诊科的设置

1. 专业设置　急诊科设置应根据医院所处的地理位置、医院技术专长和卫生行政任务等因素确定。一般综合性医院应设置内科、外科、妇产科、儿科、眼科、耳鼻喉科等专科诊室，有条件的医院可根据实际需要增设神经内科、骨外科等，成为集急救、急诊、重症监护三位一体的大型急救医疗技术中心。

2. 组织结构　完善的医院急诊组织体系应保证高质量、高效率地完成急诊、急救和常规业务工作。综合医院急诊科实行业务院长直接领导下的科主任负责制，有专业、固定的急救团队，还应成立急救领导小组，遇有重大抢救或公共卫生事件时，能够组织协调全院力量，统筹进行抢救工作。

3. 人员配备　急诊科人员配备受医院规模、服务半径、人口密度、急诊工作量、医院人员总编制等因素影响。通常设科主任、副主任和护士长。医院根据急诊就诊人数、抢救量、观察床位数等制定相应急诊医师和护士编制。同时还应配一定数量的导诊员为患者提供导诊、陪护检查等服务。

（1）医师　急诊科应有定岗的急诊医师，且不少于在岗医师的75%，医师梯队结构合理。除正在接受住院医师规范化培训的医师之外，急诊医师应具有3年以上临床实践经验，具备独立处理常见急诊病症的能力，熟练掌握心肺复苏、气管插管、深静脉穿刺、动脉穿刺、电复律、呼吸机、血液净化及创伤急救等基本技能。

（2）护士　急诊科应有定岗的急诊护士，且不少于在岗护士的75%，护士梯队结构应合理。急诊护士应具有3年以上的临床护理工作经验，经专业化培训合格，掌握急危重症患者急救护理技能及常见急救操作技术、急诊护理工作内涵与流程，并定期接受急救技能的再培训，再培训间隔时间原则上不超过2年。

4. 信息通信设备　急诊科应配置专用通信设备，如电话、对讲机、急诊临床信息系统等，为医疗、护理、感染控制、医技和后勤保障等部门提供信息，并逐步实现与卫生行政部门和院前急救信息系统的对接。

5. 仪器设备及药品　①仪器设备：如心电监护仪、除颤仪、心肺复苏机、呼吸机、简易呼吸气囊、麻醉咽喉镜、输液泵、洗胃机、抢救车、便携式超声仪、床旁X线机、血液净化设备和快速床边检验设备等。②各类急救包：如气管切开包、清创缝合包、胸腔穿刺包等。③常用急救药品：如心肺复苏药物、呼吸兴奋剂、血管活性药物、利尿及脱水药、抗心律失常药、常见中毒解毒药等。

（二）急诊科布局

急诊科布局应以方便患者就诊为原则，独立成区，设于医院前方或一侧醒目位置，有单独出入口，并设置昼夜醒目标志。急诊科入口应畅通，大厅宽敞，设置无障碍通道，方便轮椅、平车出入，并设有救护车专用通道和停靠处。在急诊大厅设置急诊科各诊室平面图，在通往抢救室路径上和一些重要部门如CT室、B超室、手术室、住院部等，设置明显指示标志，减少患者询问和寻找时间。主要布局如下：

1. 预检分诊处（台）　是急诊患者就诊、候诊的第一站，应设置在急诊科入口最醒目位置，标志清晰，空间宽敞。分诊处配备导医或导诊员，对来诊患者根据临床表现和轻重缓急进行分类、登记、引导急救途径和联系医生，就诊记录实行计算机信息化管理。分诊处应备有常用医疗器械及各种急诊登记表格等，设有一定数量的候诊椅、电话传呼系统、信号灯、洗手设施等，有条件的分诊台与各诊室间设有遥控对讲、电脑系统等装置，以便及时与应诊医生联系及组织急救。

2. 诊室　一般综合性医院急诊科应设有内科、外科、妇产科、儿科、五官科等专科诊室，急诊诊疗室布局应遵循专科急诊工作要求，如传染病和肠道急诊均应设有隔离区，儿科诊室应与成人诊室隔离分开，避免交叉感染。

3. 抢救室　抢救室应邻近预检分诊处，空间宽敞明亮，照明充足。设置抢救床，配备抢救所需器械、药品及物品等，并保持完好备用状态。抢救床为可移动、可升降的多功能抢救床，每床净使用面积不少于 $12m^2$，并配有隔帘，床旁设有中心吸氧、负压吸引等装置。

4. 治疗室和处置室　应设在各诊室中心位置。室内设有无菌物品柜、配药台、治疗车、空气消毒和照明等设备。

5. 清创室　与抢救室、外科诊室相邻，配备外伤清创缝合及急诊小手术器械等物品，如诊查床、清创台或手术床、各种消毒液、清创缝合包、无菌敷料、无影灯等。

6. 急诊手术室　应与急诊抢救室相邻，保证危重患者就近进行紧急外科手术。急诊手术室常规设置应与医院中心手术室的要求相同，但规模相对较小。

7. 隔离诊室　供传染病患者专用。遇有传染病或疑似传染病患者时，护士及时通知专科医师到隔离室诊治。凡确诊为传染病患者应及时转送至传染科或传染病医院诊治，并按照传染病管理办法进行疫情报告和消毒隔离。

8. 急诊观察室　根据急诊患者量、抢救人数及专科特点设置观察床数量，收治暂不能确诊、病情危重尚未稳定且需急诊临时观察的患者，或经抢救治疗后需等待住院进一步治疗的患者。留观时间原则上不超过48～72小时。

9. 急诊重症监护室（emergency intensive care unit，EICU）　有条件的医院应设置EICU，

作为急诊科集中监护和救治危重患者的医疗单元，最好与急诊抢救室毗邻，以便资源充分利用，床位数设置一般根据医院的急诊量、危重患者数以及医院其他科室有无相关 ICU 等决定。

10. 急诊病房　是较大规模医院按照普通病房标准在急诊科设置的隶属于急诊科的病房。可以缓解急诊患者入院难的矛盾，弥补医院某些专科设置的缺失，促进急诊患者分流。

11. 发热门诊　发热门诊属于传染区域，应有相对独立空间，与普通急、门诊分开，有明显指示标志，通风良好，设置布局与传染病房相似。对疑似感染性疾病导致的发热患者，将由分诊护士引导患者到发热门诊就诊。

12. 辅助科室　与急诊密切相关的 X 线、CT、MRI 检查室、B 超室、心电图室及常规化验室、药房、挂号收费处等，均应集中在急诊区，做到基本辅助检查与处置在急诊区内即可完成。

第二节　急诊科的护理管理

医院急诊科管理工作的核心是保证高质量、高效率地抢救急危重症患者。根据医院的实际情况，建立健全组织管理体系，提升急诊科医护人员的专科急救水平，制定完善的规章制度、急诊工作岗位职责、技术操作规范、各类疾病的抢救应急预案及绿色通道的管理要求等，加强防范、防止差错事故的发生，保证医疗护理工作质量及安全。

一、急诊科护理工作质量要求

护理工作质量是急诊科护理管理的核心，优质的护理工作质量是取得良好医疗效果的重要保证。工作中应不断完善和持续改进急诊护理管理工作，建立健全急诊护理核心制度，优化护理流程，细化护理措施，规范护理行为，引入第三方监督评价机制，为患者提供优质、安全的护理服务。

（一）基本原则

1. 建立完善的规章制度　核心制度的建立和执行是提高急诊、急救医疗护理工作质量的保证。如预检分诊制度、首诊负责制度、患者身份识别制度、急危重症患者抢救制度、转运和交接班制度、危急值报告制度、查对制度、口头医嘱执行制度、护患沟通制度等，并根据护理质量管理的要求完善其他相关制度，控制医疗护理风险，及时发现问题、避免安全隐患。

2. 优化急诊抢救流程　根据急诊、急救工作特点，从急诊接诊、急诊抢救和急诊转归三个方面优化急危重症患者抢救流程。

3. 实行分级分区救治　实行"三区四级"，按照患者病情轻重缓急实施优先就诊顺序，保障患者安全。

（1）分级　根据病情将急诊患者分为"四级"，即：Ⅰ级濒危患者，Ⅱ级危重患者，Ⅲ级急症患者，Ⅳ级非急症患者。

（2）分区　根据功能结构将急诊科分为三大区域。

红区：抢救监护区，适用于Ⅰ级和Ⅱ级患者的救治。

黄区：密切观察诊疗区，适用于Ⅲ级患者，原则上按照时间顺序处置患者，当出现病情变化或分诊护士认为有必要时可考虑提前应诊，病情恶化的患者应立即送入红区。

绿区：Ⅳ级患者诊疗区。

4. 定期评价与反馈　急诊护理工作实践中，制定急诊护理工作质量管理与控制标准、持续改进方案、第三方分析评价机制，以及对存在的问题提出意见和整改措施，是提高急诊工作效率和护理服务质量的重要途径。

（二）实施措施

1. 有稳定专业的急诊科护理团队，热爱急诊岗位。熟悉常见种类急危重症的应急预案，熟练掌握心肺复苏等急救技能以及急救常用仪器、设备的操作方法。

2. 建立健全预检分诊制度，提高分诊准确率。

3. 建立和完善急诊患者身份识别制度，治疗和处置前使用两种或两种以上方法识别患者身份，如姓名、急诊 ID 号、腕带等，同时邀请患者或家属参与核对，保证对正确的患者实施正确的处置。在紧急抢救等特殊情况下，由医护人员双重核对患者身份，特殊患者可建立"腕带"身份识别标识制度。

4. 各种抢救药品、物品应标签清楚，实行"五定管理"：定数量、定点放置、定人管理、定期消毒灭菌、定期检查维修。要求设备处于 100% 完好备用状态。各类药品和物品用后及时补充，列入交班内容。毒麻药品应双锁专人保管，特殊交班，急救仪器设备原则上不得外借。

5. 落实核心制度，建立急诊绿色通道，规范重点病种（如严重创伤、急性心肌梗死、心力衰竭、呼吸衰竭、脑卒中、中毒等）抢救流程，强化多学科协作，保证患者获得高质量、连续性医疗服务。

6. 急诊护理文书是记载急诊、急救过程中护士为患者提供医疗护理服务的客观资料。书写内容要及时、规范、客观、准确、真实、完整。若抢救危重患者未能及时记录，应在抢救结束后6 小时内据实补记，并加以注明。

7. 加强护患沟通，提高患者满意度。可采用文字、口头等方式与患者或其家属沟通，但病情告知内容须保持医护的一致性。尊重患者隐私，保证患者合法权益。

8. 加强急诊留观患者的管理，有入院指征的尽快入院治疗，提高急诊患者入院率。

知识链接

急诊质量监测指标

护理质量敏感性指标是指用于定量评价和监测影响患者结果的护理管理、护理服务、组织促进等各项程序质量的标准。客观、科学、敏感的质量指标不仅可以有效评价护理质量，而且能正确地帮助与指导临床护理工作，指导护理工作者有针对性地对护理问题进行持续质量改进，急诊质量监测指标如下：

1. 急诊科护患比　急诊科固定在岗护士（师）总数占同期急诊科接诊患者总数（万人次）的比例。

2. 急诊某层级护士的占比　不同能力级别的护士在急诊所有注册护士中所占的比率。

3. 急诊护士离职率　统计周期内，急诊护士离职人数与累计在职护士总数的比率。

4. 急诊设备的完好率　调查周期内，急救设备完好的件数与急救设备的总件数的比率。

5. 急救药品的合格率　调查周期内，急救药品完好的数量与急救药品总数量的比率。

6. 抢救室滞留时间中位数　将急诊抢救室患者从进入抢救室到离开抢救室（不包括死亡患者）的时间由长到短排序后取其中位数。

二、急诊科工作制度

医院的规章制度是实行科学管理的基础，是医护人员的行为规范和准则。急诊科应根据《执业医师法》《医疗机构管理条例》和《护士条例》等有关急诊方面的法律、法规和规章制度，结合急诊工作实际，制定本部门工作制度，使医护人员职责明确，工作规范有章可循。

（一）急诊工作制度

1. 急诊医护人员必须坚守岗位，随时做好急诊、急救的准备，不得离开指定地点。如确因有事离开，须找人代班并告知急诊科有关人员，代班人员到位签到后方可离开。

2. 急诊患者是否需要住院或留观，由急诊科医师决定，特殊情况可请示上级医师。对急诊留观患者，应及时与患者家属取得联系，并留陪伴者。

3. 急诊医护人员应具有强烈的责任心和过硬的专业能力，对急诊患者病情能够迅速准确地做出判断、救治和护理，不得推诿患者。

4. 急诊医护人员应分工明确，协调统一。对病情危重的患者，在急诊医师未到达前，急诊护士应先采取必要的抢救措施；急诊医师到达后，护士应密切配合医师做好抢救工作。

5. 急诊患者住院或检查，应由急诊科工作人员或家属陪送，危重患者必须由医护人员陪送。收住院的患者应先办理住院手续后住院，但病情危重需手术抢救的患者可先行施救，后补办住院手续。已决定收住院的急诊患者，病区不得拒收。

6. 做好急救药品、器械的准备工作，定点放置，每天检查，随时补充，并做好外出抢救药品、器械与运输工具的准备。护士交接班时应检查一切急救用品的数量及存放位置，如有缺损，及时补充更换。

7. 严格执行交接班及查对制度，做好交接记录并签字确认。

8. 凡因交通事故、斗殴致伤、服毒、自杀等涉及法律者，应立即上报院医务部或总值班，同时通知交通、公安等部门派人处理，并留陪护人员。

9. 凡遇传染病或疑似传染病患者，严格执行消毒隔离和传染病报告制度。

（二）预检分诊制度

1. 急诊预检分诊护士应具有 3 年以上急诊护理工作经验，通过急诊预检分诊相关培训并经考核合格后方可担任。

2. 预检分诊护士必须坚守工作岗位，不得擅自离岗，如确因有事情需要离开时，应由能胜任的护士代替。

3. 预检分诊护士应主动热情接诊。首先进行病情评估，简明扼要询问病史，重点观察生命体征，快速进行必要体检，按照病情严重程度快速、合理分诊，并做好记录。

4. 掌握急诊就诊范围，做好解释工作。对于短时间内反复就诊或辗转几家医院未收治的急诊患者，即使临床表现不符合急诊条件，也应予以恰当处理，以免贻误病情。

5. 做好急诊就诊登记工作，对患者就诊时间、首诊医生姓名、所属科室、患者转入转出或死亡时间等做好记录，无家属陪同者尽快联系其家属。

（三）首诊负责制度

1. 第一个接收急诊患者就诊的科室、医师为首诊科室和首诊医师。首诊医师对所接诊的患者，包括检查、诊断、治疗、转科和转院等环节工作负责到底。

2. 首诊医师对接诊的患者应询问病史、做好病历记录，完成相关检查并积极治疗处理。如病情涉及其他科室，应在紧急处置后请相关科室会诊。会诊科室签署接收意见后方可转科。严禁私自涂改科别或让患者自行去预检分诊处更改科别。

3. 遇有多发伤、涉及多学科疾病或诊断不明确的患者，首诊科室或首诊医师应承担主要救治责任，并负责邀请相关科室会诊。在未明确收治科室前，由首诊科室和首诊医师负责。涉及两个及两个学科以上疾病患者的收治，由急诊科组织会诊、协调解决，相关科室应服从、配合。

（四）急诊抢救制度

1. 抢救工作必须组织健全，分工明确，协调统一。参加抢救的医护人员必须严肃认真，争分夺秒，密切合作，有条不紊，做到一科抢救、多科支援，一科主持、多科参与。

2. 健全各种抢救流程及应急预案，以最快速度组织实施抢救，为患者生存争取黄金时机。遇有重大事件、批量伤病员或危重症患者需要抢救时，应根据病情严重程度和复杂情况决定抢救组织工作。

3. 抢救实施过程中，医师下达口头医嘱要准确、清楚，尤其是药名、剂量、用法、时间等，护士应复述，避免有误。保留抢救过程中所有药物的安瓿、输液空瓶、输血空袋等，待抢救结束后，经两人核对，及时记录后分类处理。

4. 及时对每一次抢救工作进行总结，汲取经验教训，提高抢救质量。

（五）涉法问题患者的处理办法

1. 对于自杀、他杀、交通事故、斗殴致伤或其他涉及法律问题的患者，应本着人道主义精神先行救治。预检护士立即通知科主任、护士长和院医务部门，并报告公安或交通等部门。同时，医护人员要提高警惕，保证自身安全。

2. 病历书写应客观、准确、翔实、清晰、完整，妥善保管，切勿遗失或涂改。开具诊断证明时，要实事求是，并由上级医师核准。对医疗工作之外的其他问题不发表意见。

3. 对服毒患者，应留取呕吐物、排泄物等，以便做毒物鉴定。

4. 神志不清的患者，其随身物品如家属在场时交予家属，家属不在场时应由两名以上工作人员清点，填写清单并签名后交相关部门保管，待患者清醒或家属到来后及时归还。

三、急诊工作应急预案

急诊患者发病急、病情危重、变化快且集中，随机性强，死亡率高，易引发医疗事故纠纷。建立健全急诊护理应急预案，提高快速反应急救处理能力，对迅速、有序地处理急危重症患者及突发事件所致的批量伤病员具有重要意义。

（一）基本原则

1. 急诊工作应急预案包含常见急危重症应急预案、突发事件应急预案（停水、停电等）、批量伤病员应急预案等，内容要简明扼要、明确具体，做到标准化、程序化、规范化。

2. 急诊工作应急预案在启动、响应、增援过程中，涉及的科室、部门、医护人员职责明确，分级负责，时效性强。

3. 建立定期培训制度，使应急人员熟练掌握急救措施、急救程序、急救配合及各自职责，保证急诊应急工作协调、有效、迅速开展。

（二）常见类型

1. 常见急危重症应急预案 包括常见急危重症的病情评估、急救处理措施以及处理流程，如心搏骤停、过敏性休克、急性中毒、严重外伤等。

2. 突发事件应急预案 包括请示报告、患者安全处理措施、评价与反馈等，如停水、停电、患者跌倒等。

3. 批量伤病员应急预案 包括急救组织体系、人员物资增援方案、检伤分流、急救绿色通道、各级各类人员职责，以及应急预案的启动、运行、总结和反馈等。

（三）应急准备

1. 人员准备 根据应急预案的不同类型，合理调配人力资源。注重团队协作，特别是批量伤病员的应急人员准备，应根据伤病员人数及病情成立多个由医生、护士等组成的抢救小组，保证人员充足、搭配合理。

2. 物资准备 急诊科正常使用的抢救物品、药品、仪器设备由专人负责检查，使之处于良好备用状态。大量使用抢救药品、器材时，由医院突发性卫生事件指挥小组调配。

3. 区域准备 合理划分区域是应急预案得以顺利实施的保证。个体区域准备有利于重症患者监测及急救措施及时应用；整体区域准备可将伤病员进行轻重缓急分区安置，让相对有限的医疗资源得到最大化的有效应用，使应急工作有序、有效进行，保障患者的安全。

四、急救绿色通道

急救绿色通道（green channel of emergency treatment）即急救绿色生命安全通道，是医院遵循优先抢救、优先检查、优先住院和医疗相关手续急救后补办的原则，为急危重症患者在分诊、接诊、检查、治疗、手术及住院等环节上，开通的安全、畅通、规范、高效的服务通道。急救绿色通道的建立，能够有效缩短救治时间，提高急危重症患者救治成功率和生存质量，是救治急危重症患者最有效的机制之一。

（一）急救绿色通道纳入范畴

各类需要紧急救治的急危重症患者，均应纳入急救绿色通道范畴。主要包括（但不限于）以下急诊患者：休克、昏迷、心搏骤停、严重心律失常、急性严重脏器功能衰竭等各种急危重症或生命垂危的患者；批量患者，如中毒、外伤等；无法确认身份、无家属陪同、需紧急处理的患者。

（二）急救绿色通道设置要求

1. 便捷有效的通信设备 选用现代化通信设备，设立急救绿色通道专线，接收院前急救信息，联系院内相关科室和医务人员。

2. 急救绿色通道流程图 在急救大厅设立简单明了的急救绿色通道流程图，方便患者及家属快速进入急救绿色通道各个环节。

3. 急救绿色通道标志 急救绿色通道各个环节均应设有醒目标志，如在急诊挂号处、收费处、药局、急诊化验室、临床医技科室等处设置急救绿色通道患者专用窗口。

4. 急救绿色通道医疗设备　一般应配备可移动的多功能抢救床、可充电或带电池的输液泵、心电图机、便携式多功能监护仪、固定和移动吸引设备、气管插管设备、除颤起搏设备、简易呼吸器及呼吸机等。

（三）急救绿色通道人员要求

设立急救绿色通道抢救小组，由医院业务院长、急诊科主任、护士长和相关科室负责人组成。绿色通道各环节 24 小时均有值班人员，相关科室值班人员接到急诊会诊通知后 10 分钟内到位，急危重症患者应在 5 分钟内得到处置。定期开展业务培训、应急演练和业务考核，探讨急诊、急救面对的新问题及解决方法，持续改进和完善急救绿色通道各环节工作。

（四）急救绿色通道运作程序

接诊医生根据患者病情严重程度和急救绿色通道纳入范畴，启动急救绿色通道。首诊医生在处方、检查申请单、手术通知单、入院通知单等右上角盖"急救绿色通道"专用章，先进行医学救治，再进行财务收费。急救绿色通道体系中各个部门，包括急诊科、医技检查科室、相关专科、挂号处、收费处、药剂科及住院处等，应各司其职，各尽其责，保证急救绿色通道各环节无缝衔接。

第三节　急诊分诊

急诊护理工作流程分为接诊、分诊及处理三部分。其中急诊分诊是保证急危重症患者获得及时有效救治的关键。分诊质量直接关系到急诊医疗服务质量、急危重症患者救治速度及患者与家属对医疗护理服务的满意程度。

一、概念

急诊分诊（emergency department triage）是指急诊患者到达急诊科后，由预检分诊护士对其病情严重程度进行快速、准确的评估，判断分诊级别，根据不同等级安排就诊先后顺序及就诊区域，科学合理地分配急诊医疗资源的过程。从临床狭义的角度看，急诊分诊是急诊护士根据患者的主诉、主要症状和体征，区分疾病轻重缓急及隶属专科，进行初步判断并合理安排专科救治的一项技术。从广义上说，急诊分诊是在综合各种因素的基础上，最大限度地合理利用医疗资源，使最大数量的患者获得及时有效救治的决策过程。

分诊最早起源于战争。在战场上使用分诊，是为了先救治病情较轻、简单处理即可战斗的伤病员，使更多的轻伤士兵尽快地再次投入战斗中，这就是分诊最早的雏形。随着现代医学的不断进步，分诊理念在急诊医学中得到发展和延伸，主要用于辨别需要立即抢救和可以等待治疗的急诊患者，保证就诊有序进行，最大限度地合理利用医疗资源，使更多患者获得及时有效的救治。目前，急诊分诊在世界范围内的医疗机构中普遍实行。

二、急诊分诊的作用

1. 安排就诊顺序　医护人员根据就诊者病情严重程度，最大限度地利用急诊有限空间和医疗资源，合理安排就诊先后次序。快速识别需要立即救治的患者，使其得到优先救治，保证患者安全，提高工作效率。

2. 登记患者信息　登记内容包括医疗信息和挂号信息。医疗信息包括患者来诊时的生命体征和意识状态等；挂号信息包括患者姓名、年龄、联系方式、医疗保险等情况。

3. 紧急处置　对于病情严重危及生命的患者，分诊护士立即采取必要的初步急救措施，如心肺复苏、外伤止血等；此外，分诊护士也可根据患者病情给予 X 线、心电图、血糖等检查，缩短患者就诊等待时间。

4. 建立公共关系　通过分诊护士快速准确地分诊，维持良好的就诊秩序，使急危重症患者得到及时有效的救治，并对患者及家属进行健康教育和情绪抚慰，提高患者及家属对急诊医疗、护理工作的满意度。

5. 收集和分析资料　应用计算机整理、统计分析患者挂号、治疗信息及月报表或季报表等数据，全面掌握急诊工作运转情况。如就诊总人数、各专科就诊人数、患者平均年龄、危重症患者抢救人数、入院、留观、死亡人数及急诊就诊主要病种和所占比例等，为急诊科科研、教学、管理提供基础数据和决策依据。

三、急诊分诊的原则

1. 急危重症优先就诊原则　急诊分诊最主要是在急诊就诊人群中准确、快速识别出威胁患者生命的情况，根据病情的轻重缓急安排就诊的优先顺序。

2. 准确快速、分级分流原则　由于急诊分诊的时效性要求，分诊护士需在 3～5 分钟内快速完成分诊评估和分诊决策，即分诊护士必须借助敏感性高的分诊标准进行快速、准确分诊，并为患者安排合理的就诊区域，体现急诊分诊的安全性和高效性。

3. 动态评估、及时预警原则　已经分诊未就诊的患者，仍存在病情变化的可能性。所以在各个级别响应时间的基础上，对候诊患者需进行动态评估，以及时发现患者的病情变化并进行预警，保障急诊患者安全。

4. 以人为本、有效沟通原则　急诊预检分诊要注重"以患者为中心"的优质服务理念，坚持"多方配合"的工作态度，重视沟通的有效性。

四、急诊分诊的程序

（一）常用急诊分诊系统

2012 年 9 月卫健委发布了《医院急诊科规范化流程》（以下简称《流程》），2013 年 2 月开始正式实施，《流程》根据患者的病情严重程度及患者占用医疗资源数目将患者分为 4 级。2015 年参照国外预检的分诊标准具体指标，以《流程》为框架，经过专家咨询论证后，构建了符合我国国情的、简便的、可操作性强的急诊预检分诊标准。标准根据患者危急征象指标、单项指标、综合指标即改良早期预警评分（Modified Early Warning Score，MEWS），将患者病情严重程度分成 1~4 级，并在充分考量急诊预检分诊原则的基础上制定应诊时间，使患者在规定的应诊时间内被妥善接诊，如超过应诊时间，应启动再评估机制，保障患者安全（表 6-1，表 6-2，表 6-3）。

表 6-1　急诊预检分诊分级及应诊时间

分诊级别	病情严重程度	应诊时间
Ⅰ级	A 濒危患者	即刻
Ⅱ级	B 危重患者	10 分钟

续表

分诊级别	病情严重程度	应诊时间
Ⅲ级	C 急症患者	30 分钟
Ⅳ级	D 非急症患者	240 分钟

表 6-2　急诊预检分诊分级标准（成人）

级别	指标维度	分级指标
1 级（急危）	危急征象指标	心搏骤停
		呼吸骤停
		气道阻塞或窒息
		休克征象
		急性大出血（出血量 > 800mL）
		突发意识丧失
		癫痫持续状态
		脑疝征象
		剧烈胸痛 / 胸闷（疑似急性心肌梗死、主动脉夹层、肺栓塞、张力性气胸）
		特重度烧伤
		急性中毒危及生命
		复合伤 / 多发伤
	单项指标	体温 < 32℃或 > 41℃
		心率 < 40 次 / 分或 > 180 次 / 分
		呼吸频率 ≤ 8 次 / 分或 ≥ 36 次 / 分
		收缩压 < 70 mmHg 或 > 220 mmHg
		SpO_2 < 80%
	综合指标	MEWS ≥ 6 分
	其他	凡分诊护士根据专业判断，患者存在危及生命并需紧急抢救的情况
2 级（急重）	危急征象指标	持续性胸痛，生命体征稳定，存在高风险或潜在危险
		有脑梗死表现，但不符合 1 级标准
		腹痛（疑似绞窄性肠梗阻、消化道穿孔等）
		糖尿病酮症酸中毒表现
		骨筋膜室综合征表现
		急性中毒但不符合 1 级标准
		突发意识程度改变
		精神障碍（有自伤或伤人倾向）
	单项指标	心率 40～50 次 / 分或 141～180 次 / 分
		收缩压 70～80 mmHg 或 200～220 mmHg
		SpO_2 80%～90%

续表

级别	指标维度	分级指标
2 级（急重）	单项指标	疼痛评分 7～10 分（数字疼痛评分法）
	综合指标	MEWS 4～5 分
	其他	凡分诊护士根据专业判断患者存在高风险或潜在危险，尚未达到紧急抢救的情况
3 级（急症）	单项指标	疼痛评分 4～6 分（数字疼痛评分法）
	综合指标	MEWS 2～3 分
	其他	急性症状和急诊问题
4 级（亚急症）	综合指标	MEWS 0～1 分
	其他	轻症或非急症情况

注：患者级别以其中任一最高级别指标确定。

表 6-3 MEWS 评分

	3	2	1	0	1	2	3
呼吸（次/分）	≥ 30	21~29	15~20	9~14		< 9	
体温（℃）		≥ 38.5		35~38.4		< 35	
收缩压（mmHg）		≥ 200		101~199	81~100	71~80	≤ 70
心率（次/分）	≥ 130	111~129	101~110	51~100	41~50	≤ 40	
AVPU 反应				A	V	P	U

（二）急诊分诊流程

急诊科应设立急诊预检分诊岗位，配置急诊预检分诊护士，当患者来急诊科就诊时，分诊护士应该对每一位患者快速启动分诊程序，一般要求在 3～5 分钟内完成。如果是"120"或其他转运工具送来的患者，急诊分诊护士应主动到门口进行引导并协助患者转入。在传染病或特殊疾病流行期间，应先做必要的筛查，再进行急诊分诊，根据部门具体规定，安排到相应区域就诊，减少传染的机会。

1. 分诊问诊　分诊问诊应围绕患者主诉进行简短有针对性的问诊，避免遗漏有意义的资料。对于昏迷、意识模糊患者，可通过其家属、朋友、救护人员、转送人员等收集资料。常用的问诊模式有：

（1）PQRST 公式　由 5 个英文单词中第一个字母组成的缩写，即诱因、性质、放射、程度、时间，适用于疼痛患者的评估。

P（provokes，诱因）：疼痛的诱因，哪些原因能使疼痛加重或缓解。

Q（quality，性质）：疼痛的性质，如绞痛、钝痛、刀割样、针刺样、烧灼样等。

R（radiation，放射）：疼痛的位置，是否有放射，放射到哪些部位。

S（severity，程度）：疼痛的程度，可选用数字评估法，从无痛到不能忍受的疼痛用数字 1～10 来表示，相当于哪个数字的程度。

T（time，时间）：疼痛开始、持续、终止的时间。

（2）OLDCART 公式　由 7 个英文单词或词组首字母组成，适用于评估各种不适症状。

O（onset，发病时间）：不适症状开始的时间。

L（location，部位）：不适症状的部位。

D（duration，持续时间）：不适症状持续时间。

C（characteristic，不适特征）：不适症状的特点。

A（aggravating factor，加重因素）：不适症状加重的原因。

R（relieving factor，缓解因素）：不适症状缓解的原因。

T（treatment prior，就诊前治疗）：就诊前服用药物和接受治疗的情况。

2. 分诊评估　包括：①测量生命体征：作为患者就诊的基本资料，包括血压、脉搏、体温、呼吸、血氧饱和度等，可根据患者不同情况增加格拉斯哥昏迷指数评分、疼痛评分、跌倒风险评估等。②体格检查：应遵循快速、熟练及有目的的原则，伴随问诊或测量生命体征进行，包括评估患者的外表、皮肤颜色及温度、步态行为、语言等。

3. 分诊分流　根据患者的主观和客观信息进行分诊分级和分科。按照分诊分类结果，安排患者就诊或候诊。

4. 急诊分诊的注意事项　急诊患者病情多样、复杂，在分诊过程中，护士除了常规分诊外，还应注意以下内容：

（1）不是所有患者都要先分诊后进入抢救室，如病情严重危及生命的患者，相关急救单位（如院前急救"120"）通知急诊科开放绿色通道，可不必经过分诊处，直接送入抢救室、手术室或导管室。

（2）分诊护士需定期进行培训及考核，定期评价分诊系统，避免分诊级别过高或过低。

（3）如有分诊错误，应遵循首诊负责制原则。首诊医生先进行评估后再转诊或会诊，分诊护士做好相关协调工作。

（4）遇到批量患者时，分诊护士应立即报告科主任、护士长，并向上级相关部门上报，同时进行快速检伤、分类和分流处理，启动相关应急预案，按预案要求做好抢救护理工作。

（5）疑似传染病者首先隔离诊治，确诊后及时转入相应病区或传染病医院进一步处理。

（6）身份不明的患者，应先分诊处理，同时按医疗单位的规定进行登记、上报相关部门，做好保护工作。

5. 分诊记录　不同的医疗单位存在不同的记录要求和格式，可应用计算机或纸质病历。分诊记录应清晰而简单，基本记录内容包括：患者就诊日期及时间、年龄、性别、家庭地址、主诉、症状、生命体征、病情严重程度分级、过敏史、分诊科室、来院方式、护士签名等。

第四节　急诊患者及家属的心理护理

急诊科医护人员应充分了解患者及家属的心理特点，善于分析患者的心理状态，并采取有针对性的心理护理，抚慰患者及家属，减轻其心理压力，提高救护质量。

一、心理特点及影响因素

（一）急诊患者及家属的心理特点

1. 焦虑和恐惧感　一是呼吸困难、剧烈疼痛、出血等急性病症，给患者造成躯体上的不适，使患者产生恐惧与焦虑。二是急诊患者病情复杂、多次检查、多学科会诊等因素，使患者和家属较长时间得不到确切的诊断信息，引发担心与焦虑。同时周围患者的痛苦表现，也会加重患者的恐惧感。

2. 优先感和被重视心理　急诊患者对疾病相关知识不甚了解，往往认为自己病情最严重，需要得到优先救治。有时不配合分诊护士安排的就诊次序，要求优先就诊，甚至产生医患矛盾。在就诊过程中渴望自己能够得到足够重视，希望医护人员耐心倾听病情陈述、全面细致进行身体检查。

3. 陌生感　急诊患者及家属就诊时，除了对医院环境感到陌生外，因就诊时间较短，对医护人员也不熟悉、缺少有效沟通，对急诊抢救工作程序亦不甚了解。

4. 无助感　由于对疾病知识缺乏全面认识以及抢救过程紧张压抑的气氛，容易使患者产生无助感。另外，家庭困难的患者突发严重疾病或意外伤害，给家人带来沉重负担，却又无能为力。

（二）影响因素

1. 病情因素　疾病严重程度是影响患者及其家属心理状态的主要因素。

2. 治疗与护理因素　救治过程中给予的系列抢救措施，如气管插管、持续性静脉通道、强迫性体位等，会使患者及家属感到焦虑和不知所措。

3. 医疗因素　患者及家属对医院环境不熟悉，诊治流程不了解；医护人员动作拖拉、漫不经心、语言生硬等，都会增加患者及家属的焦虑和不信任感。

4. 社会文化因素　文化程度、经济状况、职业等因素的差异，导致患者及家属的心理反应不同；患者与家庭成员之间关系、家属对患者的态度等也会对其产生一定的心理影响。

二、心理护理要点

1. 稳定患者与家属的情绪　急诊患者病情重且复杂，医护人员应热情接待，详细询问病情，根据患者病情的轻重缓急，快速、有效的分诊，主动向患者及其家属介绍急诊科环境、医疗程序，反馈治疗进展情况，消除其紧张、焦虑的情绪。

2. 建立良好的护患关系　急诊患者由于突发疾病、病情危重容易产生愤怒的情绪，医护人员应充分尊重理解患者，加强护患沟通，了解患者心理状态及需求，及时医治并积极预防患者的心理创伤，提升患者安全感。

3. 提高医护人员专业素质　扎实的专业素质是稳定患者及家属情绪和心理反应的有效保障。医护人员工作作风严谨、职业态度认真和技术操作精湛，不仅能为患者赢得转危为安的时间和机会，还可以获得患者及其家属的信任。

4. 有的放矢地进行心理护理　医护人员应合理评估患者的心理状态，掌握导致患者不良心理反应的诱因，有针对性地对患者进行心理护理。如因对疾病错误认知而引起焦虑和担忧，应首先对患者进行有关医学知识的普及和宣传，纠正患者认知上的偏差。

5. 心理护理与抢救同步　实施抢救时，医护人员可能会因忙于抢救而忽略与患者及家属的沟通，使其产生强烈的不安、恐惧和无助感。因此，在条件允许时，医护人员可边观察、边了解患者的心理反应，边实施操作、边说明意图，消除患者的疑虑，取得患者信任和配合。

6. 动员社会支持系统　急诊护士应给予患者家属及朋友相应心理指导，使其以恰当的方式安慰患者；告知他们在患者面前尽量不要流露悲伤、不耐烦的情绪，多鼓励和支持患者，帮助患者消除担忧和顾虑，积极配合医疗护理工作。对救治无效死亡的患者，应帮助家属做好善后处理，安抚家属悲伤情绪。

【思考题】

1. 谈谈你对首诊负责制的理解。
2. 什么是急救绿色通道？在患者的纳入范围和设置方面都有什么要求？
3. 急诊分诊有什么作用？分诊过程中需要注意哪些问题？

扫一扫，查阅本章数字资源，含 PPT、音视频、图片等

重症监护是急诊医疗服务体系的重要组成部分。20 世纪 60～70 年代，除颤仪、心电监护仪、呼吸机、血液透析机等抢救监护仪器被广泛应用于临床，这极大地促进了重症监护病房（intensive care unit，ICU）的建立和发展。随着重症监护理论和技术的不断发展与更新，以救治各类危重症及多器官功能障碍患者、提高抢救成功率、降低医疗费用、减少住院天数为主要目的的诊疗体系即重症监护医学（critical care medicine，CCM）便应运而生。

第一节 ICU 的组织与管理

ICU 是重症监护医学的主要医疗组织形式，ICU 的任务是运用重症监护医学的理论，集具有抢救危重症患者经验的专业人员、先进监护设备和急救措施为一体，对危重症患者进行连续、动态的治疗和护理，提供规范的、高质量的生命支持，改善患者生存质量，以期取得最有效的救治效果。其核心工作是"抢救生命、稳定生命体征和支持器官功能"。ICU 救治水平的高低已经成为衡量一个国家、一个地区、一所医院综合救治能力和整体医疗水平的重要标志，国家卫健委也明文规定将 ICU 列为评定医院等级的重要标准之一。因此，做好 ICU 的组织与管理是现代医院的重要工作。

一、ICU 分类及特点

ICU 的分类目前尚无定论，根据功能常分为三种。

1. 综合 ICU 是归属医院直接领导与管辖的一个独立的临床业务科室，收治全院各科室的危重患者，以监测和支持患者所有脏器功能为主要任务。综合 ICU 克服了专科分割的缺点，体现了医学的整体观念，但是对 ICU 医护人员的综合素质要求较高。

2. 专科 ICU 多属某个专业科室管理，专门收治某个专科的危重患者，针对监护治疗单一脏器功能而设立。不同的专科 ICU 有各自的收治范围和治疗特点。如呼吸科监护病房（RICU）、冠心病监护病房（CCU）等。专科 ICU 对本专科疾病有较高的诊断和处理水平，不足之处是病种单一，遇到专科以外紧急情况时救治能力有限，通常需约请其他的专科医师协同处理。

3. 部分综合 ICU 其特点介于综合 ICU 和专科 ICU 之间。患者来自多个邻近专科，如外科重症监护病房（SICU）、内科重症监护病房（MICU）、麻醉科重症监护病房（AICU）、急诊危重监护病房（EICU）等。

二、ICU 设置

（一）ICU 规模

ICU 病床数量要根据医院总床位数及实际收治患者的需要来确定。国内三级综合医院 ICU 床位数一般为全院总床位数的 2%～8%，床位使用率以 75% 为宜，全年床位使用率平均超过 85% 时，应该适度扩大规模。从医疗运作角度考虑，每个 ICU 管理单元以 8～12 张床位较为经济合理，既能保证工作效率，又能减少院内感染的发生。

（二）ICU 配备

1. ICU 病房设置 ICU 应设置在方便患者转运、检查和治疗的区域，周围环境相对安静和清洁。内部环境设计和布局要兼顾患者和医护人员的需要，通常划分为医疗区域、医疗辅助区域、污物处理区域和医务人员生活区域。医疗辅助区域和医疗区域面积之比应达到 1.5：1。内部各区域相对独立，最大限度减少干扰和预防感染。ICU 至少配备 1～2 个独立病室，用于隔离患者。

（1）床单位 ICU 每个床单元使用面积不少于 9.5m²，建议 15～18m²，相邻床位可根据需要使用透气移动隔帘，床间距大于 1m，便于床位移动和抢救操作。每个 ICU 至少配备一个单间病房，使用面积不少于 18m²，建议 18～25m²，用于收治隔离患者。在人力资源充足的情况下，多设计单间或分隔式病房。

（2）中心监护站 设置在医疗区域的中央地区，以稍高出地面、确保患者尽可能都在医护人员视线范围内、能直接观察到所有病床的扇形设计为最佳。

（3）设备带 ICU 内应具有完整的床边供应系统。每个病床床头应设氧气、负压吸引器、压缩空气、多插头电源、可移动的床头灯和天轨。每床装配电源插座 12 个以上，氧气接口 2 个以上，压缩空气接口 2 个和负压吸引接口 2 个以上。医疗用电和生活照明用电线路分开，每床的电源应该是独立的反馈电路供应。ICU 应有备用的不间断电力系统（UPS）和漏电保护装置，每个电路插座都应在主面板上有独立的电路短路器。

（4）手卫生设施 ICU 应安装感应式洗手设施和手部消毒装置，单间每床 1 套，开放式病床至少每 2 床 1 套。

（5）噪音控制设施 ICU 除了患者的呼叫信号、监护仪器的报警声外，电话铃声、打印机等仪器发出的声音等均属于 ICU 的噪音，在不影响正常工作的情况下各种声音应减少到最小水平。根据国际噪音协会的建议，ICU 白天的噪音最好不要超过 45 分贝，傍晚不超过 40 分贝，夜晚不超过 20 分贝，地面覆盖物、墙壁和天花板应该尽量采用高吸音的建筑材料。

（6）建筑装饰 必须遵循不产尘、不积尘、耐腐蚀、防潮防霉、防静电、容易清洁和符合防火要求的总原则。

（7）其他 ICU 应建立完善的通信系统、网络与临床信息管理系统、广播系统等，悬挂日历和时钟，有效缓解患者因时空改变产生的焦虑等心理变化。

2. ICU 仪器装备 ICU 的主要仪器装备分为必配设备和选配设备。

（1）必配设备 包括：①每床配备床旁监护系统，进行心电、血压、脉搏血氧饱和度、有创压力监测等基本生命体征监护。为便于安全转运患者，每个 ICU 单元至少配备便携式监护仪 1 台。②三级医院的 ICU 应该每床配备 1 台呼吸机，二级医院的 ICU 可根据实际需要配备适当数量的呼吸机。每床配备简易呼吸气囊。为便于安全转运患者，每个 ICU 单元至少应有便携式呼吸机 1 台。③每床均应配备输液泵和微量注射泵，其中微量注射泵每床 2 套以上。另配备一定数量的肠内营养输注泵。④心电图机、血气分析仪、除颤仪、血液净化仪、连续性血流动力学与氧代谢监测设备、心肺复苏抢救装备车（车上配有喉镜、气管导管、各种接头、急救药品以及其他抢救用具等）、体外起搏器、纤维支气管镜、电子升降温设备等。⑤医院或 ICU 必须有足够的设备，随时为 ICU 提供床旁 B 超、X 线、生化和细菌学等检查。

（2）选配设备　除上述必配设备外，有条件者，视需要可选配以下设备，包括简易生化仪和乳酸分析仪、每床一个成像探头的闭路电视探视系统、脑电双频指数监护仪、输液加温设备、胃黏膜二氧化碳张力与 pHi 测定仪、呼气末二氧化碳与氧代谢等监测设备、体外膜肺（ECMO）、床边脑电图和颅内压监测设备、主动脉内球囊反搏（IABP）和左心辅助循环装置、防止下肢深静脉血栓发生的反搏处理仪器、胸部震荡排痰装置等。

3. ICU 人员配备　ICU 工作人员编制国内外尚无统一规定。一般医生与床位的比例要求为 0.8：1，护士与床位的比例要求达到 2.5～3：1。另外，还要根据需要适当配备一定数量的医疗辅助人员。

三、ICU 管理

（一）ICU 患者收治原则

ICU 患者收治要兼顾患者的救治价值和避免浪费 ICU 资源两个原则。可参考以下四个方面：①急性、可逆性、危及生命的器官或系统功能衰竭，经过加强治疗和监护短时间内可能恢复的患者。②存在各种高危因素，具有潜在生命危险，经过加强治疗和监护可能减少死亡风险的患者。③在慢性器官功能不全的基础上，出现急性加重且危及生命，经过加强治疗和监护能有望恢复到原来状态的患者。④慢性消耗性疾病的终末状态、恶性肿瘤晚期、不可逆性疾病或不能从加强治疗监护中获得利益的患者，一般不宜收入 ICU。

（二）ICU 工作制度

制度化管理是保证和提高 ICU 医疗、护理质量的关键。除执行各级政府和卫生管理部门的各项法律法规及医院的常规制度外，还需重点加强治疗与护理质量监控制度、患者转入转出 ICU 制度、危重病抢救制度、院内感染预防控制制度、毒麻药及抗生素使用制度、突发事件的应急预案及人员紧急召集制度、医疗护理不良事件防范及报告制度和探视制度等。

（三）ICU 患者的转入和转出

ICU 护士应在危重患者转入前做好评估，了解患者的大致状况，预知患者和家属的需求，并做好相应的准备。根据患者病情变化，严格按照 ICU 的相关规定，认真执行 ICU 患者转入、转出制度，提高 ICU 资源的有效利用。

1. 转入准备　ICU 患者通常从急诊科、手术室或医院其他科室转入，一般由医生、护士或家属陪同。患者转入前，ICU 护士应做好准备工作。

（1）患者准备　转运前评估患者的病情，包括意识、瞳孔、生命体征及血氧饱和度等情况，了解患者的诊断、病情、转入治疗目的等。频繁躁动者，可适当约束或使用镇静剂。存在气道高风险的患者，应积极建立人工气道。低血容量患者转运前需要进行有效的液体复苏，待血流动力学稳定后再转运。根据患者病情给予吸痰、吸氧、止血、包扎、固定等措施，固定各类管道，防止脱落。

（2）床位准备　准备清洁消毒后的监护病床，要求床铺清洁干燥。

（3）设备准备　根据病情需要，酌情准备多功能监护仪、呼吸机、除颤仪、负压吸引器、吸痰管、血流动力学测量装置、动静脉穿刺针、输液装置、尿袋、各类护理记录单等。

（4）药品准备　根据临床需求配备相应的急救药物，包括基本的复苏用药和专科急救药物，如肾上腺素、抗心律失常药，以防患者转运途中突发心搏骤停或心律失常。

2. 转运途中要求

（1）密切监测生命体征，观察病情变化，必要时给予心电监护。

（2）保障患者良好的通气状态至关重要。一般常携带简易呼吸气囊或氧气袋，通过鼻导管或面罩供给氧气。必要时给予呼吸机辅助通气。

（3）确保各类管道通畅。所有引流管妥善固定好再转运，防止途中脱落、牵拉，可暂时夹闭各引流管道以免搬运途中引流液反流。

（4）调整好各种血管活性药物的输注速度。

3. 接收程序　患者进入 ICU 后，护士应立即做好以下工作。

（1）立即连接多功能心电监护仪，严密监测呼吸、心率、心律、血压、血氧饱和度等生命体征。根据病情需要，连接中心静脉测压管、血流动力学测量装置等。

（2）给予氧气吸入，必要时行机械通气。观察患者胸廓运动情况，及时清除呼吸道分泌物，保持呼吸道通畅。

（3）做好交接班和体格检查工作。重点包括：意识状态、瞳孔对光反射、肢体活动情况；体温、脉搏、呼吸、血压、心电图、周围末梢循环情况；皮肤色泽、温度、湿度及完整度；血气分析结果，血糖及电解质检查结果；现有静脉通路及输入液体种类、滴入速度及治疗药物；胃管、导尿管、胸腔引流管、腹腔引流管等各种引流管的通畅度、引流液的量及颜色；药物过敏史、专科护理要求等。

（4）根据医嘱及时给患者用药和进行相关检查。采集各种标本，及时送检。

（5）在全面收集患者信息的基础上，制定护理计划。详细记录患者进入 ICU 时情况、目前状况、处理经过及效果评价。

4. 患者转出　ICU 对患者的转出有明确的规章制度，否则将影响 ICU 资源的合理利用。患者转出的指标包括：①重要脏器功能恢复。②各种危重征象得到控制超过 24 小时以上的患者。③无救治希望者和（或）家属自动放弃治疗的患者。

第二节　ICU 的护理工作

ICU 护理人员对危重患者进行全面、连续、动态的观察、监护和治疗，以挽救患者生命；或协助患者维持理想的生活状态、活动，直至安详地离世。在任何环境下保持高品质的护理工作尤为重要。

一、ICU 护士培训

ICU 治疗质量的高低，首先取决于 ICU 医务人员的素质。近年来重症医学的快速发展表明 ICU 始终是医学发展最前沿的领域之一。ICU 护士的培训主要包括基础培训和专业培训两个方面。2020 年《国家卫生健康委办公厅关于进一步加强医疗机构护理工作的通知》中指出医疗机构要建立以岗位需求为导向、以岗位胜任力为核心的护士岗位培训制度，结合护理学科发展和患者护理需求，有针对性地开展护士专科护理培训。建立护士分层级管理制度和发展专科护士队伍是今后护理工作的主要任务，而建立 ICU 专科护理队伍的重要途径和方法就是开展层级培训模式，主要是根据护士的能力、岗位职责和权限等不同进行分层管理和培训，建立健全 ICU 专科护士的培训机制和管理制度。在国外，早在 20 世纪 70 年代，一些国家就设立了 ICU 护理的专业团体，负责实施以取得 ICU 注册护士资格为目的的教育认定制度，学员必须经过 8～12 个月的培训，通过认定委员会实施的考试，才可获得重症护理注册护士资格。如在美国，ICU 专科护士至少要接受学士教育，部分护士接受过硕士教育，他们不仅是注册护士，还要经过美国危重病学会关于从事 ICU 护理的执业资格考试，并获得证书才能从事 ICU 工作。英国学术机构也高度重视重症监护教育计划，ICU 护理教育得到苏格兰重症监护专业技术委员会的认可和支持。

二、ICU 护士应具备的能力

ICU 护士应经过严格的挑选和专业培训，在原有护理专业经验的基础上，接受包括品德、知识、技术及能力等方面的再教育。经过学习和实践，除思想政治、道德风尚、心理素质、专业技能及作风仪表等方面具有良好的修养外，还应具备的能力包括以下六个方面：

1. 终身学习的能力　ICU 护士要树立终身学习的思想，密切关注临床重症护理、护理管理等各方面的前沿动态及发展，丰富和完善自己的知识结构，提升自己的综合能力。

2. 扎实的动手能力　护士和医生的协作配合是抢救成功的基础和前提。ICU 护士不仅要有熟练的护理操作技能，还要熟练掌握相关仪器设备的使用，以保证抢救措施的顺利实施。

3. 突出的应变能力　ICU 患者病情危重、变化快，这就要求 ICU 护士具备应对突发紧急情况的处置和应变能力，能临危不惧，果断采取救护措施，为抢救和治疗赢得宝贵的时机。

4. 敏锐的观察能力　ICU 患者病情重、变化急骤，要求 ICU 护士能有效运用触觉、视觉、嗅觉、听觉等感官，观察患者躯体功能和心理状态的细微变化，力争在第一时间发现问题，做出判断，及时采取救护措施，最大限度挽救患者生命。

5. 非语言交流能力　ICU 患者身体极度虚弱或行气管插管或气管切开而暂时失去语言能力，ICU 护士要能灵活运用手势、眼神、面部表情等非语言交流方式与患者进行有效沟通，必要时也可以使用写字板、健康教育画册进行辅助交流。

6. 情绪的调节与自控能力　ICU 工作强度大、节奏快，经常要面对危重患者所出现的焦虑、抑郁、恐惧、谵妄等心理变化。护士不仅要有积极、平和的工作心态，全身心地投入工作，同时要有良好的自我情绪调节和控制能力，始终保持情绪稳定和饱满的工作热情，创造良好的工作氛围。

三、ICU 患者的心理护理

ICU 患者病情危重，病势发展迅猛，特殊的诊疗环境、各种监护仪器发出的报警蜂鸣声音等都会影响患者的心理状态，而这些心理问题直接影响到患者的病情稳定、疾病转归和生活质量。因此，对 ICU 患者施以有效治疗、护理的同时，必须加强心理护理，最大限度地发挥其主观能动性，获得良好的心理支持和稳定的情绪，与医护人员密切合作，促进疾病康复。

（一）ICU 患者心理变化特点

ICU 患者对突然起病或突遭意外缺乏足够的心理准备，常会导致强烈而复杂的心理反应，早期表现为焦虑、恐惧和抑郁，进而出现谵妄、思维紊乱、情感障碍、行为动作异常等以精神障碍为主的 ICU 综合征。

1. 焦虑与恐惧 常出现在患者进入 ICU 后的 1~2 天。除自身疾病因素外，产生的原因还可能有：①ICU 昼夜光线通明，使患者难以维持生物节律，造成睡眠不足和身心极度疲乏。②ICU 病室气氛严肃，医护人员忙于各种救护处置，无暇与患者充分交流，可使患者产生孤独、忧郁、恐惧等消极情绪。③ICU 中各种监护仪、输液泵、呼吸机发出的报警声音也会影响患者的心理状态。④身边危重患者的抢救、离世等可加重患者恐惧心理。

2. 否认 多数患者自转入 ICU 后第 2 天开始出现，第 3~4 天达到高峰。一些患者经抢救后病情好转，急性症状初步控制后就否认自己病情较重，认为自己不需要在 ICU 监护治疗。

3. 抑郁 抑郁症状多在进入 ICU 第 5 天后出现。产生的原因有：患者对 ICU 的陌生环境缺乏心理准备，且 ICU 与外界隔离，家属探视受到限制，使患者容易产生孤独感。另外，病情的危重、忧虑工作和生活、担忧医疗费用等因素，都容易使患者产生抑郁和绝望情绪。

4. 撤离 ICU 的焦虑 有些患者对 ICU 产生依赖，对离开 ICU 缺乏充分的心理准备，害怕离开 ICU 后病情再次加重危及生命，对即将离开 ICU 产生焦虑甚至是恐惧反应，出现行为幼稚、退化，希望得到全面照顾的心理。

（二）ICU 患者心理护理措施

1. 加强沟通交流，稳定患者情绪 ICU 护士要与患者建立良好的、彼此信任的治疗性人际关系，了解患者对疾病的认知、态度，对治疗和护理的要求，抓住时机对患者说些安慰性、鼓励性的话语；向患者解释说明使用监护仪器是为了监测病情变化，并非意味着病危；对因气管插管或气管切开而不能用语言交流的患者，护士应积极采取非语言交流方式减轻患者孤独不安的心理；对产生呼吸机依赖的患者，做好解释工作，告诉患者现在的病情已经好转，可以按计划间断撤离呼吸机，直至完全撤机。

2. 创造良好病室环境 室内悬挂日历和时钟，增加患者的时空感，减轻紧张和恐惧情绪；将 ICU 室内色调变换成使人平稳舒适、情绪安静的冷色调，如蓝色、绿色等。

3. 加强社会支持 与患者的家属、朋友、同事取得联系，向社会团体、工会组织等寻求帮助，给予患者精神上和物质上的支援。

第三节 ICU 感染预防与控制

ICU 是院内感染高发区，由于 ICU 收治的患者病情危重，特殊的诊疗环境及侵入性的诊疗操作都构成了 ICU 感染的危险因素。ICU 病房感染的预防与控制直接关系到临床抢救与治疗，也直接关系到患者的康复。

一、ICU 易发生感染的原因

ICU 感染属于院内感染，是 ICU 住院患者在医院内获得的感染，包括在住院期间发生的感染和在医院内获得而出院后发生的感染，但不包括入院前或入院时已经存在的感染。

（一）患者因素

ICU 患者病情危重，而且大多是合并心肺疾病、糖尿病、肾脏疾病等的老年人，脏器功能减退，机体免疫力低下，容易发生院内感染。昏迷或半昏迷患者易发生误吸而引起吸入性肺炎。多发伤、开放性骨折者伤口的直接污染也是感染的重要因素。休克患者可导致组织和器官灌注不足、消化道出血、菌群移位，这些均是内源性感染的重要原因。

（二）环境因素

ICU 内人员流动性大，易将病原菌带入室内造成环境污染。ICU 布局不合理，消毒隔离设施不全，无空气净化装置或医院环境未彻底消毒灭菌等也是造成院内感染的重要原因。

（三）治疗因素

ICU 患者因抢救常需要进行多次或多部位的侵入性诊疗操作，如气管插管、胃肠减压、应用漂浮导管进行血流动力学监测、治疗急性肾功能不全的动静脉血液过滤装置、机械通气、留置导尿等，都是 ICU 发生感染的直接原因。

（四）药物因素

抗生素滥用导致耐药菌株增多，机体内菌群失调，改变了机体正常的微生态环境；严重哮喘、器官移植、过敏患者常需大量应用免疫抑制剂和激素，使患者免疫力下降；麻醉药、镇静药抑制咳嗽反射和呼吸道黏膜的纤毛运动，使呼吸道分泌物不能及时排出，容易引起呼吸道感染；抗酸剂、H_2 受体抑制剂可使胃液碱化，促使革兰阴性杆菌增殖，细菌移位定植而致感染；完全胃肠外营养，影响肝功能，改变肠内菌群，使肠内厌氧菌繁殖活跃而致感染。

（五）其他因素

医护人员缺乏严格的消毒和隔离知识，对院内感染危害性认识不足，对监控措施重视不够，或管理不严亦可造成感染；危重患者同住一室，医护人员的手及物体表面被污染，血制品、医用器材被污染，或各类检查、监测和治疗仪器设备及物品等消毒不彻底等，都是造成交叉感染的主要原因。

二、ICU 感染的预防措施

（一）保持病室空气洁净

安装空气净化系统，保证通风，独立控制室内的温度和湿度，室温要求保持在（24±1.5）℃，湿度以 50%～60% 为宜。

（二）设立专科性 ICU 病室

尽量减少综合性 ICU 病种的复杂性，或增加 ICU 病室单间病房数量，感染患者与非感染患者应分开安置，同类感染患者相对集中，MRSA、泛耐药鲍曼不动杆菌等感染或携带者单独安置，以免交叉感染。对于开放性肺结核等空气传播的感染，应隔离于负压病房。接受器官移植等免疫功能明显受损患者，应安置于正压病房。

（三）加强无菌观念，严格消毒制度

危重患者施行专人管理，治疗或护理时严格执行无菌操作技术，ICU 内建议使用一次性材料，可重复使用物品送供应室统一消毒灭菌处理。工作人员采用流水洗手，建立医护人员手卫生制度。接触特殊患者如 MRSA 感染或携带者，或处置有血液、体液、分泌物、排泄物喷溅的患者时，应穿隔离衣或防护围裙。接触疑似为高传染性的感染，如禽流感、严重急性呼吸综合征（SARS）、新冠肺炎等患者，应佩戴 N95 口罩。建立消毒室，定期对空气、用具、感染物品进行消毒和细菌培养。床单位及仪器外表应有定期清洁和终末消毒制度。做好感染患者体液的消毒处理。

（四）加强 ICU 病室管理

明确划分清洁区、半清洁区和污染区，设置超净工作台、污物处理室等。严格管理和限制人员出入，包括限制探视人员以及减少医生、护士不必要的出入。进出 ICU 应更换专用的工作衣和鞋。

（五）合理应用抗生素

根据细菌培养与药敏试验结果，合理应用抗生素，避免二重感染。

知识拓展

MRSA 感染的预防

耐甲氧西林金黄色葡萄球菌（methicillin-resistant Staphylococcus aureus，MRSA）是 ICU 院内感染的重要病原菌之一，其预防策略如下：

（1）对于 MRSA 肺炎患者，必要时应进行床边隔离或收入单间病房。对 MRSA 患者进行诊疗时，医护人员应尽量戴一次性口罩和手套并穿隔离衣。

（2）万古霉素胃肠道给药可减少 ICU 患者 MRSA 下呼吸道感染率和口咽部携带率，但考虑到对阳性球菌的抗生素选择性压力，不赞成常规使用。

（3）皮肤软组织损伤携带或可能感染 MRSA 的患者进行治疗或清除细菌时，如果是莫匹罗星敏感的 MRSA，推荐在全身应用敏感抗菌药物的前提下，局部使用莫匹罗星，较单独鼻部或皮肤使用莫匹罗星的清除率更高。

（4）有 MRSA 定植或感染史或有 MRSA 定植高风险需要手术（如心脏瓣膜置换，髋关节置换）的患者，可应用糖肽类单独或联合其他药物预防。糖肽类也可用于 MRSA 携带者或家庭成员中有 MRSA 流行患者的预防。

（六）尽早发现并预防感染

引流液和分泌物常规做培养，所有导管拔除时均应做细菌培养及药敏试验，以便早期发现感染并及时治疗。病情允许时应尽早终止气管切开、介入治疗等有创操作。

三、ICU 护士职业防护

（一）树立标准预防的意识

标准预防是认为患者的体液、血液、分泌物和排泄物均具有传染性，需进行隔离，不论是否有明显的血迹、污染，是否接触非完整皮肤与黏膜，只要接触上述物质者，必须采取预防措施。ICU 护士在护理操作中频繁接触患者的体液、血液、分泌物及排泄物，受感染的危险性很大，这就要求医护人员在工作中树立标准预防的意识和观念。在临床工作中对感染易发因素采取有针对性的防护措施，如预防针刺伤、选择合适的防护用品、正确洗手等。

（二）环境因素的危害及防护

ICU 护士工作环境存在各种物理和化学的有害因素，如射线、噪音、电击伤害及 ICU 病房相对封闭、空气流通性差等。在工作中，应积极预防射线侵害，控制噪音，遵守用电规则，定时通风等。

第四节　ICU 护理伦理及法律

在 ICU，医护人员、患者及其家属经常面临抉择是否拒用或撤销使用药物、机械设备以及一些基本的生命支持措施等涉及伦理或法律的问题，这时我们应将制度的价值、道德的力量指向关注患者安全的理念上，而不是用在规避风险上。尊重患者生命、保护患者安全是医务人员和医院存在的起点，是医疗质量的核心内容。

一、ICU 的伦理

（一）ICU 伦理原则

在 ICU 临床实践中，医护人员必须依据护理伦理的基本原则去指导护理工作。

1. 生命神圣与价值原则和有利与无伤原则　医学伦理原则根源于传统的宗教和哲学，它们包含了对仁慈和罪恶，好与坏的价值判断，并认为生命是无价和神圣不可侵犯的。所以，我们在 ICU 患者安全医疗中必须采取无伤害的治疗和护理措施。

2. 自主原则　是指患者有权对自己所患疾病，在处理和治疗方面独立地、自愿地做出自己的决定。一旦确定某一患者丧失做出医疗决定的能力，必须运用一些法定的方法来确定由谁来代替或代表其做出医疗决策，理想的代理人最好是患者书面指示中预先指定的人选，再则是法定监护责任顺序的家庭成员，通常的顺位是患者的配偶、成年子女、患者父母、成年亲属、患者（外）祖父母，也可由法庭任命的个体行使代理角色。

3. 公正与公益原则　公正原则是每个人都有平等的权利来享有最为广泛的、基本的自由，以同样的服务态度、医疗水平对待同样医疗需要的患者。公益原则实质是如何使利益分配更合理，更符合大多数人的利益，它体现了更大意义和范围上的公平与公正。

（二）ICU 伦理问题的产生

在 ICU，护理伦理问题可以产生在患者、家属或医护人员中，如医生为患者使用实验性药物，从专业角色的角度，护士应配合医生，但从伦理规范出发就应将实情告之患者；如躁动不安的患者是给予镇静药物，还是进行约束；如患者要求给予安乐死，但目前在很多国家包括我国还没有相关政策和法律可遵循。

（三）伦理决策中的具体问题

1. 有创监护技术中的伦理问题 在 ICU 中，危重患者由于病情需要，常需使用一些有创监护技术才能更准确地反映患者疾病状态，如经动脉插管的有创血压监测技术，除了可以提供持续、动态的血压监测外，还可通过插管抽取血液进行血生化检查以及血气分析，这样可以避免多次穿刺抽血检查，然而这种方法对患者也有不利的因素，如插管导致疼痛、费用比无创血压监测高，还可能产生感染、脓毒血症、空气栓塞等并发症。医护人员在决定是否对患者使用有创监护技术时，要结合医生的个人专业技能和临床经验，考虑患者的实际状况和意愿，慎重、准确和明智地应用当前所能获得的最好的临床证据，制定出患者的治疗措施。

2. 临终关怀的伦理问题 临终关怀的本质是对救治无望的患者采取生活照顾、心理疏导、姑息治疗等措施，着重于控制患者疼痛，缓解患者心理压力，消除患者及其家属对死亡的焦虑和恐惧，不以延长患者的生存时间为目的，而以提高患者的临终生活质量为宗旨。医护人员在认识和了解临终患者的生理、心理特点及行为反应的基础上，对患者的某些行为失常、情绪变化要予以理解，应该尊重患者权利，维护患者利益，如允许患者保留自己的生活方式、尊重他们参与治疗与护理方案的决定、保守他们的隐私等，并尽量满足合理的要求，增加或安排他们与家属会面的机会与时间，让他们参加力所能及的活动。

3. 器官捐赠的伦理问题 器官移植技术近年来发展迅速，给许多重要器官功能衰竭而面临死亡的患者带来了生的希望，但是限制性因素之一是器官捐献者的供源不足，而人们的伦理及道德性问题是造成供体器官匮乏的根本原因。虽然 ICU 患者中有潜在的器官捐献者，但在实际临床决策中要充分遵循患者自愿、无偿的原则，严格按照器官捐献的相关法律规定和工作流程去实施，充分保障器官捐献者和接受者的合法权益。

二、ICU 的法律

ICU 护理工作中的法律问题可能涉及患者的权利和义务、患者的住院和治疗、患者的法律能力和责任等多个方面，护士应该熟悉和遵守相关法律规定，依法行事。

（一）ICU 的法律相关问题

1. 治疗中的知情同意问题 我国相关法律规定，知情同意权是患者享有的权利之一。知情同意，临床上是指在患者和医护人员之间，当对患者做出诊断或推荐一种治疗方案时，要求医护人员必须向患者提供充分的病情资料，包括这种方案的益处、危险性以及可能发生的意外情况，使患者能自主地做出决定，接受或不接受治疗。当护士实施保护性医疗措施不宜向患者说明情况的，应当将相关情况告知患者家属，在提供资料时，应注意与医生保持一致，避免患者或家属产生误解。

2. 治疗中的隐私权问题 我国相关法律规定，维护个人隐私是每个公民的权利。保护患者的隐私是医护人员的义务。在临床工作中保护患者的隐私，避免患者的精神和心理遭受各种刺激，这是道德问题，也牵涉到法律问题，否则可能会损害患者的名誉和家庭幸福，医护人员也可能会因此而被提起诉讼。

（二）预防发生法律问题的措施

1. 加强法律学习，严格执行护理规范 ICU 护士要学习相关的法律知识，提高自己的法律意识，依法规范自己的行为，如在书写护理记录、执行护理操作、观察患者病情等过程中，护理人员应增强工作责任心，严格遵循护理规范标准和操作流程。

2. 了解权利和义务，防止侵权与犯罪　ICU 护理人员要充分了解患者应有的权利和自己应尽的义务，尊重和爱护患者，避免随意泄露或议论患者的病情和隐私而侵犯患者的隐私权。

3. 正确执行医嘱，防止护理过失行为　护士应严格执行医嘱，但如发现问题也不能盲目执行，应及时和医生沟通。护理工作中有一些情况会导致过失行为，如没有及时观察病情、治疗时没按规定查对等，预防这些行为的出现，首先要增强工作责任心，其次要严格按照规章制度办事。

【思考题】

1. 结合标准预防的理念，谈谈工作中如何做好 ICU 感染的预防与控制?
2. ICU 患者常见的心理问题有哪些? 举例分析 ICU 患者的心理护理措施。
3. 结合各国对安乐死的相关法规，谈谈你对安乐死的看法。

ICU 是重症医学的临床基地，是医院集中监护和救治危重症患者的专门科室，是西医学的重要组成部分和具体体现场所。对全身各系统进行动态监护，是有效反映危重症患者全身脏器功能和内环境状况的重要辅助手段，是临床从事急危重症医护人员必须掌握的基本技能。

第一节　循环系统监护

循环系统监护是 ICU 监护的重要内容，分为无创监测和有创监测两大类。无创监测是通过监护仪器间接获得各种心血管功能状态的指标，对患者的组织器官没有任何损伤，是 ICU 最常用的监测方法。有创监测是将各种导管或探头经体表插入心脏或血管腔内，直接测得心血管功能各项参数，但可能导致出血、感染等并发症，因此，临床应用时需掌握好适应证。

一、心电图监测

心电图（electrocardiography，ECG）监测是持续或间断地监测患者的心肌电活动，及时反映患者心电改变及心律失常，是临床各种急危重症患者常规监测项目之一。临床常用多参数监护仪对患者进行心电监护。在 ICU，也可配备中央心电监测系统，它是由一台中央监护仪通过导线、电话线或遥控连接数台多功能床旁监护仪组成，可以同时显示多个患者的心率、血压、心电图波形、血氧饱和度等功能参数的数字和图像。

（一）目的

1. 早期发现和识别心律失常。
2. 及时发现心肌损害，预防心肌缺血和心肌梗死。
3. 监测水、电解质及酸碱平衡紊乱情况。
4. 观察及评价抗心律失常药物的疗效及不良反应。
5. 判断心脏起搏器功能。

（二）监护仪导联电极安放位置

常用的监护仪有 3 个电极、4 个电极和 5 个电极三种类型，其中 5 个电极最常用。各种监护仪均有电极放置示意图，使用时应选择能清楚显示心电图波形和节律的导联位置，以便对心电活动进行综合分析。

五导联电极放置位置是：右上（RA）置于胸骨右缘锁骨中线第 1 肋间；左上（LA）置于胸

骨左缘锁骨中线第 1 肋间；右下（RL）置于右锁骨中线剑突水平处；左下（LL）置于左锁骨中线剑突水平处；改良胸前导联（C）置于胸骨左缘第 4 肋间。

（三）注意事项

1. 多参数监护仪的地线应在连接电源前接好，避免干扰心电监测的波形，甚至发生电击危害患者和医护人员的人身安全。

2. 放置电极前先用 75％乙醇棉球擦拭皮肤，祛除皮肤表面汗渍，待干后粘贴电极片。如患者胸毛浓密，应备皮祛除胸毛；皮肤角质较厚者，可用电极片上的砂片擦拭患者皮肤。电极片安置位置应不影响心脏听诊、心电图检查、心脏电除颤，避开骨骼突起的部位，以免影响其他操作或导线脱落。

3. 每 3 天更换一次电极片及监测部位（出汗随时更换），避免电极脱落、接触不良等干扰检测图形。同时要避免手机、激光设备、吸引设备、微波炉等其他设备的干扰。

4. 根据患者病情，调节监护仪的心率报警参数。

二、动脉血压监测

动脉血压（arterial blood pressure，ABP）是估计心血管功能的常用指标，其影响因素包括心排血量、循环血容量、周围血管阻力、血管壁弹性和血液黏滞度等五个方面。虽然动脉血压能反映心脏后负荷、心肌做功与耗氧及周围循环血流，但它不是反映循环功能的唯一指标。因此，临床上应结合多项监测指标对循环功能进行综合分析。监测方法包括无创和有创血压监测（动脉穿刺插管直接测压法）两种方法，本章重点介绍有创血压监测。

（一）目的

持续、动态监测 ABP 的变化；了解患者左心室收缩能力、心室后负荷和周围血管阻力。

（二）适应证

大中型手术的术中和术后监测；严重低 / 高血压、休克、严重创伤和急性心力衰竭；使用血管活性药物期间，监测和判断治疗效果。

（三）禁忌证

凝血功能障碍、出血性疾病；穿刺部位存在感染或损伤；Allen 试验阳性者。

（四）操作方法（以经皮桡动脉穿刺为例）

1. 操作前准备

（1）患者准备　向患者解释操作目的和意义，以取得配合。签署知情同意书。

（2）检测桡动脉侧支循环情况（Allen 试验）　嘱患者抬高上肢，超过心脏水平后握拳，操作者用手同时压迫患者桡动脉和尺动脉以阻断血流，使患者拳头发白，让患者将手放回心脏水平后松拳，操作者手指松开解除对尺动脉的压迫，观察患者手部颜色恢复速度，0～6 秒恢复红晕表示尺动脉侧肢循环良好，若恢复红色超过 15 秒为 Allen 试验（＋），说明尺动脉血液循环差，禁止选用此上肢进行桡动脉穿刺。

（3）用物准备　动脉套管针、一次性压力套装、监护仪、压力连接线及压力传感器、5mL 注射器、肝素、生理盐水 500mL（软袋装）、加压袋。

（4）测压装置准备　①连接压力冲洗装置：将 12500U 的肝素注入 500mL 生理盐水袋中，将生理盐水软袋与一次性压力套装的进液端相连，并将生理盐水软袋套入加压袋内，挤捏加压袋的皮球，打气到 300mmHg。②连接压力监测装置：固定压力传感器于患者右心房水平，将压力连接线分别与监护仪压力监测孔和一次性压力套装连接。③排气：排尽一次性压力套装内的空气（图 8-1）。

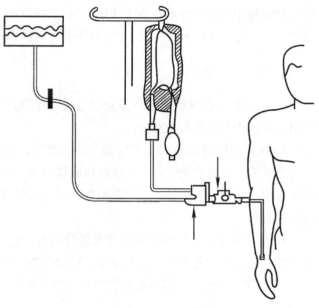

图 8-1　测压系统示意图

2. 体位　嘱患者平卧，前臂伸直，掌心向上并固定，腕部垫一小枕，充分暴露穿刺部位后消毒，同时，操作者消毒用于固定穿刺部位的中指和示指。

3. 穿刺置管　操作者用中指和示指固定穿刺动脉，另一只手持动脉套管针，以 20°～30°从动脉搏动最明显处进针，见回血后将套管针全部插入，退出针芯，连接压力装置；用肝素盐水冲洗后，用敷贴妥善固定穿刺针。

4. 调节　①调节三通开关，关闭压力延长管端，将持续冲洗装置与大气相通，按下监护仪归零按钮。②调节三通开关使持续冲洗装置和压力延长管相通，观察动脉内压力图形和数值，设置监护仪报警参数。

5. 整理、记录　整理用物，固定导线，记录监测结果。

（五）注意事项

1. 有创动脉血压监测首选桡动脉穿刺，因其位置表浅、易于固定及穿刺成功率高，管理方便。除桡动脉外还可以选择股动脉、肱动脉和足背动脉等。

2. 严格无菌操作，保持管道密闭和持续正压，保证导管内无回血、无气泡。

3. 保持测压管道通畅，定时用肝素盐水冲洗管道，防止血栓形成。

4. 压力传感器高度应与心脏（第 4 肋间腋中线）在同一水平，改变体位后应重新校正零点。

5. 有创动脉血压的正常值是（100～140）/（60～90）mmHg。监测数值过高或过低、波形幅度低平，应检查管道是否通畅，传感器位置是否准确或肢体位置有无影响。

6. 有创动脉血压数值较一般袖带血压略高出 5～20mmHg。另外，不同部位有创动脉血压也存在一定差异，一般下肢动脉的收缩压较上肢高，而舒张压较上肢低。

知识链接

血压监测新技术

近年来，随着可穿戴设备、物联网以及大数据分析的发展，抗运动干扰能力强、支持数据存储和传输、内置智能算法的血压计应运而生，该类血压计能有效避免人体运动对血压监测的影响；可通过神经网络等智能算法在血压脉搏波形图中准确地找到收缩压、舒张压和平均血压的测量点；能够通过蓝牙、GPRS 等数据传输方式将日常检测的血压数据传输至手机 APP、服务器等终端或后台，为客户提供个性化数据服务，也为高血压病情诊断、预防等带来了新的契机。

三、中心静脉压监测

中心静脉压（central venous pressure，CVP）是指右心房及上、下腔静脉胸腔段的压力。正常值是 5～12cmH$_2$O。

（一）适应证

各类大中型手术，如心血管、颅脑和胸部大而复杂的手术；严重创伤、休克、心功能衰竭和肾功能衰竭；判断和监测容量治疗效果。

（二）禁忌证

凝血功能障碍、出血性疾病；穿刺部位存在感染或损伤。

（三）测量方法

1. 准备　向患者解释操作目的和意义，取得配合，签署知情同意书。准备用物。

2. 测量途经　主要经颈内静脉或锁骨下静脉，将导管置于上腔静脉，也可经大隐静脉或股静脉将导管置于下腔静脉。

3. 测压方法　将一直径 0.8～1.0cm、刻有厘米水柱（cmH$_2$O）的玻璃标尺固定在输液架上，标尺零点置于腋中线第 4 肋间右心房水平。将中心静脉导管连接三通开关，三通开关一端与连接管相连，管内充满液体，排除气泡，另一端与输液器相连。测量时阻断输液器一端，即可测出 CVP（图 8-2）。

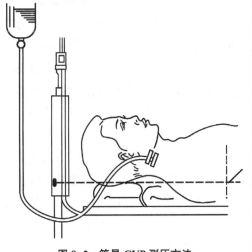

图 8-2　简易 CVP 测压方法

（四）临床意义

CVP 可以间接反映右心室前负荷和循环血量变化，判断心脏收缩功能和肾脏排泄功能，间接推测容量治疗的效果，特别是持续监测其动态变化，比单次监测更具有指导意义。CVP ＞ 15cmH$_2$O 表示右心功能不良，且有发生心力衰竭的可能，应暂停或严格控制液体速度并采用强心、利尿等治疗措施；CVP ＜ 5cmH$_2$O 表示右心充盈不佳或血容量不足，应迅速补液。

（五）注意事项

1. 测压装置与导管接头应紧密连接，妥善固定，以防导管脱落或患者自行拔出。

2. 严格无菌操作，保持穿刺部位敷料清洁干燥。定期更换敷料（普通敷料每天更换 1 次，3M 透明敷料每 3～7 天更换 1 次），如有脱落、潮湿、污染应立即更换。

3. 中心静脉压管道内不能输注血管活性药物，防止测压时中断药物的输入或测压后药物随液体快速输入体内而引起血压或心律的变化，甚至危及生命。

4. 患者体位改变后，测压前应重新校正零点，保持换能器零点与第四肋间腋中线平齐。

5. 保持导管密闭、通畅，定时用肝素盐水冲洗，防止静脉血栓的形成。管道不通畅时可用肝素盐水缓慢回抽，切勿加压冲洗，以免血栓脱落引起肺、脑栓塞。

6. 中心静脉测压时间一般不超过 7 天。

7. 观察穿刺部位有无并发症，如感染、出血和血肿；有无淋巴管损伤、气胸和血胸等征象。预防的关键在于熟悉解剖结构及严格无菌操作。

第二节　呼吸系统监护

正常的呼吸是维持生命及机体内环境稳定的重要生理活动之一。完整的呼吸过程包括外呼吸、气体在血液中的运输和内呼吸三个阶段。对危重患者进行呼吸系统监护能评价其通气与换气功能的动态变化、诊断呼吸功能障碍的类型和严重程度、调整治疗方案及对呼吸治疗有效性做出合理的判断等。

一、呼吸运动及功能监测

（一）呼吸运动监测

1. 基本监测

（1）呼吸频率（respiratory rate，RR）　是呼吸监测中最简单、最基本的项目，RR 能反映患者通气功能及呼吸中枢的兴奋性，正常值成人 16～20 次 / 分，小儿呼吸频率随年龄减少而增加。如成人呼吸频率＜ 6 次 / 分或＞ 35 次 / 分提示呼吸功能障碍。

（2）呼吸节律、幅度　呼吸节律是指呼吸的规律性，观察呼吸节律可以发现异常呼吸类型，提示病变部位。呼吸幅度是指呼吸运动时患者胸腹部的起伏大小，可以反映潮气量的大小。

（3）胸、腹式呼吸　一般男性和儿童以腹式呼吸为主，女性以胸式呼吸为主。

2. 呼吸力学监测

（1）顺应性　是指单位压力改变所引起的肺容积改变。肺动态和静态顺应性均可由床旁呼吸功能监测仪直接测定，也可通过呼吸机监测参数计算。肺顺应性监测可评价危重患者肺组织的弹性，评价和指导机械通气模式的调整和呼气末正压的应用。

（2）气道阻力　是呼吸运动过程中气流通过气道时产生的阻力，是非弹性阻力的主要部分，直接反映气道的阻塞情况。可由床旁呼吸监测仪直接测定。气道阻力增加多见于肺内感染、肺气肿、支气管哮喘发作、气道分泌物潴留等。

（3）呼吸功　肺通气过程中，呼吸肌必须消耗能量以克服呼吸器官的弹性和非弹性阻力，将气体吸入和呼出气道，即呼吸做功。它不仅反映心肺功能，也是衡量呼吸困难的客观指标。

3. 常见的异常呼吸类型

（1）潮式呼吸　又称陈 - 施呼吸（cheyne-stokes respiration），是一种呼吸由浅慢逐渐变为深快，然后再由深快转为浅慢，再经一段呼吸暂停（5～20 秒）后，又开始重复以上过程的周期性变化，其形态犹如潮水起伏。一般每个周期历时 30～120 秒。严重的心脏病、心功能不全、肾病、哮喘、脑炎、颅内压增高者及中毒者可出现这种呼吸类型。

（2）紧促式呼吸　呼吸运动浅促而带有弹性，多见于胸膜炎、胸腔肿瘤、肋骨骨折、胸背部剧烈疼痛、颈胸椎疾病引起疼痛者。

（3）蝉鸣样呼吸 上呼吸道部分梗阻的患者，空气吸入发生困难，在吸气时发生高音调啼鸣声。常伴有明显"三凹征"。

（4）哮喘性呼吸 发生在哮喘、肺气肿及其他喉部以下气道有梗阻者，其呼气期较吸气期延长，并带有哮鸣。

（5）点头式呼吸 因胸锁乳突肌收缩的原因，在吸气时，患者下颌向上移动而在呼气时下颌重返原位，类似点头样。多见于垂危患者。

（6）叹息式呼吸 呼吸呈叹息状，多见于过度疲劳、神经质等患者。

（7）鼾音呼吸 患者在呼吸期间出现大水泡音，主要是上呼吸道有大量分泌物潴留所致。多见于咳嗽无力或昏迷患者。

（二）呼吸容量监测

1. 潮气量（tidal volume，VT） 潮气量是反映人体静息状态下的通气功能，是指平静呼吸时，每次吸入或呼出的气量，由肺泡通气量和无效量两部分组成，正常成人为 8～12mL/kg 体重，平均约为 10mL/kg。

2. 生理无效腔（deadspace ventilation，VD） 是指解剖无效腔和肺泡无效腔之和。解剖无效腔是从口腔到细支气管之间的呼吸道所占空间；肺泡无效腔是指肺泡中未参与气体交换的空间。健康人平卧状态下，解剖无效腔和生理无效腔容积近似相同，疾病时生理无效腔容积可增大。VD/VT 的比值反映通气的效率，正常值是 0.2～0.35，主要用于寻找无效腔增加的原因。

3. 分钟通气量（minute ventilation，MV） 指在静息状态下，每分钟进入或呼出肺的气体总量，是潮气量与呼吸频率的乘积。正常值为 6～8L/min，是肺通气功能最常用的监测项目之一。

4. 肺泡通气量（alveolar ventilation，VA） 指在静息状态下，每分钟吸入气量中能进入肺泡进行有效气体交换的有效通气量。VA=（VT–VD）×RR。

5. 最大通气量（maximal voluntary ventilation，MVV） 指单位时间内患者尽力所能吸入或呼出的最大气量，反映机体的通气储备能力。

6. 肺活量（vital capacity，VC） 指最大吸气后，再做最大呼气所能呼出的气量，即潮气量、补吸气量和补呼气量之和。正常成年男性为 3.5L，女性为 2.5L。VC 反映肺每次通气的最大能力。

二、经皮脉搏氧饱和度监测

经皮脉搏氧饱和度（pulse oxygen saturation，SPO₂）监测是利用脉搏氧饱和度仪（pulse oximetry，POM）经皮测得的动脉血氧饱和度的值，是临床上常用的评价氧合功能的指标，被称为第五生命体征监测。

（一）目的

利用脉搏血氧饱和度仪持续监测患者指（趾）端等小动脉搏动时氧合血红蛋白占血红蛋白的百分数，以此判断患者组织氧供情况。

（二）操作方法

连接监护仪与血氧饱和度探头的导线。将探头内发出暗红光一面与甲床接触。打开监护仪开关，检查监护仪性能，调节 SPO₂ 的报警参数。

（三）注意事项

1. 环境中有较强的光源或手术电灼时应将探头覆盖，以免损伤探头或影响监测结果。

2. 尽量使监护侧肢体保持稳定，躁动患者应妥善固定，防止探头脱落使监测数值不准确或探头损坏。

3. 监测 SPO_2 时，不要选择有灰指（趾）甲或涂有指甲油的指（趾）甲。不要在监测 SPO_2 的肢体上同时监测无创血压。

4. 定时更换监测部位，避免同一部位长时间受压出现血液循环障碍。

5. SPO_2 正常范围是 96%～100%。$SPO_2 < 90\%$ 提示低氧血症，当低体温（< 35℃），低血压（< 50mmHg）、休克时，因末梢循环障碍，导致监测信号下降。

三、动脉血气分析

动脉血气分析是目前临床评价呼吸功能、肺部气体交换功能最准确方法，可为机械通气的患者提供呼吸机参数调节、疗效分析和预后判断的依据，指导呼吸衰竭和酸碱失衡患者的治疗，是 ICU 常用的监测指标，已成为危重病患者抢救过程中常规的监测手段。

（一）动脉血液酸碱度（pH）

1. 正常值　成人动脉血的 pH 值为 7.35～7.45，平均 7.40。

2. 临床意义　动脉血 pH 受 $PaCO_2$ 和 HCO_3^- 浓度双方面的影响，用于判断酸碱紊乱变化的方向。$pH < 7.35$ 为酸中毒，$pH > 7.45$ 为碱中毒。当 pH 在正常范围时，可能表示无酸碱平衡紊乱，也可能是完全代偿性酸碱中毒。人体能耐受的最低 pH 为 6.90，最高 pH 为 7.70。

（二）动脉血氧分压（PaO_2）

1. 正常值　81～100mmHg。

2. 临床意义　PaO_2 是判断缺氧和低氧血症的指标。临床上根据 PaO_2 将缺氧分为轻、中、重三度：PaO_2 60～80mmHg 为轻度缺氧；PaO_2 40～60mmHg 为中度缺氧；PaO_2 20～40mmHg 为重度缺氧。

（三）动脉血二氧化碳分压（$PaCO_2$）

1. 正常值　35～45mmHg。

2. 临床意义　$PaCO_2$ 是反映通气状况和酸碱平衡的重要指标。$PaCO_2$ 增高说明肺泡通气不足，提示呼吸性酸中毒或代谢性碱中毒的呼吸代偿；$PaCO_2$ 降低说明肺泡通气过度，提示呼吸性碱中毒或代谢性酸中毒的呼吸代偿。同时也是诊断 II 型呼吸衰竭的必备条件：①I 型呼吸衰竭：PaO_2 降低，$PaCO_2 < 50mmHg$。②II 型呼吸衰竭：PaO_2 降低，$PaCO_2 > 50mmHg$。

（四）动脉血氧饱和度（SaO_2）

1. 正常值　96%～100%。

2. 临床意义　SaO_2 与血红蛋白的多少无关，而与 PaO_2 高低、血红蛋白和氧的结合能力有关。但在合并贫血和血红蛋白减少时，即使存在一定程度的缺氧，SaO_2 也可能正常。PaO_2 和 SaO_2 是反映机体呼吸功能状态及缺氧程度的指标。

第三节　其他常用监护技术

一、体温监测

人体的体温调节中枢在下丘脑，通过神经和体液因素的作用保持产热和散热平衡。ICU患者进行体温监测，对疾病的诊断、转归和治疗有重要的指导意义。

（一）正常体温

正常成人体温随测量部位不同而异。口腔舌下温度为（口温）36.3～37.2℃，腋窝温度（腋温）为36～37℃，直肠温度（肛温）为36.5～37.5℃，耳鼓膜温度（耳温）为36.5～37.5℃昼夜间可有轻微波动，清晨稍低，起床后逐渐升高，下午或傍晚稍高，但波动范围一般不超过1℃。

（二）测温部位

测温部位可分为中心和体表两部分。根据体温监测的需要选用合适的测温装置和部位。

1. 体表测温部位　包括口腔、腋窝、皮肤。其中腋窝是监测体表温度最常用的部位，具有测温方便、患者无任何不适、温度比较稳定等优点。而口腔测温和皮肤测温较容易受到外界因素的影响。口腔测温可将温度计置于舌下，但是测温前进行冷热饮食或者测温时张口呼吸均可影响测温效果。值得注意的是，口腔测温不适用于需要连续监测体温的危重患者或昏迷不能合作者。皮肤与外界直接接触，是人体第一层保护屏障，体表各部位温度差别也很大，现常将皮肤温度探头置于大腿内侧，因为研究表明大腿内侧皮肤温度与平均皮肤温度非常接近。

2. 中心测温部位　包括直肠、食管、耳鼓膜、鼻咽部。临床上测量中心温度最常用的传统部位是直肠。将温度计置于肛门深部，成人6～10cm，小儿2～3cm。但其易受排便影响，且存在明显的温度滞后现象，即当体温改变迅速时，尤其在体外循环降温和复温过程中，直肠温度反应较慢；耳鼓膜是目前测量中心温度最精确的部位，将专用的测温探头放置于外耳道内鼓膜上，接近颅底，温度接近脑部温度。柔韧性极好的测温探头的出现使其安全系数更高，可避免损伤外耳道和鼓膜；食管测温主要用于人工降温及复温患者的温度监测，将测温探头置于食管下1/3处进行测温，可迅速、可靠地反映中心温度或主动脉血液的温度；鼻咽部测温是将测温探头置于鼻咽部或鼻腔顶部，因该部位接近颅底，故可间接反映脑部温度，但该两处的温度易受吸入气流温度的影响。

（三）临床意义

1. 体温升高　一般而言，当腋下温度超过37℃或口腔温度超过37.3℃，一昼夜体温波动超过1℃称为发热。发热是机体患病的一种病理生理反应，也是机体的生理防御反应。发热分为感染性发热和非感染性发热，发热的临床分级，以口腔温度为例，发热程度可划分为：低热为37.5～38.0℃、中等热为38.1～39.0℃、高热为39.1～41.0℃、超高热为41.0℃以上。体温过高时，患者可出现谵妄、烦躁不安甚至惊厥，机体氧耗增加，对呼吸、循环及肝肾功能产生不利影响。

2. 体温下降　婴幼儿、老年人、手术麻醉患者等是低体温的高发人群，可诱发和加重疾病，故临床上应严密监测体温，采取积极的保暖措施。人在低温状态下，循环、呼吸、造血、免疫、肝肾功能都发生明显障碍，应严密监测全身各系统功能状态，减少并发症的发生。

3. 皮肤温度与中心温度差 是了解外周循环灌注情况的重要指标。正常情况下，温差应小于2℃。一般认为皮肤温度低于中心温度3~4℃，提示外周微循环差或存在心排血量低的情况。温差逐渐进行性扩大，是病情恶化的指标之一。

二、肾功能监测

肾脏是排泄机体代谢产物和维持机体内环境稳定的重要器官，监测危重患者的肾功能状态，对整个机体及各个脏器功能的治疗具有非常重要的临床意义。

（一）尿量和尿比重

1. 尿量 是肾小球滤过率的直接反映，是评估肾血流量和肾排泄功能的重要指标。尿量＜30mL/h提示肾脏血流灌注不足，间接反映全身血容量减少。24小时尿量正常值是1000~2000mL，平均在1500mL左右。24小时尿量少于100mL称为无尿，少于400mL称为少尿，大于2500mL为多尿。

2. 尿比重 尿比重的高低主要取决于肾脏的浓缩功能。尿比重正常值是1.015~1.025。尿比重＞1.025，提示尿液浓缩，肾脏浓缩功能尚好；尿比重＜1.010，提示肾浓缩功能严重障碍。临床常结合24小时尿量综合判断和分析患者血容量及肾脏的浓缩功能。

（二）血尿素氮

血尿素氮（blood urea nitrogen，BUN）是体内蛋白质的代谢产物，成人BUN的参考值范围为2.9~6.8mmol/L。血BUN升高程度与肾功能损害程度成正比。BUN升高表明肾小球滤过减少、体内蛋白质过度分解或摄入高蛋白食物等。肾小球滤过功能降低至正常的50%以下时，BUN才会升高，当BUN进行性升高（＞20mmol/L）时，说明肾单位已有60%~70%受损，提示肾功能衰竭或患者处于高分解代谢状态。

（三）血肌酐

检测血肌酐（serum creatinine，SCr）是了解肾功能的有效方法。SCr包括内源性和外源性两种，内源性肌酐是体内肌肉组织代谢的产物，外源性肌酐是肉类食物在体内代谢的产物。SCr正常值参考范围是男性44~133μmol/L，女性90~106μmol/L，儿童27~62μmol/L。SCr主要由肾小球滤过后排出体外，SCr浓度升高提示肾小球滤过功能减退。

（四）内生肌酐清除率

内生肌酐清除率（endogenous creatitine clearance rate，Ccr）是判断肾小球滤过功能的重要指标。一般情况下，内生肌酐绝大部分经肾小球滤过，而肾小管不吸收亦不排泄。正常成人Ccr正常值是80~120mL/min，如降到正常的80%以下，提示肾小球滤过功能已有减退，其数值越低，肾功能损害越严重。

（五）尿/血渗透压比值

尿/血渗透压比值是反映肾小管浓缩功能的指标。尿渗透压正常值为600~1000Osm/L，血渗透压为280~310Osm/L，尿/血渗透压比值为2.5±0.8。比值降低说明肾脏浓缩功能障碍。如急性肾衰竭时，尿渗透压接近血浆渗透压，两者比值小于1.1。

三、肝功能监测

各种危重病症都可以引起肝脏原发性或继发性损害，因此，肝功能监测是重症患者治疗中的一项重要工作。肝功能监测指标较多，但多数指标的特异性和敏感性不强，某些非肝脏疾病也可以引起各相关指标异常变化。

（一）血清蛋白质

包括血清总蛋白、白蛋白、球蛋白及白蛋白与球蛋白比值测定（A/G）。其中白蛋白是肝脏合成的最重要蛋白质，正常值是40～55g/L，其浓度可以反映肝脏的功能。白蛋白下降程度与肝病严重程度成正比，当白蛋白＜30g/L时，提示肝功能严重受损，预后较差；白蛋白＜25g/L时，易出现腹水。A/G比值正常为（1.5/2.5）：1，A/G倒置见于肝功能严重损伤。

（二）血浆凝血酶原时间（plasma prothrombin time，PT）

凝血酶原时间正常值是12～14秒，延长或缩短3秒以上为异常。PT超过对照组3秒以上提示DIC低凝期、肝胆疾病和肝素抗凝治疗等；PT缩短表明血液处于高凝状态。

（三）转氨酶

丙氨酸氨基转移酶（ALT）和天门冬氨酸氨基转移酶（AST）主要存在肝细胞内，正常情况下这两种酶血清含量很低，当肝细胞损伤时，转氨酶就会释放入血，使其在血清中活性增高。转氨酶增高常见于活动或进行性肝硬化、毒物或药物性肝损害、肝外胆道阻塞、原发性肝癌、肝脓肿、充血性心力衰竭以及肌肉剧烈活动等；转氨酶降低主要见于重型肝炎，酶活力下降，可伴随血清胆红素上升，即所谓"胆－酶分离现象"，提示预后不佳。

（四）血清胆红素

胆红素代谢监测是了解肝排泄功能的重要指标。监测指标包括血清总胆红素、直接胆红素、间接胆红素、直接胆红素与间接胆红素比值（DBIL/IBIL）。总胆红素含量能直接准确地判断有无黄疸、黄疸类型、黄疸程度及演变过程。如阻塞性黄疸时，总胆红素和直接胆红素升高，DBIL/IBIL＞0.6；溶血性黄疸时，总胆红素和间接胆红素升高，但DBIL/IBIL＜0.2；肝细胞性黄疸时总胆红素、间接胆红素和直接胆红素均升高，DBIL/IBIL波动在0.4～0.6。

（五）血氨

血氨的正常值是18～72μmol/L。血氨升高主要见于严重肝损害，如重型肝炎、原发性肝癌、肝硬化、肠道内含氮物质增多、尿毒症等。

四、胃肠黏膜内pH监测

胃肠道黏膜是抵御细菌、细菌毒素和其他有害物质侵袭的重要屏障。胃肠黏膜内pH（intramucosal pH，pHi）监测不仅可反映胃黏膜局部的血流灌注和氧合情况，而且也是全身组织血液灌注和氧合发生改变的早期敏感指标。胃肠道黏膜屏障受损，可引起细菌和内毒素移位，常是多脏器功能障碍综合征的重要启动因素。临床上，pHi监测常用于创伤、休克、多脏器功能障碍综合征的患者。监测方法有生理盐水张力法和空气张力法两种。

（一）临床意义

1. pHi 正常值 7.35～7.45。

2. 判断"隐性代偿性休克" 胃肠道对缺血最敏感，在循环障碍时，其反应发生最早，恢复最晚，甚至在全身血流动力学指标恢复后，仍处于缺血缺氧状态，即处于"隐性代偿性休克状态"。pHi 监测能够证实该状态并指导复苏。

3. 预警脓毒血症、多脏器功能障碍综合征 胃肠道缺血可导致黏膜屏障损伤，造成肠道细菌和毒素移位，诱发脓毒血症、多脏器功能障碍综合征。pHi 监测可反映内脏 – 局部氧合，指导治疗，维持足够的组织灌注和氧合。

4. 评价疗效、判断预后 胃肠道是血流灌注最早受影响，最晚恢复的器官。pHi 监测可及时发现胃肠功能状态，评价疗效和判断预后。

（二）注意事项

1. 选用同一型号的血气分析仪，保证所测定的结果误差无显著差异。

2. 测定前患者禁食 12 小时以上。若患者胃内有积血，则不适宜测定胃肠 pHi。

3. 操作过程注意避免与空气接触，排气、排液过程应充分利用三通开关。抽吸囊内气体和液体时，负压形成后要立即关闭开口，完成一次检测后，必须保证囊内无气体进入，以便进行后续检测。

五、有创颅内压监测

颅内压（intracranial pressure，ICP）是指颅腔内容物对颅腔产生的压力。正常成人平卧位颅内压为 10～15mmHg。持续对颅内压进行动态监测，可早期发现颅内压变化，及时降压，减少脑疝发生。对判断脑损伤严重程度和预后、判断颅脑手术时机和指导药物治疗、观察各种降颅压治疗效果、及时发现脑组织灌注异常等方面具有重要意义。

（一）监测方法

临床上最常用的监测方法是脑室内监测和硬膜外监测。

1. 脑室内监测 在无菌条件下经颅骨钻孔在侧脑室内置管或通过腰穿蛛网膜下腔置管，与颅外传感器相连接，通过脑脊液的传递而进行压力的记录。脑室内穿刺测压准确、方法简单，而且可行脑脊液引流和化验，是最常用的监测方法。但可导致颅内感染、脑组织损伤和脑脊液漏等并发症。

2. 硬膜外监测 将测压装置经颅骨进入硬脑膜与颅骨内板之间，测得的压力即为硬膜外颅内压。此法保留了硬脑膜的完整性，并发颅内感染的机会小，可长期监测，但技术操作要求高。将压力传感器置于硬脑膜外，要避免压迫过紧或过松而造成读数不准确。

（二）颅内压增高分级

ICP 在 15～20mmHg 之间为轻度增高；ICP 在 21～40mmHg 之间为中度增高；ICP ＞ 40mmHg 为重度增高。

（三）注意事项

1. 患者取平卧位，头部抬高 15°～30°，有利于静脉回流，减轻脑水肿，降低颅内压。

2. 严格无菌操作，妥善固定引流管，防止引流管脱落。穿刺部位敷料应保持清洁干燥，每 24 小时更换 1 次。吸痰时，压力过高可导致脑脊液一过性引流过多，应夹闭引流管进行吸痰，吸痰完毕及时打开。

3. 保持测压管通畅，在护理操作过程中应注意加强对导管的保护，防止打折和阻塞。

4. 患者躁动、剧烈咳嗽、翻身、用力排便、尿潴留等均可使 ICP 升高。因此应待患者平静后监测。对躁动患者应给予约束或镇静。

5. 根据 ICP 监测结果调整脑室引流瓶的高度，避免脑脊液引流过快导致颅内压骤降诱发脑疝。更换引流瓶和搬动患者时应夹闭引流管，预防脑脊液逆流。

6. ICP 监测时间一般不应超过 1 周。监测期间应观察有无感染、出血及脑脊液漏等并发症。一旦发现应立即通知医生，及时处理。

六、酸碱平衡监测

在血液酸碱监测中，最重要的三项指标是 pH、$PaCO_2$、HCO_3^-。pH 是判断血液酸碱度的指标；$PaCO_2$ 是判断呼吸性酸碱失调的指标；HCO_3^- 浓度或 BE 是判断代谢性酸碱失调的指标。三者在酸碱失衡的分析过程中具有重要意义。根据 pH 值是否超出正常范围确定有无酸血症或碱血症；当 $PaCO_2$ 与 HCO_3^- 浓度（或 BE）呈反向变化，即一个指标值增高，另一个指标值降低时，应诊断为复合型酸碱失衡；当 $PaCO_2$ 与 HCO_3^- 浓度（或 BE）呈同向变化时，有两种诊断可能：一是单纯型酸碱平衡失调。二是复合型酸碱平衡失调。酸碱平衡监测常用指标见表 8-1。

表 8-1　酸碱平衡监测常用指标

常用监测指标	含义	正常值	临床意义
标准碳酸氢盐（SB）	指全血在 $PaCO_2$ 为 40mmHg，血温为 37℃，血红蛋白 100% 饱和的标准状态下，测得动脉血中碳酸氢盐的浓度	22～27mmol/L	①SB 是判断代谢性酸碱平衡的可靠指标 ②SB 升高为代谢性碱中毒 ③SB 降低为代谢性酸中毒
实际碳酸氢盐（AB）	指实际测得的动脉血中碳酸氢盐的含量	22～27mmol/L	①AB 下降为代谢性酸中毒或呼吸性碱中毒代偿 ②AB 增高为代谢性碱中毒或呼吸性酸中毒代偿 ③当 AB > SB 时，为 CO_2 潴留，说明有呼吸性酸中毒存在 ④当 AB < SB 时，为 CO_2 呼出过多，说明有呼吸性碱中毒存在
二氧化碳总量（TCO_2）	指血浆中化合与游离状态下存在的 CO_2 含量的总和，代表血中碳酸和碳酸氢根之和	28～35mmol/L	①TCO_2 降低时见于代谢性酸中毒或代偿性呼吸性碱中毒 ②TCO_2 增高时见于代谢性碱中毒或代偿性呼吸性酸中毒
缓冲碱（BB）	指血液中具有缓冲作用的阴离子总和，血浆缓冲碱主要是碳酸氢根离子，其次是血浆蛋白	45～55mmol/L	①BB 是反映代谢性因素的指标 ②BB 增高为代谢性碱中毒，或呼吸性酸中毒代偿 ③BB 降低为代谢性酸中毒，或呼吸性碱中毒代偿

续表

常用监测指标	含义	正常值	临床意义
碱剩余（BE）	在 $PaCO_2$ 为 40mmHg，血温为 37℃，血红蛋白 100% 饱和的标准状态下，将 1L 血液的 pH 滴定至 7.40 时所需的酸或碱的量	± 3mmol/L	①BE 是观察代谢性酸碱失衡的指标 ②BE 正值增大，表示代谢性碱中毒 ③BE 负值增大，表示代谢性酸中毒
血浆阴离子间隙（AG）	指血浆中未测定的阴离子（undetermined anion，UA）和未测定阳离子（undetermined cation，UC）之差，即 AG=UA–UC	12 ± 2mmol/L	①AG 升高大多情况下提示代谢性酸中毒，包括乳酸性、酮症性代谢性酸中毒和肾性代谢性酸中毒 ②临床应用时，要密切结合临床，排除假性 AG 升高 ③AG 可对代谢性酸中毒分类，也可用于混合型酸碱平衡紊乱的诊断

【思考题】

1. 对比分析有创动脉血压监测与无创动脉血压监测在使用时都有哪些优缺点。

2. 心电监护时出现心电波形振幅过小，请分析可能的影响因素和对策有哪些？

3. 简述危重症患者肝功能监测的常见内容及临床意义。

第九章
常用院内急救技术

扫一扫，查阅本章数字资源，含PPT、音视频、图片等

随着医学科技的发展，各种先进的医疗技术与新型医用设备、医用材料的相互结合，为院内急危重症患者的抢救提供了物质基础和技术支持，在挽救急危重症患者生命的救护中起到了至关重要的作用。

第一节　气管切开术

气管切开术（tracheostomy）是指切开颈段气管前壁并插入气管套管，建立新的通道进行呼吸的一项急救技术。因操作相对复杂，故在气道阻塞时不作为首选的气道开放措施，临床常用于已行气管插管或环甲膜切开等气道保护措施后。

一、目的

预防或解除上呼吸道梗阻，保持呼吸道通畅；清除呼吸道分泌物，改善呼吸困难；为机械辅助呼吸、加压给氧及气管内给药提供条件。

二、适应证和禁忌证

（一）适应证

1. 上呼吸道阻塞　急性喉炎、喉头水肿、喉和气管异物或外伤伴软组织肿胀及骨折等，或头面部外伤无法进行气管插管者。

2. 下呼吸道分泌物潴留　重度颅脑损伤、吸入性烧伤、昏迷、神经系统病变等，无法自行有效清除呼吸道分泌物者。

3. 预防性气管切开　破伤风预防喉痉挛，口腔；颌面部和咽喉部大手术者。

4. 其他　极度消瘦、恶病质状态、呼吸肌无力者。

（二）禁忌证

严重出血性疾病，或气管切开部位以下占位性病变引起的呼吸道梗阻者。

三、操作方法

（一）操作前准备

1. 患者准备　术前向患者或家属交代手术的基本过程，告知可能存在的风险和一旦发生意外和风险所采取的积极应对措施，并签署知情同意书。

2. 用物准备　气管切开包、吸引器、无菌吸痰管等，根据患者情况选用合适的气管套管，另备呼吸机、吸氧装置、照明设备、麻醉药及抢救药品。

（二）操作流程

1. 安置体位　患者取仰卧位，肩下置一垫枕，下颌对准颈静脉切迹（胸骨上切迹），保持头部正中位，以便暴露和寻找气管。

2. 消毒和麻醉　颈部皮肤常规消毒，操作者戴无菌手套，铺洞巾。2%利多卡因于颈前中线做局部浸润麻醉，自甲状软骨下缘至胸骨上窝。如情况紧急或深昏迷患者也可不予麻醉。

3. 手术切口　左手拇指及中指固定环状软骨，示指置于环状软骨上方，右手持刀自环状软骨下缘至接近胸骨上窝处做纵切口（图9-1）。

4. 分离组织并确认气管　分离组织后，用示指触摸有一定弹性及凹凸感，不能确认时，可用注射器穿刺，抽出气体即为气管。

5. 切开气管　在第3、4或4、5软骨环之间，用尖刀头自下向上切开气管，注意刀尖不宜插入过深，以免刺穿气管后壁，并发气管-食管瘘。

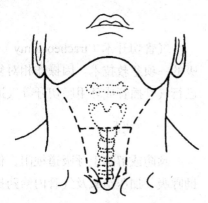

图9-1　气管切开位置

6. 插入套管并固定　撑开气管切口，插入气管套管。系带缚于颈后正中打结固定，如皮肤切口较长，在其上方缝合1~2针。套管下方不予缝合，以防皮下气肿并便于伤口引流。最后用开口纱布块，夹于套管两侧，覆盖伤口。

四、监护要点

（一）严密监测病情变化

密切观察患者意识、生命体征，尤其是呼吸频率、幅度的变化，发现异常立即报告医生并协助处理。

（二）加强气道管理，避免导管堵塞

可酌情采取以下护理措施：①湿化空气，保持病室温度22℃左右，相对湿度90%以上。②用1~2层生理盐水纱布覆盖套管口，湿化防尘。③在套管外口接人工鼻，选用无菌蒸馏水和0.45%盐水作为湿化液，可起到预防呼吸道水分丢失，防止痰痂堵管，保证气道通畅的作用。④定时通过气管套管滴入少许生理盐水、糜蛋白酶溶液，以稀释痰液，便于咳出。⑤选择加热导线型湿化器，调节呼吸机吸入管道气体的温度，使之保持在32~36℃的范围内，避免气体在管

道内形成冷凝，以降低呼吸机相关性肺炎（VAP）的发生率。

（三）预防感染

1. 气管切口的护理　每日至少消毒切口 1 次并更换剪口纱布，随时检查切口周围皮肤有无感染或湿疹。机械通气患者每日 2～3 次口腔护理，控制口咽部细菌定植及误吸。

2. 气管套管的护理　妥善固定气管套管，随时清除气管内、套管内的分泌物，保持气管套管通畅。每日定时清洗消毒内套管，可选用高压蒸汽灭菌法、煮沸消毒法和消毒剂浸泡法。目前常用的一次性硅胶导管无内套管，可每日采用消毒剂擦拭消毒。气管切口一般于手术后 7～10 天形成窦道，此后可根据患者具体情况每 2～4 周更换 1 次气管套管。

（四）预防意外脱管

脱管是造成窒息死亡的严重并发症，应严格预防。护理中注意：①气管切开早期应加强观察，气管切开后缚带一定要打死结，松紧度以通过一指为宜，并且随着颈部变化情况及时调整缚带松紧。②使用呼吸机的患者在翻身、拍背、吸痰时至少应由两人合作，以保持其头颈部与气管导管活动的一致性，注意将气管套管的压力减少至最低，尤其应注意螺纹管长度应适宜，并辅以有效的支架扶托，及时倾倒集水管内积水，以预防脱管发生。③烦躁不安的患者可给予适当的约束或使用镇静剂。一旦发生脱管，应沉着冷静，立即按气管切开体位固定患者，重新安放气管套管。

（五）加强心理护理

气管切开后，患者常因病情严重和不能发声而产生焦虑、悲观等情绪，护士或家属可与患者采用书面交流等非语言沟通方法，及时了解患者的需要并给予妥善解决，积极安慰患者，增强战胜疾病的信心。

（六）拔管护理

患者原发病已愈、炎症消退、呼吸道分泌物减少，可遵医嘱予以拔管。拔管时间一般在术后一周以上。拔管前须先试堵管 1～3 天，可从半堵到完全堵管。堵管期间严密观察患者呼吸情况，如无呼吸困难，确认呼吸道通畅后可行拔管。拔管后，蝶形胶布固定切口，外敷纱布，定时换药，切口多在一周左右痊愈。切口内不可置入引流物。拔管后床旁仍备气管切开包，以便病情变化时急救。

知识拓展

经皮气管切开术

20 世纪 50 年代 Shelden 等报道了第一例经皮气管切开术，它是在经皮穿刺插管术基础上发展起来的一种新型的气管切开术。目前已有多种经皮气管切开的方法，如逐步扩张法、导丝扩张钳技术、经皮旋转扩张法、经喉气管切开术、经皮单步扩张气管切开术。经皮气管切开术较传统的气管切开术有操作难度低、手术时间短、并发症少等优点。20 世纪 90 年代，经皮气管切开技术传入我国，经过近 30 年的发展，目前已广泛应用于临床工作，尤其在 ICU 需气管切开的危重患者中的应用更广泛。

第二节　机械通气

机械通气（mechanical ventilation，MV）是借助呼吸机将气体输送入患者肺内，建立气道口与肺泡间的压力差，完全或部分替代患者的呼吸动作，以维持气道通畅、改善通气和氧合，为呼吸功能不全的患者提供呼吸支持的技术。用于各种原因所致的呼吸衰竭及大手术后的呼吸支持与治疗，是临床急危重症患者器官功能支持的重要救治措施。

一、目的

1. 维持适当的肺泡通气，改善通气功能　通过呼吸机正压通气维持患者足够的潮气量，维持二氧化碳分压在理想范围内，纠正呼吸性酸中毒。

2. 改善换气功能，纠正低氧血症　机械通气时使用呼气末正压通气（PEEP）、维持气道正压通气（CPAP）等方法可防止肺泡塌陷，使肺内气体均匀分布，改善气体交换功能，纠正缺氧和二氧化碳潴留，预防和改善肺不张、缓解呼吸窘迫。

3. 减少呼吸功耗，缓解呼吸肌疲劳　机械通气能够有效降低患者呼吸肌做功，减少呼吸肌耗氧量，缓解呼吸肌疲劳。

知识链接

神经调节通气辅助模式

神经调节通气辅助模式 (neurally adjusted ventilatory assist，NAVA) 是一种全新的通气模式，是通过监测神经呼吸信号从而感知患者的实际通气需求，进而提供有效的呼吸支持。NAVA 通气模式无须设置容量、压力等参数，利用神经呼吸信号控制呼吸机送气，不仅能够实时监测患者的通气需求，而且具有人机同步良好、降低患者的呼吸功耗、保护肺功能、促进脱机等优点，开创了机械通气的新领域。

二、工作原理及类型

（一）工作原理

正常状态下机体的气体交换是通过吸气和呼气的节律性交替进行。吸气时肋间肌收缩、膈肌下移、胸腔容积增大，产生胸膜腔负压，使肺膨胀，形成肺泡内负压，外界气体在压力差的作用下进入肺泡内，实现气体交换；呼气时，肺和胸廓的弹性回缩力将肺内交换后的气体排出。这种通气方式是主动进行的，称为负压通气。

机械通气是借助机械力量产生或增强患者的呼吸动作和呼吸功能。吸气时，呼吸机将气体压入患者的气管、支气管和肺内，产生或辅助肺间歇性地膨胀；呼气时，可以依靠肺和胸廓的弹性回缩，使肺或肺泡自动萎缩，排出气体产生呼气，也可在呼吸机的帮助下排出气体产生呼气。

（二）类型

根据呼吸机与患者的连接方式，机械通气分为无创通气（noninvasive ventilation，NIV）和有创通气（invasive ventilation，IV）两种类型。

1. 无创通气　是指经鼻 / 面罩实施正压机械通气的方法。优点是不影响进食与声带功能，患者可以说话、咳嗽、咳痰和进食。

2. 有创通气　是指通过气管插管或气管切开与患者连接进行通气的方式。有创通气呼吸机与患者连接的方式有三种：经鼻气管插管、经口气管插管和气管切开。

三、机械通气的模式

1. 容量目标通气　该模式的特点是设定流速和吸气时间，保证通气容量，但气道压力可以变化。主要包括：

（1）容量控制通气（volume control ventilation，VCV）　呼吸机按照预设通气参数，强制性、有规律地给患者通气，通气状况完全取决于呼吸机参数的设置，与患者的自主呼吸无关。适用于严重呼吸抑制或呼吸停止的患者，如呼吸心搏骤停、严重脑外伤等。该模式的缺点是：如果通气参数设置不当，易造成通气不足或通气过度；易造成人机对抗，常需要用镇静药或肌松药；应用时间过长易导致呼吸机依赖。

（2）容量辅助通气（volume assist ventilation，VAV）　依靠患者自主呼吸而产生吸气负压，触发呼吸机按照已经预设的参数给予通气辅助。与CV相似，唯一不同点就是参数设置中不需要设置RR，而需设定触发敏感度，RR随患者自主呼吸频率而变化，易与自主呼吸保持协调，患者感觉舒适。该模式通气时可减少或避免应用镇静剂，保留自主呼吸以减轻呼吸肌萎缩，改善机械通气对血流动力学的影响。适用于呼吸中枢驱动功能正常的患者，如重症哮喘、COPD急性发作。其缺点是：预设触发敏感度不当或自主呼吸停止时，呼吸机将停止送气而危及患者生命。

（3）控制/辅助通气（A/CV）　是容量辅助通气（VAV）和容量控制通气（VCV）结合的模式。当患者自主呼吸频率足够时，即按患者自主呼吸频率送气（AV）；当患者无自主呼吸、自主呼吸太弱不能触发及自主呼吸频率低于备用频率时，则按备用频率通气（CV）。A/CV既可保证机械通气与自主呼吸基本同步，又能保证每分通气量，保障通气安全性，因此其适应证更广泛。其缺点是：当患者呼吸中枢驱动增加，RR过快时，仍需应用镇静药使人机同步；吸气流速或触发灵敏度预设不当，可增加呼吸做功。

（4）同步间歇指令通气（synchronized intermittent mandatory ventilation，SIMV）　是自主呼吸和控制通气（CV）相结合的呼吸模式。在触发窗内患者可触发和自主呼吸同步的指令行正压通气，在两次指令通气之间触发窗外允许患者自主呼吸。SIMV的优点是能与患者的自主呼吸同步，减少人机对抗，减低正压通气的血流动力学影响，主要用于长期带机患者的撤机。SIMV的缺点是：自主呼吸时需要克服管道及气管导管阻力，增加呼吸做功；参数调节不当时易致通气不足。

2. 压力目标通气　该模式为压力预设、时间切换的模式。主要包括：

（1）压力控制通气（pressure control ventilation，PCV）　PCV是一种理想的模式，其主要优点是可以保证肺容量及肺泡内压，气流模式更符合生理需求。应用PCV可以限定气道峰值压力，并在患者吸气早期流速较高，有利于塌陷肺泡的复张，适当延长吸气时间可进一步改善氧合。PCV的缺点是：由于受多种因素影响，潮气量不稳定，应持续监测；需要用镇静药物使人机协调同步，尤其在延长吸气时间时；参数设置不当可导致呼吸性碱中毒。VCV和PCV特点比较见表9-1。

表 9–1　容量控制通气和压力控制通气特点

	容量控制通气（VCV）	压力控制通气（PCV）
预设	潮气量 流速及流速波 呼吸频率（RR） 呼气末正压（PEEP）	压力 吸/呼比 呼吸频率（RR） 呼气末正压（PEEP）
切换	容量	时间
优点	容量保证 所有呼吸机共有模式 常被熟练应用	气道峰压限定，可改善通气分布。是一种理想的模式，主要优点是可以保证肺容量及肺泡内压，气流模式更符合生理需求
缺点	压力变化可能会导致相对正常区域肺过度膨胀，引起急性肺损伤	潮气量不稳定 需要镇静使患者和呼吸机同步

（2）压力支持通气（pressure support ventilation，PSV）　是一种部分通气支持模式。是患者在自主呼吸的前提下，吸气时触发呼吸机预设的压力/流速切换，呼吸机以预设的压力释放出气流，患者每次吸气都能接受一定水平的压力支持，以克服气道阻力，减少呼吸做功，增加患者吸气能力，增加吸气幅度和吸入气量。主要用于机械通气的撤机过渡。PSV 优点是：提供的通气辅助更接近患者的呼吸生理，允许患者按自己的节律进行呼吸；可根据患者呼吸肌做功能力或需要，随时调整压力支持水平，有利于减少患者呼吸做功或进行呼吸肌锻炼，不易引起呼吸肌疲劳，有利于逐步撤机。其缺点是：必须靠自主呼吸触发才能提供压力支持；PSV 仅在患者吸气时提供一定的气道压力，所能达到的潮气量受多因素影响。

（3）持续气道内正压（continuous positive airway pressure，CPAP）　通过按需阀或持续气流，在气道内形成持续正压，患者在持续气道内正压水平进行自主呼吸，维持有效的通气量。用于通气功能正常的低氧患者。CPAP 的优点是：可增加功能残气量，改善氧合；减少气道塌陷的可能，有利于肺泡复张；减少呼吸做功和改善通气/血流比。其缺点是：患者必须清醒、合作；CPAP压力过高可引起肺的过度充气；使用按需阀系统可导致呼气阻力增加，增加呼气做功。

四、呼吸机参数的设置

呼吸机工作参数的设置应根据患者的病情、自主呼吸水平、氧合状态、血流动力学及动脉血气分析来进行设置。合理地设置呼吸机工作参数对保持人机同步性、改善通气换气功能、预防并发症具有重要的意义。常用基本参数初始设置，见表 9–2。

表 9–2　呼吸机基本参数及初始设置（成人）

工作参数	初始设置参考值	说明
吸气压力（PI）	（15~20）cm H_2O	根据潮气量进行调整
呼吸频率（RR）	12~20次/分	根据分钟通气量、目标 P_aCO_2 水平设定
潮气量（VT）	5~12mL/kg（400~600mL）	根据年龄、体重、血气分析进行调整
吸入氧浓度（FiO₂）	100%	维持 $SpO_2 > 90\%$
吸呼时间比（I∶E）	1∶（1.5~3）	根据患者自主呼吸水平、氧合状态调整
吸气流速（IFR）	60L/min	呼吸频速时流速设定相对要高些，同时缩短吸气时间

五、常见报警原因与处理

报警功能是保证呼吸机安全运行的必备条件。引起呼吸机报警的原因很多，任何报警都应该足够重视，有些情况需要护理人员必须立即处理，否则会危及患者生命。呼吸机常见报警原因与处理见表 9-3。

表 9-3　呼吸机常见报警原因与处理

报警内容	报警原因	处理方法
气道高压报警	①气管、支气管痉挛、湿化不足或湿化温度过高	①吸痰、更换气管套管、应用解痉药物、支气管扩张剂
	②气道内黏液潴留	②充分湿化，及时吸引，加强翻身、叩背和体位引流，应用祛痰剂
	③气管导管或套管紧贴气管壁	③适当变换导管或套管位置
	④刺激性咳嗽或肺部发生并发症（肺炎、肺水肿、肺不张、张力性气胸等）	④合理调整有关参数，如吸氧浓度、PEEP 等，气胸者行胸腔闭式引流
	⑤气道高压报警上限设置过低	⑤适当调高气道高压报警上限
气道低压报警	①接管脱落或漏气	①牢固固定管路，及时更换漏气的气管导管或套管
	②气道低压报警值设置太高	②适当下调低压报警值
通气不足报警	管道连接不好或人工气道漏气；患者与呼吸机脱离	正确连接管道，保持管道通畅
氧浓度报警	氧气压力不足；氧气连接管漏气，氧电池消耗；空气-氧气混合器发生故障	更换氧气瓶，牢固连接氧气管道，更换氧电池和空氧混合器

六、呼吸机的应用

（一）适应证和禁忌证

1. 适应证　只要患者出现呼吸功能障碍，引起严重缺氧或二氧化碳潴留，均需要机械通气治疗。如慢性阻塞性肺部疾病急性加重、哮喘急性发作等阻塞性通气功能障碍的患者等；神经肌肉疾患、间质性肺疾病、胸廓畸形等限制性通气功能障碍的患者；急性呼吸窘迫综合征、重症肺炎、严重的心源性肺水肿及有发生呼吸衰竭高度危险性的患者；心、胸外科大手术需短期保留机械通气的患者。

2. 禁忌证　机械通气的禁忌证是相对的，在出现致命性通气和氧合障碍时，应积极处理原发病（如尽快行胸腔闭式引流，积极补充血容量等），同时不失时机地应用机械通气。一般相对禁忌证为：①肺大泡和未经引流的气胸。②低血容量性休克未补充血容量。③严重肺出血。④气管-食管瘘等。

（二）操作方法

1. 患者准备　包括：①评估患者年龄、性别、身高、体重、诊断、病情和对机械通气的特殊要求等基本情况。②有创机械通气患者需建立人工气道。③对意识清醒患者做好解释工作，以取得合作，并签署知情同意书。④为患者选择舒适的体位，一般采用仰卧位，如无禁忌证建议抬高床头 30°～45°。

2. 操作流程

（1）连接　连接呼吸管路，吸入和呼出端安装细菌过滤器，湿化罐装滤纸，用注射器加灭菌注射用水至标准水位线，接模拟肺。

（2）调试自检　检查气源压力、电源压力，连接氧源、电源，开机自检试机，打开加温湿化器开关，呼吸机自检通过，显示上次患者使用的呼吸机参数。

（3）确定机械通气模式　如患者呼吸完全停止，选用 VCV；自主呼吸存在，但 MV 不足，可根据患者情况选用 VAV、SIMV、PSV、CPAP 等。

（4）设置呼吸机参数　根据患者病情、体重、年龄、性别和选择的通气模式调节呼吸机参数，包括呼吸频率（RR）、潮气量（VT）、吸气流速（IFR）等。吸入氧浓度（FiO_2）首先给予吸入高浓度氧迅速纠正严重缺氧，但不应超过 30 分钟，若氧合良好，可逐渐降低 FiO_2 至 40%～60%，并维持 $SaO_2 > 90\%$，$PaO_2 > 60mmHg$。若 $FiO_2 > 50\%$ 时，$SaO_2 < 90\%$，则加用 PEEP。一般触发压力为 $-1.5\sim-0.5cmH_2O$ 水平。有些呼吸机有流速触发系统，它比压力触发更为敏感，一般选为 2～5L/min。

（5）确定报警范围和气道压安全阀　报警范围为正常值上下限 20%，气道压安全阀应高于吸气峰压 5～10cmH_2O。

（6）设置湿化器温度　调节湿化器温度档在 4～6 之间，保证气道口温度在 36～37℃之间。

（7）连接气道　①面罩连接：适用于神志清醒、能合作并间断使用呼吸机的患者。②气管导管连接：适用于短时间神志不清的患者。③气管套管连接：气管切开后放置气管套管与呼吸机连接，适用于长期使用呼吸机的患者。

（8）观察病情变化、呼吸机运转情况及动脉血气变化　观察患者神志及生命体征变化，面色、口唇等缺氧状况有无改善；观察人机是否同步，如患者两侧胸廓运动对称，双侧呼吸音一致，提示呼吸机进入正常运行状态；使用呼吸机 15～30 分钟后，监测患者动脉血气变化。

（9）撤机　导致呼吸衰竭的原发病因解除，自主呼吸增强，咳嗽反射良好或 FiO_2 降至 40%或血气分析结果无异常，可以考虑撤机。撤机方法包括：①直接撤机法：患者自主呼吸良好，且不耐受气管插管，可以直接撤离呼吸机让患者自主呼吸，必要时经面罩或鼻导管吸氧。适用于全麻后患者、短时间术后呼吸机辅助呼吸患者。②SIMV 撤机法：从 12 次 / 分逐渐减少到 2～5 次 / 分，患者呼吸平稳，通气及氧合指标正常可撤机。③PSV 撤机法：当压力支持 < 5cmH_2O 时可撤机。

七、监护要点

（一）严密监测病情变化

监测患者意识、血压、心率、呼吸、体温、皮肤黏膜及末梢循环状况。

（二）加强呼吸道管理

1. 加强呼吸道湿化　湿化量以确保痰液稀薄易于吸出、咳出，同时肺底不因湿化过度而出现啰音为度。可采用加热湿化器、热湿交换器（人工鼻）、气管直接滴入等方法。理想的气道湿化状态是使吸入气体温度 36～37℃，相对湿度达 100%。注意湿化罐内只能用灭菌注射用水，不能用生理盐水，以免在罐内形成沉淀。防止湿化器内水蒸干，避免干热气体进入肺内。

2. 保持呼吸道通畅　注意观察有无气道分泌物潴留的临床表现，如烦躁不安、脉搏和呼吸增快、人工通气管中可见黏液泡、肺部听诊闻及痰鸣音、呼吸机出现气道高压报警等。

3. 积极预防并发症

（1）呼吸机相关肺损伤（VILI）　机械通气可对正常肺组织造成损伤或使受损肺组织加重。机械通气应避免高潮气量和高平台压，以防气压伤、容积伤，同时设定合适 PEEP，预防萎陷伤。

知识链接

呼气末正压（PEEP）

呼气末正压（positive end expiratory pressure，PEEP）是指呼气末肺泡压力高于大气压。恰当水平的 PEEP 应用可以增加肺泡功能残气量、防止肺泡塌陷、改善氧合，还可以抵消内源性 PEEP，降低由此引起的呼吸做功增加。随着对呼吸机相关性肺损伤发生机制的研究，认为在机械通气过程中肺泡的反复开放和塌陷所产生的剪切力是导致肺损伤的重要原因，恰当的 PEEP 应用更是维持肺泡开放状态、改善气体交换、减少肺损伤的重要策略。

最佳 PEEP 值的选择十分重要，也一直是临床医师关注而又感到棘手的问题，临床常用的方法一般可以从 5cmH₂O 开始，逐渐增加，每次增加 2.5～5cmH₂O，以达到最佳 PEEP 值，调整间隔时间视肺部病变而不同，多为 15～60 分钟。病情稳定后，逐步减少以致撤销 PEEP，一般每 1～6 小时递减 2～5cmH₂O，一般可在 PEEP ＜ 5cmH₂O 的情况下撤机。

（2）呼吸机相关性肺炎（VAP）　是机械通气 48 小时后发生的院内获得性肺炎。呼吸机撤机，拔管 48 小时内出现的肺炎亦属于 VAP。主要原因与呼吸道及全身防御机能受损、病原菌侵入与定植引起。我国 VAP 的致病菌多为铜绿假单胞菌和鲍曼不动杆菌、金黄色葡萄球菌等引起。

（三）加强营养支持

机械通气时，机体处于高分解状态，耗能增加 20%～30%，因此要积极补充营养，增强呼吸肌活动耐力。

（四）撤机护理

使用呼吸机的患者常担心撤机后出现呼吸困难，甚至窒息死亡。因此，撤机前要告知患者撤机步骤及撤机中可能产生轻度气促等感觉，使其做好撤机思想准备。撤机时间一般选择在上午，以便于观察；最初 1～2 天夜间仍可用呼吸机，辅助至少 2 天后，患者呼吸良好再完全撤机；撤机过程中密切监测患者的神志、生命体征、末梢循环变化；撤机后应继续吸氧。

第三节　动、静脉穿刺置管术

建立持续有效的血管通路是医院救治急危重症患者的必备条件。在临床上，通过血管穿刺置管可随时监测患者血流动力学等各项指标，同时为患者接受药物、液体、肾脏替代和体外膜肺氧合等各项治疗提供先决条件。

一、动脉穿刺置管术

动脉穿刺置管术（arterial puncture tube insertion）是指经皮穿刺动脉并将导管留置在动脉（如桡动脉、肱动脉、股动脉）腔内进行治疗或监测的方法。

（一）适应证

包括：①危重患者需行有创动脉血压监测和血流动力学监测。②需反复采集动脉血进行血气分析监测者。③经动脉实施某些检查或治疗，如选择性动脉造影，心血管疾病的介入治疗及经动脉行区域性化疗等。

（二）禁忌证

凝血功能障碍，有出血倾向者；穿刺部位血管闭塞、严重病变、脉管炎及局部感染者。

（三）操作方法

1. 穿刺前准备

（1）患者准备　评估患者病情、心理状态、局部皮肤情况，解释操作目的、方法和注意事项，取得合作，签署知情同意书。提示患者排空二便。

（2）用物准备　准备治疗车，肝素盐水，利多卡因，动脉穿刺包，1mL注射器，动脉套管针，肝素帽或无针接头，动脉压检测仪及导管等。

2. 操作步骤

（1）选择动脉　触摸动脉搏动最明显处，以桡动脉为首选。桡动脉穿刺点位于肱桡肌腱和桡侧腕屈肌腱之间，从腕部到远端桡骨头2cm处。

（2）消毒皮肤　穿无菌手术衣，戴无菌手套、铺洞巾，皮肤消毒，以穿刺点为中心直径大于20cm。

（3）检查导管　用肝素盐水检查动脉导管是否完好，排气备用。

（4）穿刺动脉　将穿刺针与皮肤呈15°～30°向心穿刺，针尖有波动感迅速进针，导管内喷出鲜红血液后将穿刺针角度降低继续进针1～2mm，使穿刺针尖完全进入动脉管腔，将套管深入动脉内以免脱出，撤出针芯。

（5）连接固定　连接测压管，用无菌敷料固定导管并做好记录和标识。

（6）拔管　治疗完毕拔针后，立即用无菌纱布压迫穿刺处至少5分钟，防止出血。

（四）监护要点

1. 穿刺部位护理　准确判断穿刺部位，穿刺点应选择动脉搏动最明显处；妥善固定穿刺部位，并适当制动穿刺侧肢体，防止脱落；穿刺后妥善压迫，防止局部血肿或血栓形成。

2. 预防感染　严格执行无菌操作原则，局部皮肤规范消毒，每日更换1次穿刺部位敷料，置管时间一般3～4天，不宜超过7天，防止导管相关性感染。

3. 密切观察，预防并发症　密切观察术侧远端手指或足趾的颜色、温度、脉搏搏动和感觉，评估有无远端肢体缺血；检查测压管道各个接头连接是否紧密；每次测压及抽取血标本后应立即用肝素盐水进行冲洗，保证导管通畅，避免局部血栓形成和远端栓塞。

二、中心静脉穿刺置管术

中心静脉穿刺置管术（central venous catheter，CVC）又称深静脉穿刺置管术，指通过颈内静脉、锁骨下静脉或股静脉，将中心静脉导管置入到患者的中心静脉内（上腔静脉或下腔静脉），用于给药、监测和补液的方法。

（一）适应证

1. 外周静脉穿刺困难，需要立即建立静脉通路的急危重患者；或需接受大量快速输血、补液扩容的患者。
2. 需要监测 CVP、肺动脉插管、心血管造影或实施血液净化治疗的患者。
3. 需长期输液或接受完全胃肠外营养（TPN）支持的患者；或接受化疗、高渗以及刺激性强的药物治疗的患者。

（二）禁忌证

血小板明显减少、严重凝血功能障碍的患者；穿刺局部皮肤有感染的患者；广泛上腔静脉系统血栓形成的患者。

（三）操作方法（以锁骨下静脉穿刺为例）

1. 穿刺前准备

（1）患者准备　评估患者颈部皮肤情况和心理状态，讲解操作过程和目的，取得合作，签署知情同意书。

（2）用物准备　准备输液盘，一次性中心静脉穿刺包，5mL 无菌注射器，2% 利多卡因和生理盐水、输液器、肝素帽或无针正压接头。

2. 操作流程　首选右侧锁骨下静脉，以防伤及胸导管，穿刺路径分为锁骨下径路和锁骨上径路两种。（以经锁骨下静脉、锁骨下径路穿刺置管为例）

（1）体位　患者取仰卧位，头后仰 15° 并偏向对侧。穿刺侧肩部垫枕使其略上提外展，增大与第一肋骨之间的间隙，使静脉充盈利于穿刺。

（2）定位穿刺点　锁骨内侧 1/3 交界处下方 1cm 处为穿刺点。

（3）消毒与麻醉　常规消毒、铺洞巾，用 2% 利多卡因局部麻醉。

（4）注射器试穿　将针尖指向胸锁关节，自穿刺点进针，深度通常为 2.5～4.0cm，边进针边抽吸，见回血后再进针少许即可。避免进针过深或角度过大，以防气胸的发生。

（5）穿刺针穿刺　试穿成功后，沿试穿针的角度、方向及深度用穿刺针穿刺。当回抽到静脉血时，表明针尖已进入锁骨下静脉，减小穿刺针的角度。当回抽血十分通畅时，置入导引钢丝，当导引钢丝上 30cm 刻度平齐针尾时，退出穿刺针，压迫穿刺点。

（6）置入扩张器及导管　从导引钢丝尾端置入扩张器，扩张穿刺处皮肤及皮下组织，避免坚韧的皮肤组织引起外套管口裂开、卷曲。将扩张器旋入血管后，用无菌纱布按压穿刺点并拔除扩张器；将导管套在导引钢丝外面，置入导管，待导管进入锁骨下静脉后，边退钢丝边插导管，回抽血液通畅，退出钢丝。一般成人插入深度为左侧 16～19cm，右侧 12～15cm。

（7）检测　将装有生理盐水的注射器分别连接每个导管尾端，回抽血液后向管内注入 2～3mL 生理盐水，锁定卡板，取下注射器，接上肝素帽。导管尖端位于上腔静脉的上半部分最为适宜。对于高危患者或解剖标志难以确认者，可使用超声检查或多普勒血管定位。

（8）固定与连接　将导管固定于穿刺点处，透明敷贴固定，必要时缝合固定导管，连接输液器或接上 CVP 测压装置。

（四）监护要点

1. 穿刺部位护理　严格无菌操作，局部敷料保持干燥，无特殊情况一周更换一次透明敷贴。

2. 预防感染　长期置管可采用预防性抗微生物药物溶液封管。患者出现发热时，应根据临床表现判断是否出现感染，并及时予以妥善处理。

3. 密切观察，预防并发症

（1）常见的置管并发症　深静脉置管并发症的发生主要与操作者的经验有关。预防的关键是：①没有经验者不可进行锁骨下静脉穿刺；②对于 COPD、肺大泡、肺炎和机械通气使用 PEEP 等高危患者尽量避免选用锁骨下静脉穿刺。

1）心律失常：为常见的并发症，主要由导丝或导管尖端进入心脏，刺激心室壁所致。在操作中应持续进行心电监测，避免导丝或导管置入过深，并防止体位变化所致的导管移位，发现心律失常时可将导管退出 1~2cm。

2）出血和血肿：是深静脉置管十分常见的并发症，主要因穿刺静脉时误入伴行动脉且按压不充分或反复穿刺导致静脉壁受损所致。一旦误入动脉，应拔出穿刺针后立即局部按压 5~10 分钟。同一部位应避免反复盲目穿刺，如穿刺不成功，应更换部位。

3）气胸、血气胸：是较为严重的并发症，主要因穿刺时刺破胸膜、血管所致。症状根据气胸的程度和有无张力性而定。穿刺过程中应吸氧，如发生呼吸困难，需停止操作，紧急床头胸片检查，必要时行胸腔闭式引流。

（2）常见的留管并发症

1）导管相关感染：可能由皮肤穿刺点、导管肝素帽、血源性播散和输液污染等引起。当患者出现不能解释的寒战、发热、白细胞数升高、局部压痛和炎症等，应考虑拔除导管并做细菌培养。

2）导管栓塞：每天用肝素生理盐水脉冲式正压冲洗导管 3~4 次。

3）空气栓塞：导管破损、连接不良时，空气可能进入血液循环，形成空气栓塞。当中心静脉置管患者出现呼吸困难、头晕、大汗、低血压或心动过速时，医护人员应考虑可能出现空气栓塞，立即使患者左侧卧位并给予高流量吸氧，同时检查导管是否完全封闭、空气是否排净等情况。

三、经外周中心静脉穿刺置管术

经外周中心静脉穿刺置管术（peripherally inserted central catheter，PICC）是将中心静脉导管经外周静脉穿刺置入，导管末端置于中心静脉的方法。PICC 简化了中心静脉置管的穿刺流程，降低中心静脉置管穿刺风险和感染概率，延长了导管留置时间，在临床中广泛应用。

（一）适应证

给予化疗药物等刺激性溶液的患者；持续给予静脉营养液或高渗溶液的患者；需要长期连续或间断静脉输液治疗的患者；外周静脉条件差且需静脉用药的患者；放置中心静脉导管风险较高或失败的患者。

（二）禁忌证

患有严重出血性疾病、凝血功能障碍的患者；穿刺部位或附近组织有感染、皮炎、烧伤等情况的患者；患有上腔静脉压迫综合征及不合作或躁动的患者；乳腺癌根治术后患侧上肢、以及预置管位置有放射性治疗史的患者；有血栓形成史、血管外科手术史、外伤或预置管上肢有肌肉痉挛的患者；放置导管的静脉近心端有静脉损伤、阻塞或用于动静脉造瘘的可能。

（三）操作方法

1. 穿刺前准备

（1）患者准备　评估患者手臂情况和心理状态，讲解操作过程和目的，取得患者合作，签署知情同意书。测量并记录上臂周长。

（2）用物准备　准备 PICC 穿刺包、治疗盘（内置安尔碘、生理盐水、肝素、注射器、止血带、皮尺等）、PICC 导管及套件、透明敷料贴膜等。

2. 操作流程

（1）选择静脉　评估血管情况，首选贵要静脉，其次为肘正中静脉、头静脉等。

（2）测量定位　患者取平卧位，上肢外展与躯干垂直。测量自穿刺点沿静脉走行至右胸锁关节，再垂直向下至第三肋间隙的长度，即为预置达上腔静脉的长度。

（3）消毒　无菌治疗巾铺于患者手臂下。以穿刺点为中心消毒皮肤三次，直径大于 20cm，待干 2 分钟，铺无菌治疗巾及洞巾，建立无菌区。

（4）预冲导管　PICC 套件按顺序摆好，用肝素生理盐水溶液冲洗导管、穿刺针、连接器，检查是否通畅，有无破损。将导管浸入生理盐水中。

（5）局部麻醉　2% 利多卡因局部麻醉，助手协助在消毒区外扎止血带，穿刺点下方备一块纱布。

（6）静脉穿刺　使用带有可撕裂鞘的穿刺针，与皮肤呈 15º～30º 进针，见回血平行进针少许，一手固定针芯，一手推进插管鞘，以确保插管鞘尖端处于静脉内，导入鞘管，撤出针芯。松开止血带，中指按压套管尖端血管，减少血液流出。

（7）置入导管　将导管沿可撕裂鞘管匀速送入，当导管尖端到达患者肩部时，嘱患者将头转向穿刺侧贴近肩部，以防止导管误入颈内静脉，直至置入预定长度，抽吸回血确定置管成功。当导管置入预定长度，退出鞘管至离开患者，握住可撕裂鞘的两翼，将鞘管完全撕开；一手固定导管，一手撤出导丝。

（8）安装连接器，冲封管　预留体外导管 5cm，多余部分用无菌剪刀剪断。将减压套筒安装到导管上，再将导管与连接器相连。连接肝素帽或正压接头，用生理盐水 20mL 行脉冲式冲管。

（9）固定导管并确认导管位置　清洁穿刺点周围皮肤，穿刺点置无菌纱布，透明敷贴加压固定；体外导管"S"形放置，无菌胶布固定；连接器、肝素帽和正压接头等用抗过敏胶布交叉固定，敷料上标明留置日期。经 X 线确认导管在预置位置后即可按需要进行输液。

（10）留置与拔管　根据 PICC 导管材质的不同可以在血管内留置 7 天至一年，留管期间应注意定期维护，并做好维护记录。拔管时应沿静脉走向，轻轻拔出，拔出后立即压迫止血，压迫时间大于 20 分钟，并用无菌棉纱覆盖伤口，透明敷贴粘贴 24 小时。

（四）监护要点

1. 选择穿刺静脉　首选贵要静脉，因贵要静脉粗直，静脉瓣较少，取手臂与躯干垂直的体位能够以最直接的途径到达上腔静脉。次选肘正中静脉，该血管较粗大，但相对较短，个体差异大，静脉瓣较多，因此，穿刺前应仔细定位并避开穿刺点前方的静脉瓣。三选头静脉，该血管前粗后细，进入腋静脉处角度较大，推进导管时可能会比较困难，为便于操作可使患者手臂与躯干垂直。

2. 插管时护理　动作轻柔，速度不宜过快，如有阻力，不能强行置入，可将导管退出少许再行置入；勿将导管插入过深，如导管滞留在右心房或右心室，可发生心律失常。如导管质地较硬，还可能造成心肌穿孔，引起心包积液，甚至发生急性心包填塞；尽量避免使用乙醇消毒皮肤，如必须使用其消毒时，应等待其完全干燥后再加盖敷料。

3. 置管后护理　置管后第一个 24 小时需更换敷贴，以后每周更换一次敷贴和肝素帽，如有潮湿或敷料卷边应及时更换；密切观察穿刺局部有无感染征象，如出现异常，及时测量臂围并与置管前臂围相比较，观察肿胀情况，必要时行 B 超检查；疑似导管移位时，应行 X 线检查，以确定导管尖端所处位置；严禁将导管体外部分移入体内；输血或血制品、抽血、输脂肪乳等高渗性药物后应立即用生理盐水 20mL 脉冲式冲管，不可用重力式冲管。冲管时勿用暴力，以免压强过大导致导管破损；置管后应指导患者进行适当的功能锻炼，如置管侧肢体做松握拳、屈伸等动作，以促进静脉回流，减轻水肿；勿提重物；应尽量避免物品及躯体压迫置管侧肢体。

4. 常见并发症及护理

（1）穿刺处出血、渗血　最常见的并发症，多发生于置管 24 小时后。置管后 4 小时内放置沙袋压迫止血，嘱患者 24 小时内限制手臂活动。

（2）静脉炎　包括血栓性静脉炎和机械性静脉炎。导管材质过硬或肢体活动过度易引起机械性静脉炎，可出现穿刺部位红肿、硬结甚至化脓。嘱患者抬高患肢，避免剧烈运动，用硫酸镁和庆大霉素交替湿敷；发生血栓性静脉炎应热敷并溶栓，如无效可考虑拔管。

（3）导管阻塞　多与封管不规范及患者血液黏稠有关，采用正压脉冲式封管是预防导管阻塞的关键。

（4）导管断裂　一旦发生导管断裂应立即用止血带在患者上臂较高处结扎，以阻止静脉血液回流，同时触摸手臂动脉搏动以判断供血是否中断，X 线或 CT 确认导管断端位置，行静脉切开术取出断裂的导管。

知识链接

骨髓腔穿刺输液术

骨髓腔穿刺输液术是利用骨髓腔内丰富的血管网将急救药物和液体经骨髓腔输入血液循环中以尽快建立静脉通路的一种操作技术。骨髓具有丰富的静脉窦，回流到中央静脉窦，中央静脉窦通过骨的营养静脉进入体循环。由于有骨质的支持，骨髓腔实际上成为"永不塌陷的静脉"。任何可静脉输入的药物或液体均可以同样剂量或速度经骨髓腔给予。通常骨髓腔穿刺输液适用于 6 岁以下儿童，但紧急情况下也可用于成人，主要用于静脉途径给药或输液困难时。美国心脏协会规定，静脉穿刺失败 3 次或时间超过 90 秒，即为建立骨髓通路的指征。禁忌证包括骨质疏松或骨发育不良、骨质硬化、菌血症患者或穿刺部位有蜂窝组织炎或皮肤感染者。儿童的理想穿刺部位为胫骨近端粗隆下 1～3cm，胫骨远端和肱骨远端也可。成人可选择髂骨、锁骨等部位进行穿刺。穿刺时使用骨穿刺针或骨髓腔内注射装置，操作简单，可在 30 秒内完成。通常在 1～2 小时内建立常规血管通路后，就停止骨髓腔内输液，以免增加感染机会。留置时间最多不可超过 24 小时。

第四节　临时心脏起搏

临时心脏起搏（temporary cardiac pacing）是通过体外脉冲发生器发放节律性的脉冲电流，利用心内临时起搏电极、胸壁电极板或食管电极等进行心脏电生理诊断、急救或预防性保护的一项技术。主要用于顽固性缓慢心律失常和快速心律失常的治疗以及心脏电生理的诊断。该技术操作便捷，实用性强，在临床上应用广泛。

一、目的

经静脉、皮肤或胸腔等途径置入起搏电极，通过起搏器发放节律性的电脉冲，电流通过电极刺激心肌产生异位兴奋灶，引起心脏收缩。

二、适应证和禁忌证

（一）适应证

任何症状性或引起血流动力学变化的心动过缓患者都是临时心脏起搏的适用对象。包括：①急性心肌梗死相关性心动过缓。②窦房结功能障碍、高度房室传导阻滞等难治性的症状性心动过缓。③某些不适合电复律、药物治疗无效或药物治疗有禁忌证的快速心律失常。④植入永久性起搏器前。⑤心导管介入治疗中预防性作用，心动过缓或传导阻滞患者在进行手术时等。

（二）禁忌证

临时心脏起搏无绝对禁忌，相对禁忌证如下：①开放性胸部损伤、心肌大面积创伤。②心脏搏动长时间停止、电机械分离。③出血性疾病、凝血功能障碍。④严重低体温患者。

三、操作方法

（一）操作前准备

1. 患者准备　操作前向患者及家属交代操作目的及过程，告知可能存在的风险和一旦发生意外和风险所采取的积极应对措施，以取得合作并签署知情同意书。

2. 用物准备　准备心电图机、深静脉穿刺包、2% 利多卡因、生理盐水、起搏器、气囊起搏电极管、除颤器等。

（二）操作流程（以经颈内静脉置入心室电极管为例）

1. 体位　患者取仰卧或轻度头低足高位，肩胛骨间放置厚约 15cm 的软垫，头转向穿刺对侧，使颈内静脉充盈。

2. 心电监测　胸前导联的心电监护和直接进行肢体导联，或将心电图机的肢体导联与患者连接，球囊起搏电极管的阴极与 V_1 导联连接。

3. 建立无菌区，局部麻醉 穿刺部位定位后常规消毒皮肤，戴无菌手套，铺洞巾。用 2% 利多卡因溶液做皮肤、皮下组织浸润性麻醉，或直接使用带有肢体导联和胸前导联的心电监护仪。

4. 检查预充 用注射器抽吸生理盐水向起搏电极的气囊注射，检查气囊完整无破裂后抽出生理盐水；用生理盐水预充穿刺针、扩张管和静脉鞘管，并检查穿刺针是否通畅。

5. 静脉穿刺、置管 用 5mL 注射器抽取生理盐水后连接穿刺针；穿刺针与中线平行并指向患者足端，在患者锁骨上缘 3～5cm 处穿刺，进针 1.5～2cm 出现落空感后，回抽注射器，见回血同时注入通畅表明穿刺针已进入颈内静脉。取下注射器，一手压住穿刺针针柄防止空气进入，另一只手将导丝自穿刺针尾孔插入 12～20cm，退出穿刺针，用扩张器扩张皮肤及皮下切口；通过钢丝送入静脉鞘管。

6. 安装起搏器，调节参数 退出钢丝，将起搏电极管从静脉鞘管内插入颈内静脉，根据心电图特征推送电极管至右心房时，气囊充气 1.5mL，使电极管顺着血流进入右心室。当 V_1 导联的 P 波直立，QRS 波幅增加表明电极进入右心室，抽出气囊内气体，推送电极管进入右心室尖部（ST 段抬高）；连接导线与体外脉冲发生器的心室输出端，根据起搏电流和心电图调整电极的位置，直至起搏阈值 < 1.0mA 且引起稳定心室收缩，然后调节起搏方式、频率、电流和感知度等参数。

7. 缝合固定并记录 抽出起搏电极气囊内气体，退出静脉鞘管，将电极导线缝合固定于穿刺部位皮肤，无菌敷料覆盖。拍摄胸部 X 线，记录 12 导联心电图。

四、监护要点

1. 密切监测 ①监测患者有无心律、起搏功能的异常。若出现起搏频率减慢、脉率和心率不一致、起搏周期不固定和心律失常等现象，护士应及时检查导线连接情况和电极位置是否正确。②观察患者有无顽固性呃逆、腹部痉挛等起搏电压过高表现，一旦出现及时汇报医生妥善处理。

2. 置入后护理 ①穿刺侧肢体应避免屈曲，妥善固定导线，变换体位时应避免牵拉导线，以防导线脱落或折断，同时密切观察患者局部肌肉有无刺激性痉挛，一旦发生及时更换导线。②起搏频率应以维持患者的血压为准，心室起搏频率为 70～80 次/分或低于患者自身频率 10～20 次/分。③每天检查起搏器电池电量是否充足。④安置临时起搏器后常规应用抗生素预防感染，同时注意保持穿刺部位清洁，定期更换敷料，注意观察有无渗血、血肿、疼痛、感染等情况。⑤临时起搏器放置时间以 1～2 周为宜，最长不超过 4 周。需长期起搏者可在 2 周左右更换血管，重新安置电极，或安置永久性心脏起搏器。停用临时起搏器时，先按需减慢频率，将电极脱离起搏器，导管电极仍保留在体内，自主心率下观察 24～48 小时。如自主心率稳定，可拔除起搏电极。

3. 常见并发症及护理

（1）心律失常 机械性刺激心肌有可能出现室性心动过速甚至室颤。因此，应在术前纠正电解质紊乱，术前和术中给予适当镇静药物以降低心律失常发生率。一旦发生室性心律失常，应立即调整导线，根据情况应用利多卡因或电复律。

（2）心肌穿孔 心肌穿孔可能会导致起搏失灵、胸闷、胸痛等症状，X 线透视可见导线顶端位于心影之外。此时回撤导线入心腔内，穿孔心肌可自行闭合。撤回导线后及时观察有无心脏压塞，如出现明显临床症状，应进行心包修补或引流，并重新更换导线位置。

（3）其他 可能出现血栓栓塞、气胸、出血、感染、微电流漏电和起搏器失灵等情况。

第五节　主动脉内球囊反搏术

主动脉内球囊反搏术（intra-aortic balloon pump，IABP）是机械性辅助循环方法之一，是一种通过物理作用来提高主动脉内舒张压，增加冠状动脉供血和改善心脏功能的方法。主要应用于心功能不全、心功能障碍的危重病患者的抢救和治疗。主动脉球囊导管置入方式有经皮股动脉穿刺法、股动脉切开法和经胸升主动脉插管法，其中，经皮股动脉穿刺法最为常用。

一、目的

IABP是将一个带有球囊的导管经动脉系统置入至降主动脉内左锁骨下动脉开口远端，起到辅助衰竭心脏的作用。心室舒张期，球囊迅速充盈，把主动脉内的部分血液推向主动脉根部，增加冠状动脉的血流灌注，使心肌供氧增加。心脏收缩前，球囊快速排气，主动脉内的压力骤然下降，心脏射血阻力降低，减少心脏做功，增加心排血量。

二、适应证和禁忌证

（一）适应证

各种严重心脏疾患：急性心肌梗死伴心源性休克，包括室性间隔穿孔、二尖瓣关闭不全、室壁瘤等机械性并发症；顽固的不稳定心绞痛或变异型心绞痛、顽固性严重心律失常、顽固性左心衰竭伴心源性休克；心脏术前血流动力学不稳定者、心脏手术后低心排综合征。

（二）禁忌证

1. 绝对禁忌证　胸主动脉瘤和夹层、严重主动脉瓣关闭不全、终末期心功能衰竭不准备心脏移植、不可逆的脑损伤。

2. 相对禁忌证　包括髂股动脉严重的硬化狭窄、腹主动脉瘤、出血性疾病、转移性恶性肿瘤。

三、操作方法

（一）操作前准备

1. 患者准备　操作前向患者及家属讲解操作的目的及过程，告知可能存在的风险和一旦发生意外和风险所采取的积极应对措施，以取得合作并签署知情同意书。

2. 用物准备　主动脉球囊反搏导管包和反搏机、肝素生理盐水溶液500mL（含肝素12500U）、50mL注射器、输液器、带压力泵的加压袋套、中心静脉穿刺包、局麻药。

（二）操作流程（以经皮股动脉穿刺植入法为例）

1. 检查评估　检查反搏机是否处于正常工作状态；评估患者双下肢皮肤颜色、温度、脉搏搏动、感觉及运动功能。

2. 加压连接　连接压力监测、冲洗装置。将500mL肝素生理盐水袋套入装有压力泵的加压袋套内，加压至150～300mmHg。将输液器上端与输液袋相连，下端连接一次性压力传感器进液端，调节三通使出液端与压力延长管相通。排尽动脉测压管道内的空气，将压力传感器固定，并与右心房水平相当，压力连接线与反搏机的压力监测孔相连。

3. 安置体位，消毒麻醉　患者平卧，膝关节微屈，臀部垫软枕，髋关节外展外旋45°。穿刺部位定位后（腹股沟韧带中点下方1～3cm，动脉搏动最明显处），配合医生常规消毒皮肤，戴无菌手套，铺无菌巾，局部麻醉。

4. 检查预充　检查气囊膜是否完全缠绕、漏气，测量胸骨角至股动脉的距离，标记导管插入深度；用生理盐水预充穿刺针、扩张管和静脉鞘管，检查穿刺针是否通畅。

5. 穿刺置管　用5mL注射器抽取生理盐水后连接穿刺针。左手示指和中指固定股动脉，右手持穿刺针与患者皮肤成30°～45°并指向近心端，在左手两指间动脉搏动最明显处进针。出现落空感，血液进入注射器表明穿刺针已进入股动脉。将注射器与穿刺针分离，一手压住针柄防止血液流出，另一手将导丝自穿刺针尾孔插入15～25cm，然后退出穿刺针，用扩张器扩张皮肤及皮下切口，通过导丝送入导引鞘管，退出导丝，将指引钢丝插入主动脉内球囊导管中央管腔后，把球囊管通过导引鞘管送入患者降主动脉内直至标记处。逆时针旋转缠绕柄使气囊放松，撤出指引钢丝。中央腔抽回血后再用肝素盐水冲洗，与压力延长管相连。

6. 连接反搏机，调节参数　将球囊导管气道腔与反搏主机的气道系统连接。根据动脉波形调节反搏触发模式、反搏频率、充气时间和放气时间等反搏参数（全自动型除外）。

7. 确认位置，缝合固定　床旁X线检查，明确气囊导管位置在降主动脉内。退出导引鞘管，在穿刺部位将气囊导管与皮肤缝合，无菌纱布覆盖。

四、监护要点

1. 穿刺过程中密切监测患者有无胸痛、背痛、心动过速、尿少、双下肢脉搏和血压不对称等异常情况，一旦出现及时报告医生。

2. 经股动脉球囊反搏期间，患者应卧床休息，肢体制动。穿刺侧肢体保持伸直外展，下肢弯曲不能超过30°，同时床头抬高不能超过30°，防止气囊导管打折或移位。每2小时协助患者翻身，指导其进行踝泵运动。

3. 密切观察穿刺部位有无感染、出血和血肿，每1～2小时评估双下肢皮肤颜色、温度、感觉和脉搏搏动情况。若患者出现下肢疼痛、变白、发凉和足背动脉搏动消失等症状，应及时通知医生进行处理。观察有无出血倾向，如牙龈出血、鼻出血、血尿、血便、呕血等。

4. 妥善固定球囊导管，并保持其通畅。IABP可在体内留置1～2周。置管期间应静脉滴注或皮下注射肝素抗凝，维持ACT在150～180秒或APTT在正常的1.5～2.0倍。IABP期间，每隔1～2小时用肝素盐水2～3mL冲管1次。

5. IABP开始反搏前要确保所有连接点紧密无泄漏，反搏频率可为1∶1或1∶2，当患者病情好转后可改为1∶3反搏，但反搏维持时间应在4～6小时之内。

6. IABP以心电触发方式支持时，应避免电极片脱落，同时监测心电图变化，保证心电信号的稳定。如IABP机器出现报警，护士应及时查找原因并正确处理。

7. IABP撤离前要在医生指导下逐步减少IABP的辅助比例，在拔出主动脉内球囊反搏导管前4小时停用肝素，以将出血的危险性降到最小。撤离后严密观察血流动力学指标和穿刺肢体血液循环情况。同时压迫穿刺点30分钟，沙袋压迫6小时，肢体制动12小时，卧床24小时。严密观察穿刺处出血情况、血流动力学指标和穿刺肢体血液循环情况。

8. IABP球囊不能理想充气时，可能原因有：①将IABP延长管从球囊导管的近端取下，通过三通管连接一个注射器于球囊导管上，回抽确保没有血液通过体外管反流出，如回抽到血液则说明球囊已损坏，立即取出。②球囊充气和放气受限制。③穿刺部位出现局部血肿。

9. 插管过程中可能出现血肿、出血、动脉内膜夹层等情况。置管期间并发症有：①下肢缺血：是最常见的并发症。血管痉挛、球囊导管或鞘管过粗、血栓脱落至下肢动脉栓塞等原因都会引起下肢缺血。②球囊破裂：多由于球囊壁被主动脉粥样硬化斑块刺破所致。如导管内出现血液，应立即拔除球囊导管，否则待进入球囊内的血液凝固后，球囊将无法拔除。③其他：包括肾功能衰竭、肠系膜动脉栓塞、血小板减少、感染等。

第六节　连续性血液净化

连续性血液净化（continuous blood purification，CBP），又称连续性肾脏替代治疗 (continuous renal replacement therapy，CRRT)，是利用弥散、对流、吸附等原理，连续性（治疗持续时间 ≥ 24 小时）地清除体内各种代谢产物、毒物、药物和致病性生物分子，调节体液电解质及酸碱平衡，保护和支持器官功能的治疗方法。CBP 操作简单，具有良好的水分和溶质清除效应，对血流动力学影响小，广泛应用于危重患者治疗中。

知识链接

常见血液净化的模式

1. 血液滤过　是模拟正常肾小球的滤过作用原理，以对流为基础的血液净化技术。通过建立血管通路将血液引入滤器，使大部分的体内水分、电解质、中小分子物质通过滤过膜被清除，对小分子物质的清除逊于常规血液透析，然后补充相似体积的与血浆液体成分相似的电解质溶液，从而清除溶质和过多水分的治疗方法。

2. 血液透析　是利用半透膜原理，依靠弥散作用清除小分子物质，适用于血流动力学稳定患者的疾病恢复期。血液透析具有高效的溶质清除率，迅速调节水、电解质及酸碱平衡的特点。其缺点是循环波动大，清除炎性介质等中分子物质能力差。

3. 血液灌流　是将患者的血液引入装有固态吸附剂的灌流器中，通过吸附作用，清除血液中透析不能清除的外源性和内源性毒素、药物、代谢废物的一种血液净化技术。主要用于抢救药物过量和中毒的患者。也可与血液透析合用，以清除慢性肾功能衰竭，维持透析患者血液内肌酐、尿酸、中分子物质、酚类、胍类等，但不具备清除水分、调节电解质和酸碱平衡的作用。

4. 血浆置换　是将人体内的致病物质或毒素从血浆中分离弃去或将异常血浆分离后，经免疫吸附或冷却滤过除去其中的抗原或抗体，再将余下血液有形成分、净化后血浆及所需补充的置换液回输体内。适用于严重肝衰竭、毒素导致的自身免疫性凝血功能障碍、血液病、高蛋白结合率的毒物中毒等。

一、目的

CBP 是危重患者肾替代治疗的首选方式，主要目的是清除血液中的有害物质。它既可以通过弥散、对流等方式替代受损的肾脏滤去体内多余的水分、尿素和肌酐等中小分子物质，又可以通过吸附和超滤等方式清除体内毒素、炎症介质和血管活性物质等大分子溶质，能够有效纠正机体内环境的紊乱，维持稳定的血流动力学。

二、适应证和禁忌证

（一）适应证

1. 肾脏疾病适应证　重症急性肾衰竭伴血流动力学不稳定者，如急性肾衰竭合并严重电解质、酸碱代谢紊乱、心力衰竭、脑水肿、肺水肿、肾移植术后、急性肾衰竭伴高分解代谢。慢性肾衰竭合并急性肺水肿、尿毒症脑病、心力衰竭、血流动力学不稳定。

2. 非肾脏疾病适应证
（1）全身性炎症反应综合征。
（2）急性重症胰腺炎。
（3）急性呼吸窘迫综合征。
（4）多脏器功能障碍综合征。
（5）难治性心力衰竭。
（6）严重酸碱失衡和电解质紊乱：血钠 $> 160mmol/L$、血钾 $> 6.5mmol/L$、$pH < 7.10$。
（7）挤压综合征，或横纹肌溶解综合征。
（8）急性肝功能衰竭。
（9）急性中毒。
（10）自身免疫性疾病，如重症肌无力、系统性红斑狼疮等。

（二）禁忌证

CBP 治疗无绝对禁忌证，但存在下列情况时应慎用：①严重的活动性出血，特别是颅内出血。②严重的凝血功能障碍。③无法建立合适的血管通路。对于终末期患者应权衡利弊而定。

三、操作方法

（一）建立血管通路

血管通路是指将血液从体内引出进入体外循环装置，经处理后再输送至体内的途径，建立良好的血管通路是肾替代治疗的重要步骤。

1. 静脉 – 静脉通路　临床最常用。目前多采用单针双腔静脉导管作为 CBP 的血管通路，置管部位根据患者病情而定，常选用股静脉、锁骨下静脉、颈内静脉，依靠血泵将血液泵入血液滤过器进行过滤。

2. 动脉 – 静脉通路　将血液滤过器置入动静脉环路，依靠动脉 – 静脉压差，使血流经过滤器进行过滤，临床较少见。

（二）操作前准备

1. 患者准备　操作前向清醒患者及家属讲解操作全过程，告知可能存在的风险和一旦发生意外和风险所采取的积极应对措施，以取得合作并签署知情同意书。

2. 用物准备　准备单针双腔中心静脉导管、深静脉穿刺包、局麻药、生理盐水、5mL 注射器、输液器、肝素帽或无针正压接头、血液滤过管路、血液净化器、置换液。

（三）**操作流程**（以缓慢连续性静脉 – 静脉通路为例）

1. 建立血管通路 经颈内静脉、锁骨下静脉或股静脉留置单针双腔中心静脉导管。

2. CBP 机器准备 ①自检：开机自检正常，按照提示依次安装动脉管路、动脉压力监测传感器、静脉管路、静脉压力监测传感器、血液净化器和肝素泵。②管路预充：滤器静脉端向上启动血泵，用生理盐水依次排净动脉管路 – 血液滤过器血室内 – 静脉管路内的气体，连接置换液接头与滤器旁路，排净滤器外气体，关闭动脉夹和静脉夹。③设置参数：根据医嘱设置治疗参数，包括血流速度、置换液量、超滤率、肝素量、温度和时间等数值。

3. 建立体外循环 消毒导管接头，确认导管通畅，根据医嘱从静脉端推注肝素。将动脉端管路与静脉导管的动脉端连接，静脉管路与中心导管的静脉端连接，打开动脉夹和静脉夹启动血泵，开始治疗。

4. 血液净化治疗 妥善固定管路和导管连接处，逐步调整血流速度，记录生命体征和治疗参数。运行过程中，严密监测和记录患者生命体征以及机器动脉压、静脉压、跨膜压、血泵工作状态和超滤液体量等。

5. 充分回输血液 降低血液流量，打开动脉端预冲侧管，回输血液到动脉壶，停止血泵，依靠重力将动脉近心侧的管路内的血液回输入患者体内，夹闭管路及留置导管动脉夹。再次打开血泵，待生理盐水回输至静脉壶时安全夹自动关闭。

6. 治疗后处理 ①冲洗血管通路：关闭管路与中心静脉血管通路后，注入生理盐水冲洗血管通路，然后注入肝素并关闭导管夹，防止血液回流造成凝血，用无菌纱布包裹固定中心静脉置管。②清洁、消毒机器：撤走 CBP 机上的管路和滤器，按照医疗垃圾分类处理。

四、监护要点

1. CBP 治疗过程中，仔细检查机器各管路连接是否紧密牢固，穿刺导管是否通畅、血滤器是否凝血、运行是否处于正常状态，及时分析原因并进行处理，同时核对各项参数是否符合治疗的需要，准确执行医嘱。

2. 根据患者的病情选用置换液。配制置换液及更换液体过程中严格无菌操作，避免污染，废液收集袋不得高于操作者腰部。

3. 置换液温度设定在 37～38℃，大量的液体交换及体外循环可导致患者体温不升，治疗中应密切监测生命体征，尤其是体温变化，必要时给予加温装置。

4. 治疗期间，床旁设专人监护，患者应注意保暖，严密观察患者的状态和管路凝血情况，监测血电解质和血气分析情况，按时记录治疗参数和出入量。

5. 机器发生报警时，迅速根据提示排除故障，解除报警。若报警无法解除且血泵无法正常运转，立即停止治疗，手动回血，并速请维修人员现场处理。

6. CBP 并发症常见的有：①导管相关并发症：如感染、穿刺置管导致的出血、局部血肿和血栓等。②滤器和血管通路相关并发症：如泵管破裂、滤器内漏血、滤器和管路内凝血等。③抗凝血相关并发症：如肝素用量过大所致的出血、体外循环凝血、血小板降低等。④全身并发症：如心律失常、低血压、酸碱失衡及电解质紊乱、营养物质的丢失、长期血液滤过引起的内分泌功能失调等。

第七节 体外膜肺氧合技术

体外膜肺氧合技术（extracorporeal membrane oxygenation，ECMO）是通过循环血流泵（血泵）和体外氧合器（膜肺）替代或部分替代心肺功能的一项生命支持技术。ECMO 的原理是将体内的静脉血引出体外，经过肝素预处理、膜肺氧合后，在离心泵的作用下，通过管道再次输入患者的动脉或静脉系统，从而起到支持心肺功能的作用，来维持人体脏器组织的氧合和血液供应。ECMO 不能直接治疗疾病，它只是一种短期的生命支持方法，它的实施不仅要求医生、护士、灌注师和麻醉师的密切配合，同时还需要运用多种监护手段对患者体温、呼吸、凝血功能和血流动力学等进行监测。

一、目的

ECMO 是通过将血液体外循环经膜肺氧合并清除 CO_2 后再回输入体内，替代或部分替代心肺功能，进行有效的气体交换，为组织细胞进行有效的氧代谢提供必备条件为呼吸和循环衰竭的急危重症患者赢得救治时间。

二、适应证和禁忌证

（一）适应证

1. 心脏适应证 急性严重心功能衰竭、各种原因引起的心搏骤停、心脏术后暂时性心脏功能障碍、急性心肌梗死后心源性休克；安装人工心脏、心脏移植术前过渡等。

2. 肺适应证 各种原因引起的急性严重呼吸功能衰竭，急性呼吸窘迫综合征等。

3. 其他 器官移植前后心肺功能的替代支持、供体脏器支持等。

（二）禁忌证

1. 绝对禁忌证 ①无法进行抗凝治疗。②不可逆转的脑损害。③其他不可逆状态，如严重的不可逆性多脏器损害。

2. 相对禁忌证 ①成人高设置机械通气（$FiO_2 > 90\%$, $P_{plat} > 30cmH_2O$）超过 7 天。②免疫抑制。③终末期恶性肿瘤。④进展性肺纤维化。⑤高龄。⑥有应用肝素的禁忌或相对禁忌。⑦无法解决的外科问题。

三、操作方法

（一）操作前准备

1. 患者准备 操作前向清醒患者及家属讲解操作目的及过程，告知可能存在的风险和一旦发生意外和风险所采取的积极应对措施，以取得合作并签署知情同意书。患者平卧，暴露穿刺部位，备皮。

2. 用物准备 准备 ECMO 系统、动静脉插管及穿刺包、预充液（晶体预充液、胶体预充液）、肝素、监护设备（ACT 测定仪、血气监测仪）、三通管和 CO_2 等。

3. 环境准备 ECMO 可在手术室或 ICU 进行。

（二）操作流程

1. 选择模式，穿刺插管　根据需要确定氧合模式，严格执行无菌操作规范，静脉基础麻醉，静脉推注肝素抗凝后进行动静脉插管。

2. ECMO 系统准备

（1）管路连接　连接静脉回流管与离心泵入口；连接静脉管道与血气监测仪的接头；连接膜肺进出口样本采集管；连接内循环管道，分别与 O_2 和 CO_2 管道连接，检查无渗漏。

（2）管道预充排气　排尽 CO_2 预充管道空气，关闭动静脉管道、预充管和桥连管。连接预充管与预充液（内加入 2000U 肝素），按先晶体后胶体的顺序预充。预充完毕，将离心泵的泵头安放在离心机上，固定膜肺，连接氧气管。

（3）自检调试　打开流量开关，流量计数调零、设定报警参数。负压管调零后，打开离心泵进出口和动静脉管道，试运行，观察机器运转是否正常。调试完毕关闭动静脉管道。

3. 调节参数，系统运行　打开静脉管道钳，调节旋转流量，然后打开动脉管道钳，打开气体流量计，调节气体流量和血流量，ECMO 系统运行。

4. 撤离 ECMO　将体外循环的血液回输患者体内，并予以鱼精蛋白中和患者体内肝素，使 ACT 恢复治疗前的水平。停止血泵，拔出静脉内引血管和静脉内回血管。拔管后按压穿刺部位至少半小时，再用沙袋压迫 4～6 小时，以防血肿形成。同时密切观察穿刺点有无出血、患者的生命体征变化和穿刺侧肢端血运情况，做好记录。

四、监护要点

1. 治疗期间密切监测患者生命体征变化，每小时检查一次穿刺侧肢端血运情况（动脉搏动、肢体皮肤温度和颜色等），进行必要的实验室检查。

2. 严格无菌操作，预防感染。如出现感染征象，应积极寻找感染源，严格执行抗生素使用规范。躁动患者需加强基础护理并妥善固定，防止导管脱出。必要时使用镇静剂。

3. 根据病情需要调节 ECMO 参数，为快速减轻心肺负担，改善微循环，早期设定：血流量为心输出量的 80%～100%；氧气浓度为 70%～80%；气流量和血流量比 0.5～0.8∶1。当患者 MAP 维持在 70～90mmHg，CVP 维持在 5～12cmH$_2$O，LAP 维持在 5～15mmHg，静脉血氧饱和度＞75% 时，可逐渐降低血流量至心输出量的 50%，氧气浓度为 40%～50%。当患者血流量降为心输出量的 10%～25%，可考虑停止 ECMO 辅助。

4. 密切监测血氧饱和度、血细胞比容、超声心动图、血浆游离血红蛋白和血浆胶体渗透压、血流动力学、凝血功能以及肝、肾、脑、心脏和肺等重要脏器功能的改变。连续监测中心体温，维持中心体温在 35～37℃，当体温＜35℃时，及时给予复温，如为保护重要器官功能（如脑损伤），有时可将患者体温控制在 32～34℃。

5. ECMO 治疗期间如 ECMO 辅助加自身呼吸能满足机体气体交换需求且患者能良好耐受，可不予机械呼吸支持。如需机械辅助通气，原则上机械通气的氧浓度、气道峰压和呼气末正压等参数应维持较低水平，使肺得到充分休息，同时保持一定的肺泡张力以免出现肺泡不张。根据患者病情选择氧合器，预计 ECMO 辅助时间小于 5 天者可用中空纤维膜氧合器；超过 5 天者用硅胶膜式氧合器。

6. ECMO 治疗期间如出现故障需要停止运行时，应首先夹闭动、静脉管路，开放管路桥。排除故障时，及时调整呼吸机辅助呼吸参数和正性肌力药物剂量，维持正常呼吸循环功能。

7. ECMO 治疗期间的常见并发症包括：①机械并发症：如氧合器功能障碍导致血栓形成和血浆渗漏、设备故障等。②导管相关并发症：如导管置入困难，出血，局部血肿，导管位置异常而致引流不畅，压力过大动脉插管崩脱等。③患者相关并发症：如出血、急性肾损伤、感染、中枢神经系统损伤（脑水肿、脑缺氧、脑梗死和颅内出血等）、溶血、高胆红素血症、肢体末端缺血。

【思考题】

1. 试述气管切开术后，气管切口和气管套管的护理措施。
2. 机械通气期间，如何做好呼吸道管理？

扫一扫，查阅本章数字资源，含PPT、音视频、图片等

导入与思考

患者，女性，48岁，体重52kg，外伤致右侧股骨粗隆间骨折。伤后24小时行切开复位、动力髋螺钉内固定术。术后卧床一月余，体重减至40kg，且发生顽固性肺部感染，病情未得到控制进展为呼吸衰竭，给予气管插管，机械通气，同时留置鼻胃管，转入ICU进一步治疗后生命体征平稳。实验室检查：WBC 9.5×10^9/L，Hb 89g/L，ALB 30g/L。

问题：

1. 评估患者目前营养状况。

2. 简述该患者能量补充应遵循的原则是什么？

3. 可选择哪种营养支持途径？可能发生哪些并发症？如何预防？

随着医学科学的发展，营养支持在临床综合治疗中的重要性越来越为人们所重视。临床研究显示，在危重症患者中，营养不良的发生率超过50%，导致患者并发症增加、伤口延迟愈合等，使平均住院时间和医疗费用显著增加。营养支持虽不能完全阻止和逆转危重症患者的病情发展，但在减少并发症、保护重要脏器功能、修复创伤组织和促进机体康复等方面发挥至关重要的作用。

第一节 概 述

一、危重症患者的代谢变化

正常的新陈代谢是维持人体生命活动及内环境稳定最根本的保证。危重症患者由于机体的应激反应使各种代谢处于高分解状态，主要表现在以下四个方面：

1. 糖代谢紊乱 主要表现是糖异生增加、血糖增高和胰岛素抵抗。

2. 蛋白质分解代谢加速 蛋白质快速分解而合成降低是严重创伤、感染后代谢反应的突出特点，表现为骨骼肌群进行性消耗，尿氮排出增加，机体出现明显的负氮平衡。

3. 脂肪代谢紊乱 应激状态下体内儿茶酚胺分泌增加，使体内脂肪分解生成甘油三酯、甘油和游离脂肪酸，成为机体的主要能量来源。

4. 能量代谢增高 静息状态下的能量消耗增加是危重症患者能量代谢的基本特征。研究表明，感染、创伤和大手术后可导致患者静息能量消耗增加20%～50%，严重者增高可达100%。

二、危重症患者营养支持的目的

营养支持的目的主要是供给细胞代谢所需要的能量与营养底物，维持组织器官正常的结构与功能，更重要的是通过营养支持调理代谢紊乱，调节免疫功能，增强机体抗病能力，从而影响疾病的发展与转归。

三、危重症患者营养支持的原则

1. 选择适宜的营养支持时机　根据患者的病情变化来确定营养支持的时机，还需要考虑不同原发疾病、不同阶段的代谢改变与器官功能的特点。

2. 控制应激性高血糖　应激性高血糖是危重症患者普遍面临的问题。通过使用胰岛素严格控制血糖水平≤8.3mmol/L，可明显改善危重症患者的预后，使 MODS 的发生率及病死率明显降低。

3. 选择适宜的营养支持途径　包括肠外营养（parenteral nutrition，PN）、完全胃肠外营养（total parenteral nutrition，TPN）与肠内营养（enteral nutrition，EN）三种途经。

4. 合理的能量供给　这是实现危重症患者有效营养支持的保障。不同疾病状态、不同时期以及不同个体，其能量需求亦不同。对应激早期合并有全身炎症反应综合征（systemic inflammatory syndrome，SIRS）的危重症患者，应限制能量和蛋白质的供给量，能量可控制在 20～25kcal/(kg·d)，蛋白质控制在 1.2～1.5g/(kg·d)。对于病程较长、合并感染和创伤的患者，待应激与代谢稳定后能量供应适当增加，目标喂养可达 30～35kcal/(kg·d)。

5. 其他　在补充营养底物的同时，重视营养素的药理作用。为改善危重症患者的营养支持效果，在肠内与肠外营养液中可根据需要添加特殊营养素。

第二节　营养状态的评估

营养评估是通过人体测量、实验室检查、临床检查、人体组成测定及多项综合营养评定方法，判定人体营养状况，确定营养不良的类型及程度，评估营养不良所致后果的危险性，并监测营养支持疗效，预测营养相关性并发症发生概率，从而提示预后。

一、人体测量

人体测量是应用最广泛的营养评价方法，主要包括以下四个方面。

1. 体重（body weight，BW）　体重是营养评定中最简单、最直接可靠的指标，可综合反映蛋白质或能量的摄入、利用和储备情况。短期内体重变化可受脱水或水钠潴留因素的影响，故体重评定应根据病前 3～6 个月的体重变化加以判断。常用指标有：

（1）实际体重占理想体重（IBW）百分比（%），即实际体重 / IBW×100%。结果判定：80%～90% 为轻度营养不良；70%～79% 为中度营养不良；≤69% 为重度营养不良。

（2）体重改变（%）=［通常体重（kg）－实测体重（kg）］/ 通常体重（kg）×100%。

一般说来，近三个月体重减轻≥5%基础体重，或近 6 个月体重减轻≥10% 基础体重，提示分解代谢加强，存在营养不良。

2. 体重指数（body mass index，BMI）　BMI 是反映蛋白质 - 热量营养不良及衡量人体胖瘦程度的可靠指标。计算公式：BMI=体重（kg）/ 身高^2（m^2）。正常参考值为 18.5kg/m^2 ≤ BMI

< 24kg/m²。24～30kg/m² 为超重，> 30kg/m² 为肥胖，< 18.5kg/m² 为消瘦。其中 17～18.5 为轻度营养不良；16～17 为中度营养不良；< 16 为重度营养不良。

3. 握力测定　握力是反映肌肉功能的有效客观指标，握力和机体营养状况密切相关。正常男性握力≥ 35kg，女性≥ 23kg。

4. 其他　三头肌皮褶厚度是测定体脂的指标。上臂肌围即上臂中点围长，是判断骨骼肌或体内瘦体组织群的量。因缺乏中国人群正常参考值，且测量误差较大，与临床结局无确定性关系，故临床应用价值不高。

二、实验室检查

1. 血浆蛋白　血浆蛋白反映机体蛋白质营养状况，是预测疾病严重程度和手术风险的重要指标。包括血清白蛋白、转铁蛋白及前白蛋白，其中白蛋白浓度降低是营养不良最明显的指标，转铁蛋白和前白蛋白半衰期较短，因此能更好地反映短期营养状态变化，是早期诊断营养不良和评价营养支持效果的敏感指标。

2. 免疫学指标　营养不良时体液和细胞免疫功能均降低。①周围血液总淋巴细胞计数是评价细胞免疫状态的一项简易方法。正常值为（2.5～3.0）× 10⁹/L。低于 1.5 × 10⁹/L 常提示营养不良。②延迟性皮肤超敏试验：接种 5 种抗原后观察皮肤迟发性超敏反应。但因其影响因素较多，故特异性较差。

3. 氮平衡实验　氮平衡是评价蛋白质在体内合成与分解代谢的重要参数，可动态反映体内蛋白质平衡情况。氮平衡的计算公式为：氮平衡（g/d）＝ 摄入氮（g/d）－［尿中尿素氮（g/d）+4g］。

三、临床检查

询问患者病史及最近数月饮食、体重改变或有无进食困难等状况并予以记录。通过细致的体格检查发现营养素缺乏的体征，如肌肉萎缩、皮肤损害、毛发脱落、水肿或腹水等，判断营养不良的类型及严重程度。

四、营养不良的分类

营养不良是因能量、蛋白质及其他营养素过度或缺乏导致肥胖或营养不足，影响机体功能。目前，营养不良通常指能量或蛋白质摄入不足或吸收障碍造成的特异性营养缺乏症状，包括以下三种类型。

1. 消瘦型营养不良　又称蛋白质 - 能量营养不良（protein-energy malnutrition，PEM），是由于蛋白质和能量摄入不足，肌肉组织和皮下脂肪被消耗，表现为体重下降，人体测量值较低，但血浆蛋白指标基本正常。

2. 低蛋白型营养不良　应激状态下分解代谢增加与营养摄入不足，临床表现为内脏蛋白含量与免疫功能降低，血浆白蛋白、转铁蛋白、前白蛋白降低，总淋巴细胞计数及细胞免疫异常，因人体测量基本正常而易被忽视。

3. 混合型营养不良　是长期慢性营养不良发展的结果，也是严重危及生命的营养不良。表现为骨骼肌、脂肪、内脏蛋白均降低，可导致器官功能损害、感染等并发症。

第三节　危重症患者营养支持及护理

一、肠内营养

肠内营养（EN）是经胃肠道提供营养素的营养支持方式。它具有营养素利用度高、能维持肠黏膜细胞正常结构，保护肠道屏障功能，经济、安全、并发症少等优点，是肠道功能正常患者营养支持的首选方法。

（一）适应证

能否实施肠内营养取决于两个方面。一是胃肠道解剖完整并具有运动和吸收营养素的功能；二是胃肠道是否能耐受肠内营养制剂。只要满足以上两个条件，在患者因原发病或治疗需要不能经口进食，或摄入食量不能满足机体需要的危重症患者，应首先考虑肠内营养。指南推荐：在循环稳定的前提下，符合肠内营养适应证的重症患者，一般在术后或进入 ICU 24～48 小时开始肠内营养支持较稳妥。

（二）禁忌证

以下情况暂不宜给予肠内营养：①胃肠道功能障碍。②完全性肠梗阻。③严重的消化道出血。④梗阻性内脏血管疾病，如肠系膜血管缺血或栓塞。⑤未解决的腹部问题，包括腹膜炎症、出血、可控制性肠瘘。⑥严重腹胀和腹腔内高压等。⑦严重腹泻经处理无改善，应暂时停用。

（三）肠内营养制剂

根据肠内营养制剂的组成分为要素型、非要素型、组件型和疾病专用型 4 类：①要素型制剂：以氨基酸为蛋白质来源，不含乳糖和膳食纤维，溶液的渗透压为 470～850mmol/L。不需要消化，可直接或接近直接被消化道吸收，用于胃肠道消化、吸收功能部分受损者。②非要素型制剂：以整蛋白为主，溶液的渗透压接近等渗，口感好，适用于胃肠道功能正常或基本正常者，配方中还可加入谷氨酰胺、膳食纤维等，以维持肠道黏膜正常结构和功能。③组件型制剂：仅以某种或某类营养素为主的肠内营养制剂，用于完全型肠内营养制剂的补充或强化。如蛋白质组件、脂肪组件、糖类组件、维生素组件和矿物质组件等，以满足患者的特殊需要。④疾病专用型制剂：根据不同疾病特征设计的特殊制剂，如肝病、肿瘤、糖尿病、肾病、创伤等专用制剂，以满足个性化营养需求。

（四）肠内营养的输入途径

肠内营养可采用口服、经鼻置管、造瘘等多种途径，具体途径的选择取决于患者疾病情况、喂养时间长短及胃肠道功能。

1. 口服　是最经济、安全、简便的投给方式。合理足够的膳食能满足大多数患者对各种营养素的需求。

2. 鼻胃 / 十二指肠、鼻空肠管喂养　适用于接受营养治疗不超过 2 周的患者。此喂养途径简单易行，是临床上使用最多的方法。

3. 胃及空肠造瘘　适用于较长时间（超过 1 个月）需要 EN 的患者。可考虑手术或经皮造口置管。经胃喂养的容量大，对营养液的渗透压要求不高，适用于各种完全型制剂配方。若患者存在胃功能不良、排空障碍，或有误吸风险，宜选择经肠途径的喂养。

（五）肠内营养的投给方式

通过管饲进行肠内营养的输注方式有按时分次投给、间隙性重力输注和连续性经泵输注3种方式。

1. 按时分次投给 将营养液用注射器分次缓慢注入喂养管内，每次200mL左右，每次间隔2~3小时，每天6~8次。适用于喂养管尖端在胃内的患者，但易引起腹胀、腹泻、恶心等胃肠道反应。

2. 间隙性重力输注 将营养液置于吊瓶中，经输液管与喂养管连接，借重力将营养液缓慢滴入胃肠道内，每天4~6次，每次250~500mL，在2~3小时内完成。该方法在临床应用广泛，耐受性好。

3. 连续性经泵输注 用输液泵均匀、持续地将营养液输入胃或小肠。开始速度为25~50mL/h，浓度不宜高，让肠道有一个适应过程。逐渐增加至100~150mL/h。是临床上推荐的EN输注方式，具有胃肠道不良反应少、营养效果好的优点。尤其适用于病情危重、胃肠道功能和耐受性较差，经十二指肠或空肠造瘘管管饲的患者。

（六）肠内营养支持的护理

1. 一般护理

（1）体位 经胃进行肠内营养时取半卧位，抬高床头30°~45°，防止营养液反流和误吸。鼻空肠置管者可根据病情取任意体位。

（2）常规护理 ①经鼻置管患者每日清洁鼻腔，长期经鼻置管者，用油膏涂抹鼻黏膜，避免出现鼻黏膜压力性损伤。②做好造瘘口护理，避免感染等并发症发生。③每4~6小时使用氯已定进行口腔护理，预防口腔感染。④营养液应现配现用，配置好的营养液暂时不用时需4℃冷藏，保存时间不能超过24小时，冷藏营养液使用前应加热到38~40℃。⑤每日更换输注管或专用泵，防止营养液污染。⑥做好导管气囊管理和声门下分泌物吸引。

（3）管道护理 ①选择管径适宜的喂养管：管径越粗，对食管下端括约肌的扩张作用越大，越容易发生胃内容物反流。②妥善固定喂养管：经鼻置管者，妥善固定于鼻翼及面颊部；经造瘘口置管者采用缝线固定于腹壁，翻身、活动时注意保护管道，避免脱落。③确定喂养管尖端位置：首次借助X线检查确定管端位置，输注前观察管道在体外的标记有无变化，判断管道是否移位。④每次喂养前后、连续管饲4小时、特殊注药前后均要用生理盐水或温开水30mL冲洗管道，保持喂养管通畅和清洁。⑤如需注入药物，务必参考药物说明书将药物碾碎、溶解后再注入，避免与营养液混合而凝结成块附着在管壁或堵塞管腔，一旦发生堵管，立即用温开水反复脉冲式冲管并回抽，必要时更换喂养管。⑥胃造瘘或空肠造瘘管应待窦道形成后（约2周）才能拔除。

2. 营养支持评估与监测 ①记录患者每日出入量，监测电解质变化。②监测每日能量和蛋白质平衡情况，动态评价肠内营养效果及安全性。③观察患者有无恶心、呕吐、腹胀、腹泻等不耐受情况。如出现上述情况，应查明原因，采取针对性措施，如减慢营养液供给速度、降低浓度或调整供给途径。若患者对乳糖不耐受应改为无乳糖配方营养制剂。④观察患者进食后有无痉挛性咳嗽、气急、呼吸困难，咳出物或引出的痰液中有无食物成分。若出现上述情况，怀疑有误吸可能，应鼓励和刺激患者咳嗽，排出吸入物和分泌物，必要时经鼻导管或气管镜清除误吸物。⑤评估患者有无误吸。对有高误吸风险的患者，使用幽门后营养供给途径，同时应降低营养液输注速度，条件允许时可使用胃肠动力药。⑥评估患者的胃残留量。若24小时胃残留量小于500mL，且没有其他不耐受表现，不需停用肠内营养。⑦按医嘱监测血糖，及时发现高血糖或低血糖表现。

3. 常见并发症及护理 ①机械性并发症：鼻、咽、食管损伤，喂养管堵塞、拔出困难，造口并发症等。②胃肠道并发症：恶心、呕吐、腹泻、腹胀、肠痉挛等是临床上常见的消化道并发症，多数症状可通过合理的操作预防和纠正。③代谢性并发症：主要有水、电解质及酸碱代谢异常，糖代谢异常，最常见的是高血糖和低血糖。④感染性并发症：主要与营养液的误吸和污染有关。吸入性肺炎是肠内营养最严重并发症，常见于婴幼儿、老年人及意识障碍患者。防止胃内容物潴留及反流是预防吸入性肺炎的重要措施，一旦发现误吸应及时处理。

二、肠外营养

肠外营养（PN）指通过静脉途径提供营养素的方式。所有营养素全部经肠外获得的营养支持方式称为全肠外营养（TPN）。

（一）适应证

凡是需要营养支持，但又不能或不宜接受肠内营养的患者。如胃肠道功能障碍的重症患者；由于手术或解剖问题胃肠道禁止使用的重症患者；存在尚未控制的腹部情况，如腹腔感染、肠梗阻、肠瘘等。

（二）禁忌证

以下情况不宜实施肠外营养：①复苏早期血流动力学不稳定或存在组织低灌注状态，或存在严重体液失衡者。②肝功能衰竭、肝性脑病。③肾衰竭伴严重氮质血症，未予肾脏替代治疗。④尚未控制的严重高血糖患者。

（三）肠外营养制剂

包括碳水化合物、脂肪乳剂、氨基酸、电解质、维生素和微量元素。①碳水化合物：给机体提供能量的主要物质，主要的碳水化合物是葡萄糖，供能占总热量的50%～60%。摄入过多易导致高血糖、高碳酸血症和肝脏脂肪浸润。②氨基酸：机体合成蛋白质的底物来源，足够的氮源可补充和减轻体内蛋白质的消耗，促进组织愈合及酶和激素的合成。危重患者推荐热氮比为（100～150）kcal：1gN。③脂肪乳剂：肠外营养中较理想的能源物质，可提供能量、生物合成碳原子和必需脂肪酸。一般情况下，脂肪乳剂提供机体能量的15%～30%。摄入过多易引起高脂血症和肝功能异常。④电解质：对维持机体水、电解质、酸碱平衡，保持人体内环境稳定，维护各种酶的活性和神经、肌肉的激应性均有重要作用。⑤维生素：水溶性维生素在体内无储备，肠外营养时应每日给予。脂溶性维生素在体内有一定储备，禁食时间超过2～3周才需补充。⑥复方微量元素：静脉用制剂，含人体所需锌、铜、锰、铁、铬、钼、硒、氟、碘九种微量元素。短期禁食者可不予补充，全肠外营养超过2周时需给予补充。

（四）肠外营养的供给时机

通过营养风险评分（NRS-2002）对患者进行营养风险评估。NRS-2002 ≤ 3 分的患者，即无法维持自主进食和早期肠内营养者，在入住 ICU 的第一周也无须使用肠外营养；对于 NRS-2002 ≥ 5 分，或重度营养不良的患者，若不能使用肠内营养，应在入住 ICU 后尽快使用肠外营养。不论患者的营养风险高或低，如果单独使用肠内营养 7～10 天，仍不能达到能量或蛋白质需求的 60% 以上，应考虑使用补充性肠外营养。

（五）肠外营养的输入途径

1. 经中心静脉营养（central parenteral nutrition，CPN）　首选锁骨下静脉置管，其次为颈内静脉或经外周置入中心静脉导管（PICC）。适用于需要肠外营养时间大于 10 天，营养素需要量较多及营养液的渗透压较高（超过 900mOsm/L）的患者。

2. 经外周静脉营养（peripheral parenteral nutrition，PPN）　技术操作简单、并发症少，适用于病情较轻、用量小、浓度不高、PN 支持不超过 2 周者。

（六）肠外营养的供给方式

1. 单瓶输注　每一种营养制剂单独输注，但由于各营养素非同步输入，不利于所供营养素的有效利用，目前不建议采用。

2. 全合一输注　把供给患者的各种营养制剂按照一定的配制原则充分混合，即全营养混合液（total nutrient admixture，TNA）进行输注的方法。是目前推荐的肠外营养方式，具有能最佳利用输入的营养素、不容易污染、并发症发生率低、减轻护理工作量的优点。

（七）肠外营养支持的护理

1. 一般护理

（1）**体位**　在不影响输注的情况下，协助患者采取舒适体位，翻身、活动前应注意保护导管。

（2）**合理输注**　①TNA 现用现配，应在 24 小时内输完，暂不使用时应置于 4℃冰箱保存，应用时要在室温下复温 0.5～1 小时后再使用。②合理控制输液速度，建议使用输液泵连续匀速输注，速度不超过 200ml/h。

（3）**导管护理**　①在静脉穿刺置管、输液、更换输液瓶（袋）、冲管及导管拔除过程中应严格无菌操作，遵守操作流程。②妥善固定输注导管，做好患者导管相关健康教育，避免自行扯脱导管，不配合患者予适当镇静和约束。③采用脉冲式正压封管技术，防止回血凝固导致导管堵塞。④使用专用静脉通道输注营养液，避免与给药通道混用，如必须经此静脉加药，则暂停TNA，并在用药前后用生理盐水冲洗输液管道至少 5 分钟。⑤避免经导管抽血或输血。⑥使用周围静脉输注时应每 24 小时更换输注部位。⑦做好导管穿刺部位护理，避免感染等并发症发生。

2. 营养支持评估与监测　①最初 3 日，每日监测血电解质、血糖，3 日后视情况每周监测 1～2 次；每 1～2 周测定一次血浆白蛋白、转铁蛋白、前白蛋白、淋巴细胞计数等营养指标及肝肾功能，每周称体重，有条件时进行氮平衡实验，以动态评价营养支持的效果和安全性。②观察输注导管穿刺部位皮肤有无红肿热痛和分泌物。③严密监测体温，评估体温升高是否与静脉营养导管有关。④监测患者血糖情况，将血糖控制在 7.8～10.0mmol/L。⑤观察患者消化吸收功能，及时发现有无肠萎缩和屏障功能障碍。

3. 常见并发症及护理

（1）代谢性并发症　①高血糖和高渗性非酮性昏迷：较常见，开始输注营养液时速度过快，超过机体的耐受限度，如不及时调整和控制高血糖，可因大量利尿而出现脱水，甚至引起昏迷而危及生命。②低血糖：持续输入高渗葡萄糖，可刺激胰岛素分泌增加，如果突然停止输注含糖溶液可致血糖下降，甚至出现低血糖性昏迷。③电解质紊乱：出现低钾血症、低镁血症等。因此，接受 PN 的患者应严密监测电解质、血糖与尿糖变化，及早发现代谢紊乱，并配合医生积极处理。

（2）感染性并发症　①血栓性浅静脉炎：多发生于经外周静脉输注营养液时，一般经局部湿热敷、更换输液部位或外涂经皮吸收的具有抗凝、消炎作用的软膏后可逐步消退。②导管性脓毒症：与输入液污染、插管处皮肤感染及其他部位感染，病原菌经血行种植于导管有关。怀疑出现导管性脓毒血症者，应做营养液细菌培养及血培养，更换输液袋及输液管，观察 8 小时后仍不退热者需拔除静脉导管，导管尖端送培养。24 小时后仍不退热者，遵医嘱使用抗生素。③肠源性感染：与长期全肠外营养导致肠道缺少食物刺激而影响胃肠激素分泌，体内谷氨酰胺缺乏等引起肠黏膜萎缩、肠屏障功能减退、肠内细菌和内毒素移位有关。因此，当患者胃肠功能恢复，应尽早开始肠内营养。

（3）置管相关并发症　多数发生在中心静脉导管放置过程中，出现气胸、空气栓塞、血管神经损伤等。少数因长期应用、护理不当或拔管操作所致，如导管脱出、导管折断、导管堵塞等。置管并发症重在预防，因此，必须熟练掌握静脉导管留置技术；遵循静脉治疗临床实践指南规范，操作过程中动作轻柔，以减少置管时的机械性损伤；使用过程中做好静脉导管护理。

（4）脏器功能损害　长期肠外营养可引起肝脏损害，表现为肝脏脂肪浸润和胆汁淤积。应降低营养液中的葡萄糖量，若条件允许，应尽早开始肠内营养。

（5）代谢性骨病　部分长期肠外营养患者出现骨钙丢失、骨质疏松、血碱性磷酸酶增高、高钙血症、四肢关节疼痛，甚至骨折等。应调整维生素 D 剂量，进行康复治疗。

【思考题】

1. 试述应激状态下危重症患者的代谢变化。
2. 简述肠内营养制剂的类型及适应证。
3. 简述肠外营养常见并发症及预防护理措施。

导入与思考

章某，男，45岁。车祸致头面、胸腹多处损伤。120急救人员接到报警电话后到达现场。查体：患者神志淡漠，P 122次/分，R 36次/分，BP 80/45mmHg，右侧头顶部损伤出血，呼吸费力，面色青紫，可见三凹征，颈部有压痛。右侧胸壁可见反常呼吸运动，腹部稍膨隆，有明显压痛和肌紧张，移动性浊音阳性。

问题：

1. 该患者是多发伤吗？为什么？
2. 如果你是现场目击者，谈谈在120急救人员未到来之前，你应该如何去做？
3. 如果你是120急救人员，到达现场后给予的救护措施有哪些？

随着社会的发展，人类的疾病谱正在发生改变。自然灾害和意外事件频繁发生，创伤已成为人类继心血管疾病、恶性肿瘤和脑血管疾病之后的第四位死亡原因，被称为"被现代社会忽视的疾病"。其中，多发伤的发生率占全部创伤的1%～1.8%，平时以交通事故致伤最为常见，其次是高处坠落、爆炸伤等。多发伤增加了损伤的复杂程度，在评估、诊断、救护时有很多特殊性。因此，研究和学习有关多发性创伤的理论和救护技术，是急救护理学的重要任务之一。

一、多发伤的概念

多发伤是指同一致伤因素引起的两处或两处以上的解剖部位或脏器的严重损伤，且至少有一处损伤是危及生命或并发创伤性休克。多发伤的死亡率较高，对患者生命构成威胁，需要紧急诊断和处理。

知识链接

复合伤、多处伤和联合伤的概念

复合伤是指人体同时或相继遭受两种以上（含两种）不同性质致伤因素作用而引起的损伤，如原子弹爆炸产生的物理、化学、放射等因素所引起的损伤就是一个典型的复合伤。复合伤根据其伤情特点分为放射复合伤和非放射复合伤。

多处伤是指在同一解剖部位或脏器有两处或两处以上的损伤，与致伤因素多少无关，如肝脏多处裂伤、两个以上解剖部位骨折。

联合伤是指同一致伤因素引起的两个相邻解剖部位的连续性损伤，常用于描述胸腹联合伤、眶颅联合伤等。

二、多发伤的临床特点

多发伤不是各部位伤情的简单叠加，而是彼此间有相互作用的综合征，其伤情可能会彼此掩盖。其临床特点有以下七个方面：

（一）损伤机制复杂，多为高能量创伤

多发伤损伤机制较复杂，同一伤病员可能有几种机制所致损伤同时存在，如车祸的高速撞击伤、方向盘挤压伤、头颈部的挥鞭样损伤等，且多由高能量致伤机制所引起。

（二）伤情重、变化快、死亡率高

多发伤损伤范围广，可涉及多脏器、多部位，伤情具有加重效应，总伤情重于各脏器伤相加之和。数个部位损伤的相互影响很容易导致伤情迅速恶化，出现严重的病理生理紊乱而危及生命。多发伤的主要死亡原因大多是严重的颅脑外伤和胸部损伤。一般情况下，损伤部位的多寡与病死率的高低密切相关。

（三）早期低氧血症发生率高

严重多发伤往往伴有大量失血和严重功能障碍，故早期低氧血症发生率可高达90%，尤其是颅脑外伤、胸部损伤伴有休克或昏迷者，PaO_2可低至30~40mmHg。低氧血症可加重组织器官损伤和多系统器官功能障碍。一些伤者缺氧表现并不明显，有的仅有烦躁不安，若此时给伤者应用强镇痛剂，易导致呼吸停止。

（四）容易漏诊和误诊

多发伤的特点是受伤部位多、伤情复杂，往往明显外伤和隐蔽性外伤同时存在，开放伤和闭合伤同时存在，并且这些伤可能互相掩盖。若未能按多发伤的抢救常规进行伤情判断和分类很容易造成漏诊。同时一些救护人员缺乏对多发伤的检诊经验，将注意力集中在开放性外伤或易于察觉的伤情上，加之各专科医生也比较注重本专科的损伤情况，忽略他科诊断而造成漏诊。另外，合并颅脑损伤的伤病员常因意识障碍不能准确诉说伤情，也容易造成漏诊和误诊。

（五）伤情复杂、处理矛盾

由于创伤的严重程度、部位和累及脏器不同，其处理顺序也不同。有时几个部位的创伤都需要立即处理，就会出现确定救治顺序的困难。医务人员要根据各个部位伤情、影响生命程度、累及脏器不同和组织深浅来决定处理部位的先后顺序，以免错过抢救时机。

（六）伤后并发症发生率高

多发伤伤情严重、复杂，失血量大，伤口污染严重，生理功能紊乱严重，机体免疫、防御系统功能下降，容易导致各类型休克和感染的发生。通常多发伤休克发生率高且发生早，超过50%，早期以低血容量性休克最为多见，后期常为感染性休克，而且多为中、重度休克。

（七）多器官功能障碍衰竭发生率高

多发伤不仅原发的各部位损伤严重，而且由于损伤后的炎症反应、机体的应激反应、免疫功能紊乱、休克及全身因素的作用，易引起多器官功能障碍或衰竭，衰竭的脏器越多，病死率越高。

三、护理评估

多发伤伤情复杂而紧急，常同时涉及多处器官的损伤，医护人员须在最短的时间内对伤病员的伤情做出全面准确的判断，以采取及时有效的急救措施。

（一）受伤史

及时、可靠的受伤史对估计伤情发展和准确诊治有重要价值。若伤病员昏迷，应在救治的同时向现场目击者或家属了解情况，并做好记录。

1. 受伤情况　询问伤者或现场目击者，了解受伤原因、时间、地点、部位、受伤时体位及受伤类型、性质和程度、受伤后的主要症状、处理经过等。如坠落伤不仅可造成软组织损伤，还可能导致骨折甚至是内脏损伤；如刺伤，伤口虽小，但可能伤及神经、血管或内脏器官。

2. 伤前情况　了解有无其他相关疾病，如甲亢、骨质疏松症、肿瘤等易导致病理性骨折的疾病；是否有糖尿病、高血压病史，药物过敏史、是否饮酒等。

（二）伤情评估

1. 危及生命的伤情评估　在急救现场或危重患者初到急诊室时，救护人员应立即观察患者的神志、面色、气道、呼吸和循环功能，判断有无心搏骤停、窒息、大出血等危及生命的伤情存在，确保患者的基本生命体征稳定。

2. 全身伤情的评估　因受伤史常不能全面了解，所以在不影响急救的前提下应做全身伤情评估。对危及生命的伤情进行优先处理后，有重点地对重要的器官、系统进行检查，确定现存的、潜在的危及患者生命的因素，以免漏诊和误诊。如对开放性损伤，必须仔细观察伤口或创面，如伤口大小、形状、深度、污染情况、有无异物存留、外露组织及伤道位置。但对于伤情较重者，伤口的详细检查应在手术室内进行。常用的伤情评估方法和程序如下：

（1）ABCDEFGHI 评估程序　A（airway）：气道是否通畅；B（breathing）：呼吸幅度、频率；C（cardiac or circulation）：心脏或脉率、血压、末梢循环；D（digestion system）：消化系统；E（excretion）：排泄（泌尿系统）；F（fracture）：骨折；G（gain or guardiaship）：获得所有生命体征数据并密切监测其变化；H（history）：对清醒患者追述创伤史和既往病史；I（inspect）：全身系统检查，防止漏诊。

（2）CRASHPLAN 评估程序　C（cardiac or circulation）：心脏或脉率、血压、末梢循环；R（respiration）：呼吸；A（abdomen）：腹部；S（spine）：脊柱；H（head）：头颅；P（pelvis）：骨盆；L（limbs）：肢体；A（arteries）：动脉；N（nerve）：神经。

检查者按照字母顺序，可在最短时间内做好重要部位的检查。检查时应将重点放在容易漏诊的可疑部位。同时，进行各种特殊实验室和影像学检查，如 X 线摄片、CT、MRI 等。伤情稳定后或伤后数日内，再进行一次全面系统的检查。

（三）创伤评分

创伤评分是以量化标准来判定患者损伤的严重程度，指导创伤救治，预测创伤结局以及评估救治质量。目前已建立的创伤评分系统，按其适用范围和目的，分为院前评分和院内评分两大类，前者着重于患者的去向和现场处理，后者着重于指导治疗、评估患者的预后和救治质量。

1. 院前评分　院前评分是指在事故现场或到达医院前，由救护人员根据患者的生命体征、意识状态和大致伤情做出简单评定和分类，以采取必要的现场抢救和转送措施。

（1）院前指数（pre-hospital index，PHI）　该指数是 1986 年由 Kochler 等制定，具有使用方便、更具有统计学可靠性的特点。包括呼吸、神志、收缩压和脉率 4 项指标，每项指标评分 0～5 分，4 项指标得分之和即为 PHI 值，最高分 20 分，分值越高伤情越重。总分 0～3 分者为轻伤，死亡率为 0，手术率为 2%；4～20 分者为重伤，死亡率为 16.4%，手术率为 49.1%。如患者合并有胸、腹穿透伤者，再加 4 分作为其最后 PHI 值。具体评分方法见表 11-1。

表 11-1　院前指数评分

参数	测量值	分值
呼吸（次/分）	正常	0
	费力或表浅	3
	<10 或需插管	5
神志	正常	0
	模糊或烦躁	3
	不可理解的言语	5
收缩压（mmHg）	>100	0
	85～100	1
	75～84	2
	0～74	3
脉搏（次/分）	51～119	0
	≥120	3
	≤50	5

（2）创伤记分（traumascore，TS）　是 1981 年由 Champion 等提出的，以格拉斯哥昏迷定级法（glasgow coma scale，GCS）为基础，结合循环（包括收缩压和毛细血管再充盈）和呼吸（频率和幅度）参数，每项记 0～5 分，5 项分值相加为 TS。TS 有效值为 1～16 分，分值越低伤情越重。1～3 分者生理紊乱大，死亡率高达 96%；4～13 分者生理紊乱显著，失治易于死亡，而治疗可能存活。14～16 分者，生理紊乱小，存活率高达 96%。TS 的伤病员检伤分类标准为 TS < 12 分。具体评分方法见表 11-2。

表 11-2　创伤记分（TS）

参数　　　　得分	0	1	2	3	4	5
A. 呼吸频率（次/分）	0	<10	>35	25～35	10～24	
B. 呼吸幅度	浅或困难	正常				

续表

参数 \ 得分	0	1	2	3	4	5
C. 收缩压（mmHg）	0	1～49	50～70	71～90	＞ 90	
D. 毛细血管充盈	无充盈	充盈延迟	正常			
E. 意识状态（GCS）		3～4	5～7	8～10	11～13	14～15

注：TS=A+B+C+D+E

（3）修正的创伤记分（revised trauma score，RTS）　RTS 可用于院前，是目前较常用又简便的创伤严重度评分。RTS 分为两个版本，其一称为 T-RTS（Tiage-RTS），用于现场指导分类，将收缩压（SBP）、呼吸频率（RR）和意识状态（GCS）等 3 项指标赋予一定分值，每项记 0～4 分，3 项分值相加为 RTS 得分，总分为 0～12 分，分值越低伤情越重。RTS ＞ 11 诊断为轻伤，RTS ＜ 11 诊断为重伤。具体评分方法见表 11-3。其二是在此基础上再将 SBP、RR 和 GCS 分值分别配以一个权重系数，又称之为 MTOS-RTS，更能反映生理功能紊乱，可用于创伤结局预测。

表 11-3　修正的创伤记分（RTS）

意识状态（GCS）	收缩压（mmHg）	呼吸频率（次 / 分）	评分
13～15	＞ 90	10～29	4
9～12	76～90	＞ 29	3
6～8	50～75	6～9	2
4～5	1～49	1～5	1
≤3	0	0	0

（4）CRAMS（circulation、respiration、abdomen-thorax、movement and speech score）评分法　是 Gormican 于 1980 年提出的，是一种使用生理指标和外伤部位为参数的院前评分法。包括循环、呼吸、胸腹压痛、运动、语言 5 项参数，每项记 0～2 分，5 项分值相加为 CRAMS 得分，总分为 0～10 分，分值越低伤情越重。CRAMS 在 9～10 分为轻伤，8～7 分为重伤，≤6 分为极重伤。具体评分方法见表 11-4。

表 11-4　CRAMS 评分法

参数	级别	分值
循环（circulation）	毛细血管充盈正常和收缩压 ＞ 100mmHg	2
	毛细血管充盈延迟或收缩压 85～100mmHg	1
	毛细血管充盈消失或收缩压 ＜ 85mmHg	0
呼吸（respiration）	正常	2
	异常（费力、浅或 ＞ 35 次 / 分）	1
	无呼吸运动	0
胸腹部（abdomen-thorax）	胸腹部无压痛	2
	腹或胸有压痛	1
	板状腹、连枷胸或胸、腹有穿通伤	0

续表

参数	级别	分值
运动（movement）	正常或服从命令	2
	仅对疼痛有反应	1
	固定体位或无反应	0
语言（speech）	正常自动讲话	2
	胡言乱语或不恰当语言	1
	不说话或语言不可理解	0

2. 院内评分　是指伤者到达医院后，根据损伤类型及其严重程度对伤情进行定量评估的方法。从量化的角度对患者的预后进行预测，对不同医疗单位的救治水平进行比较。

（1）简明创伤定级法（abbreviated injury scale，AIS）　第一版 AIS 于 1976 年由美国机动车医学促进会出版，早期主要用于评定机动车所致闭合性损伤的创伤严重度，前后历经 6 次修订，应用范围扩展到各类创伤患者的评估。它根据解剖部位、组织器官类型和损伤严重程度等，用数字编码表达，将每一处最后用 6 级评定严重度（1 轻、2 中、3 较重、4 严重、5 危重、6 最危重）。AIS 90 将人体分为 9 区：头、面、颈、胸、腹、盆、脊柱、四肢、体表。应用 AIS 法评定创伤严重程度，应遵循以下几个基本原则：①以解剖学损伤为依据，每一处损伤只有一个 AIS 评分。②AIS 是对损伤本身予以严重度分级，不涉及其后果。③AIS 不是单纯预计损伤死亡率的分级法。④AIS 要求损伤资料确切，否则无法编码确定 AIS 值。AIS 既是一种独立的评分方法，也是其他多种评分的基础，它为创伤严重度评分提供了一种比较统一、准确和可接受的方法，为创伤评估标准化做出了重大贡献。

（2）急性生理学及既往健康评分Ⅱ（APACHE Ⅱ）　APACHE Ⅱ适用于 ICU 患者评分。由急性生理评分（acute physiology score，APS）、年龄（age）及既往健康评分（chronic health score，CHS）三部分组成。APS 由 12 项参数组成，每项分值为 0～4 分，总分值为 0～48 分。年龄分值 0～6 分，CHS 为 2～5 分。APACHE Ⅱ的总分值为 0～59 分，分值越大，伤情越重。当 APACHE Ⅱ＞20 时，院内死亡率为 50%，因此 20 分为重症点。具体评分方法见表 11-5。

表 11-5　急性生理学及既往健康评分Ⅱ（APACHE Ⅱ）

A. 病理生理变化	+4	+3	+2	+1	0	+1	+2	+3	+4
直肠温度（℃）	≥41	39～40.9		38.5～38.9	36～38.4	34～35.9	32～33.9	30～31.9	≤29.9
平均动脉压（mmHg）	≥160	130～159	110～129		70～109		50～69		≤49
心率（次/分）	≥180	140～179	110～139		70～109		55～69	40～54	≤39
呼吸（次/分）	≥50	35～49		25～34	12～24	10～11	6～9		≤5
A-aDO₂（mmHg）	≥500	350～499	200～349		＜200				
PaO₂（mmHg）					≥70	61～70		55～60	＜55
动脉血 pH	≥7.7	7.6～7.69		7.5～7.59	7.33～7.49		7.25～7.32	7.15～7.24	＜7.15
血钠（mmol/L）	≥180	160～179	155～159	150～154	130～149		120～129	111～119	＜110
血钾（mmol/L）	≥7	6～6.9		5.5～5.9	3.5～5.4		2.5～2.9		＜2.5
血肌酐（μmol/L）	≥309	169～308	133～168		53～132		＜53		
血细胞压积（%）	≥60		50～59.9	46～49.9	30～45.9		20～29.9		＜20

续表

WBC×10⁹/L	≥40		20～39.9	15～19.9	3～14.9		1～2.9		<1
B. 年龄评分	分数	C. 既往健康评分					择期术后	2	
≤44	0	有严重器官功能不全或免疫抑制史，且为：					非手术或急诊术后	5	
45～54	2	FiO₂ 为吸氧浓度		A～aDO₂ 为肺泡动脉血氧差			APACHE Ⅱ适用于 ICU 患者评分		
55～64	3								
65～74	5	APACHE Ⅱ =A+B+C							
≥75	6								

（四）辅助检查

1. 实验室检查　立即查血型和交叉配血，作动脉血气分析；测定血红蛋白含量、红细胞计数和比容、白细胞计数和分类；测定肝功能、凝血功能、电解质、血糖、血尿素氮、血肌酐及尿常规等。

2. 影像学检查　如伤病员全身情况允许，可以搬动，则进行 X 线、B 超、CT 及 MRI 检查。如血压不稳定或呼吸不规则，不宜搬动。有条件者可进行床边检查。

3. 其他　如胃镜、肠镜、支气管镜等，诊断性腹腔穿刺或灌洗。

四、急救与护理

多发伤的急救原则应遵循紧急治疗原则和损伤控制原则。创伤是时间依赖性疾病，其伤后死亡高峰主要集中在伤后数分钟至数天，因此，多发伤急救的总目标就是让伤病员在最短时间内得到确定性治疗，维持其基本生命体征。现代创伤救护的过程主要包括院前急救、转运途中救护和院内救护三个环节。

知识链接

多发伤救治的紧急治疗原则和损伤控制原则

1. 紧急治疗原则　即"黄金小时（the golden hour）"原则，是现代创伤急救的基本原则。"黄金小时"理念出自马里兰的休克创伤中心。该中心创始人 R. Adams Cowley 在《意外死亡与伤残：被现代社会忽视的疾病》中提出"创伤是被现代社会忽视的疾病"的著名论断。创伤死亡主要呈现 3 个高峰期，分别是伤后数分钟 - 数小时、数小时 - 数天、数天 - 数周。创伤急救的目标首先是第 1 个和第 2 个死亡高峰，遵循"黄金小时"原则是提高危重伤病员抢救成功率的重要手段，也是评价一个医院（地区）创伤急救水平的重要指标。

2. 损伤控制原则（damage control principle）　实施损伤控制性原则的决定必须在伤情评估后立即做出。损伤控制复苏主要针对大量失血和严重休克的患者，多发伤伤病员往往处于休克状态，持续出血，并发凝血功能障碍和酸中毒，必须立即实施损伤控制复苏，其基本步骤有两步：第一步是院前控制液体输注的量和速度，使收缩压维持在 80mmHg 左右；第二步是院内以血浆为主要复苏液体，应使输注的血浆与浓缩红细胞的比例为 1:2 或 1:1。作为现代创伤复苏概念的扩展，损伤控制性原则更注重纠正伤病员的生理紊乱。完整的损伤控制性方案包括急诊抢救室复苏 - 损伤控制性手术 -ICU 复苏 - 确定性手术四个过程。经抢救室复苏后需行损伤控制性手术，手术方式要求简单有效，经过术后 ICU 监护治疗，在伤病员生理紊乱趋于稳定后再行第二次手术，对损伤脏器行确定性治疗。

（一）现场急救

创伤死亡患者中的 50% 死于院前，30% 死于到达医院的最初 4 小时。因此，现场创伤救治中，时间就是生命。急救人员必须迅速到达现场，去除威胁伤病员生命安全的因素。现场急救的关键是气道管理、心肺脑复苏、止血、包扎、抗休克、骨折固定及安全运送等。

1. 立即脱离危险环境　使患者迅速安全的脱离危险环境，放置合适体位，排除可造成再次伤害的因素。

2. 保持呼吸道通畅　迅速处理呼吸道梗阻，取出口腔内活动性义齿、碎牙、血块等异物，清除呼吸道分泌物。给患者取侧卧位，或平卧位头偏向一侧，意识不清的患者应放置牙垫；如上呼吸道梗阻不能解除者，应立即给予环甲膜穿刺或气管插管术，建立人工气道。

3. 心脑肺复苏　呼吸、心搏骤停者，应立即实施现场心肺复苏术。

4. 处理活动性出血　根据现场情况采取指压止血法、加压包扎和止血带止血法。

5. 处理气胸　有开放性气胸者，要立即用大棉垫或不透气的塑料薄膜等封闭伤口，变开放性气胸为闭合性气胸。禁止用敷料填塞伤口，以免滑入胸腔。对张力性气胸，可在患者胸壁第二肋间插入带活瓣的穿刺针进行减压处理。

6. 处理伤口　一般创面应用无菌敷料或相对清洁的毛巾、衣物或其他布类覆盖，再用绷带或布条包扎。处理伤口时需注意：①伤口内异物或血凝块不可随意去除，以免发生再度大出血。②外露的骨断端、肌肉、内脏或脑组织，严禁将其回纳入伤口，以免将污染物带入伤口深部。③骨折的患者运送前先固定，以免运送时引起继发性损伤。多根多处肋骨骨折的患者，可用衣服、枕头或沙袋等包扎于伤侧，以避免胸壁浮动。对已经存在严重脊柱骨折、脊髓损伤或怀疑有脊柱损伤者应立即予以制动，颈托固定，保证有效气体交换，避免脊柱及脊髓继发性损伤而造成瘫痪。

7. 抗休克　快速建立静脉通路并补充血容量，防止和纠正因创伤和失血导致的休克。

8. 保存好离断的肢体或器官　现场如发生肢体离断，应用洁净敷料包裹好放在塑料袋中，周围放冰块，低温保存，随同患者一同送往医院。

9. 保暖　对已经低体温或伴有明显出血、休克的患者要积极采取被动加温（毛毯、棉被、等）的方法。

10. 及时转运　在做好紧急的处理后，应立即转运到医院进行救治。

（二）转运途中的救护

经过现场紧急处理后，在患者呼吸道通畅、休克得到基本纠正的情况下，立即将患者转运至医院进行进一步救治。转送患者途中，必须加强监护，以保证抢救、监测的连续性，一旦伤情恶化，应及时停车处理，并与急救中心取得联系。

（三）院内救治

医院是多发伤救护最重要的场所，对于多发伤患者的救护应以维持生命为第一要务，最大限度减轻创伤带来的危害和防止并发症为目的。遵循时间原则，分秒必争。评估处理患者时遵循优先顺序原则，保障气道、呼吸、循环的安全，一旦有问题应立刻处理，进行针对性快速判断，决定后续去向。

1. 急救处理　立即对多发伤患者进行生命支持，维持患者基本生命体征。

（1）保持呼吸道通畅　建立人工气道，给氧，必要时给予机械辅助呼吸。

（2）抗休克　及时补充血容量，应用血管活性药物。如补液后血压仍无升高怀疑内出血者，应立即进行手术探查止血。

（3）对症急救　根据损伤脏器不同给予相应的急救措施。如颅脑损伤为主的患者输入 20% 甘露醇降低颅内压，预防颅内压增高和脑疝。严重肝损伤、严重胰头损伤、复杂骨盆骨折等均是实施控制性手术的指征，应立即给予简单有效的控制性手术进行止血处理，后期经 ICU 复苏，病情稳定再行确定性手术治疗。

2. 进一步救治

（1）开放性创伤应彻底清创，在 12 小时内注射破伤风抗毒素。

（2）补液，维持水、电解质和酸碱平衡。

（3）合理应用抗菌药物，预防感染。酌情使用镇痛药。

（4）给予营养支持，保护重要脏器功能。

（5）损伤控制性手术后的首要任务是为患者复温，使其中心体温达到 35℃，以恢复机体的凝血功能。当患者生理紊乱趋于稳定后再进行二次手术，对损伤的脏器进行修复。

3. 并发症的治疗　多发伤患者由于休克和感染易发生多器官功能障碍或衰竭。若已发生应积极支持已衰竭的器官，阻断炎症介质，尽可能减少衰竭器官数目，挽救患者生命。

（四）护理措施

1. 即刻护理　保证呼吸道通畅，吸氧，行气管切开、机械辅助呼吸。立即建立 2～3 条静脉通路，维持静脉输液通道的通畅，保证顺利用药及抗休克治疗。

2. 做好重症监护工作　严密监测患者的意识、心率、呼吸、血压、脉搏血氧饱和度等。

3. 协助医生做好检查和手术准备　及时协助急救医师通知相关科室会诊，配合医师做好各种穿刺的准备工作，如腹穿、腰穿、胸穿或胸腔闭式引流等。积极配合医师进行必要的清创缝合术。需要手术者应及时采血、备血，同时做好其他术前准备工作如备皮、留置胃管和尿管等。

4. 心理护理　创伤的突发性让患者出现恐惧、焦虑、无助等情感和心理反应，严重时可产生绝望与轻生的念头。因此，对意识清醒的患者，心理护理应贯穿在整个急救护理中。

【思考题】

1. 患者，女，33 岁。从高处坠落，伤后 30 分钟送至医院急诊科。查体：患者昏迷，脉搏细弱，R 12 次 / 分，BP 65/40mmHg，腹部膨隆，腹腔穿刺抽出不凝固血液。CT 片显示颅内血肿 1cm×0.5cm，骨盆骨折。请回答下列问题：

（1）该伤病员是多发伤吗？为什么？

（2）早期危及伤病员生命的问题有哪些？

2. 何谓多发伤？简述多发伤的临床特点。

3. 简述多发伤的现场急救措施。

第十二章

急性中毒

导入与思考

小刘，男，41岁。30分钟前参加宴会时饮绍兴花雕黄酒1000mL后出现颜面潮红、神志模糊，继而乱语，伴行走不稳，伴小便失禁，无口吐白沫，无四肢抽搐，无牙关紧闭，呼气无大蒜味，无晕厥，无单侧肢体无力，无腹痛、腹泻，遂来急诊科就诊。查体：生命体征正常，血糖5.8mmol/L，神志模糊，颜面潮红，双瞳孔等大等圆，直径约3mm，对光反射灵敏，颈软，无抵抗，双肺呼吸音清，未闻及明显干湿性啰音，心率78次/分，律齐，各瓣膜听诊区未闻及明显杂音，腹平软，无压痛及反跳痛，肝脾肋下未扪及，肠鸣音无亢进，双下肢无水肿，病理征未引出。

问题：

1. 作为急诊科的医护人员，我们要警惕患者发生什么危险？
2. 在处理病情的过程中，我们要注意观察什么？
3. 对于躁动和乱语不配合的患者需要怎么及时处理？

急性中毒是威胁人类健康的一类特殊疾病。近年来，随着生产的发展和生活的多样化，可引起中毒的物质日益增多，加大了人类发生急性中毒的几率。急性中毒是临床常见的急症，具有发病急骤，症状严重，病情变化迅速的特点，如不及时救治，可危及生命。

第一节 概 述

凡是能引起中毒的物质，统称为毒物。毒物的概念不是绝对的，任何一种物质，只有达到中毒剂量时才是毒物。毒物进入人体后在一定条件下，与体液、组织发生作用，损害人体组织和器官生理功能或组织结构，引起一系列症状和体征甚至死亡，这一过程称为中毒。其中，毒物短时间或一次超量进入人体，迅速导致一系列病理生理变化，出现症状甚至危及生命的过程，称为急性中毒。慢性中毒是指人体长时间暴露于某种或某些毒物，小量或微量毒物缓慢持续进入人体蓄积而出现中毒症状，一般起病缓慢，病程较长，缺少特异性中毒诊断指标，在临床上不属于急诊范畴。

一、病因与中毒机制

（一）病因

1. 职业性中毒 在生产过程中，不注意劳动保护或违反安全防护制度，接触有毒原料、中间产物或成品而导致的中毒。

2. 生活性中毒 误食、意外接触、用药过量、自杀或故意投毒等原因使过量毒物进入人体而引起的中毒。

知识拓展

毒物的分类

根据来源和用途不同，可分为以下 7 类：

1. 工业化学品 化学溶剂、油漆、氯气、氰化物、重金属、汽油、强酸强碱、CO 等工业原材料等。

2. 日用化学品 洗涤用品、家用消毒防腐剂、保湿保鲜化学品、车用化学品等。

3. 药物 药物过量或使用不当即变成毒物，如中药材、巴比妥类、氯丙嗪类、毒麻药、抗胆碱药等。

4. 农用化学品 杀虫剂、杀鼠剂、除草剂、杀螨剂、植物生长调节剂等。

5. 有毒生物 乌头、白果、毒蕈、毒芹、曼陀罗等植物；河豚、鱼胆、毒蛇、毒蜘蛛、毒蜂、毒蝎等动物。

6. 生物毒素 细菌、真菌及动植物等产生的毒素，如黄曲霉毒素、肉毒毒素、赤霉菌毒素等。

7. 军用毒剂 用作军事用途的化学武器物质，如芥子气、沙林、光气、氢氰酸等。

（二）毒物的体内过程

1. 毒物的吸收 毒物主要经呼吸道、消化道、皮肤黏膜吸收进入人体。固态和液态毒物多经消化道吸收，是最常见的中毒途径。气态、气溶胶状态和烟雾态毒物主要经呼吸道侵入，这是毒物发挥毒性作用最快的一种途径。多数毒物不能经健康的皮肤吸收，但脂溶性毒物、腐蚀性毒物，如苯胺类、有机磷杀虫药、强酸强碱等可经皮肤吸收。另外，如局部皮肤损伤、多汗、环境高温、高湿均可促进毒物吸收。特殊情况下，毒物也可直接进入血液，如注射毒品、毒蛇咬伤等。

2. 毒物的代谢 毒物吸收后，主要在肝脏通过氧化、还原、水解和结合等反应进行代谢转化，使毒物的生物活性、溶解度等发生变化。多数毒物经代谢后毒性降低且易于排出，此为解毒过程。但也有少数毒物在代谢后毒性增加，如对硫磷氧化后成为毒性更强的对氧磷。

3. 毒物的排泄 肾脏是毒物从体内排出最主要的器官。气体和易挥发的毒物吸收后，一部分以原形从呼吸道排出。多数重金属及生物碱可经消化道排出。有些毒物可经皮肤、乳汁、胆道、唾液腺、汗腺等排出。

（三）中毒机制

毒物的种类繁多，中毒机制不一，主要有以下几个方面：

1. 抑制酶的活性　除少部分毒物直接影响酶的生成，大多数毒物是通过改变酶的生物活性而产生毒性作用，如氰化物抑制细胞色素氧化酶，有机磷杀虫药抑制胆碱酯酶。

2. 干扰细胞膜或细胞器的生理功能　酚类可以使线粒体内氧化磷酸化作用解耦联，妨碍三磷酸腺苷的生成与储存。四氯化碳在体内经酶催化而产生三氯甲烷自由基，自由基能使肝细胞膜中脂肪酸发生过氧化作用，导致线粒体和内质网变性，肝细胞坏死。

3. 阻碍氧的交换、输送和利用　镇静催眠药、乙醚等可抑制或麻痹呼吸中枢，造成机体缺氧。一氧化碳与血红蛋白结合形成碳氧血红蛋白，使血红蛋白失去运输氧的功能。

4. 麻醉作用　脑组织和细胞膜的脂类含量高，有机溶剂和吸入性麻醉剂有较强的亲脂性，可通过血－脑屏障进入脑内而抑制脑功能。

5. 局部刺激和腐蚀作用　强酸、强碱可吸收组织中的水分，并与蛋白质或脂肪结合，使细胞变性、坏死。

6. 受体竞争　如箭毒与 N_2－乙酰胆碱受体结合，导致骨骼肌神经肌肉接头传导功能阻断，产生骨骼肌麻痹。阿托品通过竞争阻断毒蕈碱受体，产生毒性作用。

影响毒物作用的因素还和以下几个方面有关：①毒物状态：毒物的毒性和其化学结构及理化性质密切相关，如空气中有毒气雾胶颗粒越小越易吸入肺，毒性愈大。②机体状态：因患者的年龄、营养、健康状态和对毒物毒性的反应不同，使同一毒物的中毒预后亦不相同，如肝硬化患者机体抗毒和解毒能力降低，即使摄入某种低于致死剂量的毒物也可引起死亡。③毒物相互作用：同时摄入两种或两种以上毒物时，有可能产生毒性抵消或相加作用，如酒精可增强四氯化碳或苯胺的毒性作用。

二、病情评估与判断

（一）健康史

接触史对于急性中毒的确诊具有重要意义。若患者有直接或间接的毒物接触史，需详细记录中毒时间、途径、毒物种类及中毒量，了解患者原发病史、中毒前精神状态及现场救治相关资料。

（二）临床表现

急性中毒可累及全身各个系统，不同毒物的临床表现各有特点。各类毒物所致各系统损害及临床表现，见表 12-1。

表 12-1　各类毒物所致系统损害及临床表现

受累系统或器官	临床表现	常见毒物
皮肤黏膜	灼伤	强酸、强碱、苯酚、甲醛、百草枯
	发绀	亚硝酸盐、苯胺、硝基苯、氰化物
	黄疸	毒蕈、鱼胆、四氯化碳、百草枯
	樱桃红色	一氧化碳、氰化物
	颜面潮红	阿托品、颠茄、乙醇、硝酸甘油、抗组胺类
	紫癜	蛇毒和毒虫咬伤、柳酸盐
	皮肤湿润、多汗	有机磷杀虫药、酒精、吗啡类、水杨酸、拟胆碱药
	无汗	阿托品类、BZ 失能剂、曼陀罗
	红斑、水疱	芥子气、硫酸二甲酯

续表

受累系统或器官	临床表现	常见毒物
眼	瞳孔缩小	有机磷杀虫药、氨基甲酸酯类杀虫药、阿片类、镇静催眠药
	瞳孔扩大	阿托品、莨菪碱、甲醇、乙醇、苯、氰化物、大麻
	视力障碍	甲醇、有机磷杀虫药、肉毒中毒、苯丙胺类
	眼球震颤	巴比妥类、苯妥英钠
	视幻觉	抗胆碱药、麦角酸二乙胺、曼陀罗、BZ 失能剂
神经系统	昏迷	麻醉药、镇静催眠药、有机磷杀虫药、拟除虫菊酯、一氧化碳、氰化物
	谵妄	阿托品、乙醇、抗组胺药
	肌纤维颤动	有机磷杀虫药、氨基甲酸酯类杀虫药、丙烯酰胺
	惊厥	毒鼠强、窒息性毒物、拟除虫菊酯类杀虫药、异烟肼
	瘫痪	可溶性钡盐、一氧化碳、三氧化二砷、蛇毒、河豚毒素、箭毒
	精神异常	一氧化碳、二硫化碳、有机溶剂、乙醇、阿托品、抗组胺药
呼吸系统	呼气特殊气味	苦杏仁味：氰化物及含氰苷果仁；蒜味：有机磷杀虫药、黄磷、铊等；酒味：乙醇及其他醇类化合物；刺鼻甜味（酮味）：丙酮、氯仿；香蕉味：醋酸乙酯、醋酸乙戊酯；氨味：氨水、硝酸铵
	呼吸加快或深大	二氧化碳、呼吸兴奋剂、甲醇、水杨酸类、抗胆碱药、可卡因
	呼吸减慢	镇静催眠药、吗啡、海洛因、氰化物
	肺水肿	刺激性气体、氢化物、有机磷杀虫药、百草枯
口腔症状	流涎	有机磷杀虫药、毒扁豆碱、毒蕈、毛果芸香碱、砷、汞化合物
	口干	抗胆碱药、BZ 失能剂、曼陀罗、苯丙胺类、抗组胺药
循环系统	心律失常	洋地黄、氨茶碱、拟肾上腺素药、三环类抗抑郁药
	血压升高	苯丙胺类、拟肾上腺素药
	血压下降	亚硝酸盐类、各种降压药、氯丙嗪类
消化系统	中毒性胃肠炎	有机磷杀虫药、铅、锑、砷、强酸、强碱、磷化锌
	中毒性肝损害	磷、硝基苯、毒蕈、氰化物、蛇毒
泌尿系统	低钾血症	可溶性钡盐、棉酚、排钾利尿药
	肾小管坏死	升汞、四氯化碳、毒蕈、蛇毒、氨基糖苷类抗生素
	肾小管堵塞	砷化氢、磺胺结晶
	尿液特殊颜色	红色：杀虫脒、磺胺、斑蝥；绿色：麝香草酚；酱油色：砷化氢、毒蕈、苯胺、硝基苯；蓝色：亚甲蓝；棕黑色：亚硝酸盐、酚类；棕红色：安替比林、山道年、辛可芬
血液系统	溶血性贫血	砷化氢、苯胺、硝基苯
	再生障碍性贫血	氯霉素、抗肿瘤药、苯
	出血	阿司匹林、氯霉素、氢氯噻嗪、抗肿瘤药
	凝血障碍	敌鼠、蛇毒、肝素、香豆素类、水杨酸类

（三）辅助检查

1. 毒物样品检测 常规留取剩余的毒物或可能含毒的标本，如中毒者的呕吐物、胃内容物、排泄物、血液和吃剩的食物、药物等。从毒物采样到进行检测分析，时间愈短愈好。

2. 特异性检查 如一氧化碳中毒测定血中碳氧血红蛋白含量。亚硝酸盐中毒测定血中高铁血红蛋白含量。有机磷杀虫药中毒测定血液胆碱酯酶活性等。

3. 非特异性检查 根据中毒患者的病情进行相关的实验室和影像学检查，如血常规、尿常规、血生化检查、肝肾功能检查、血气分析、心电图、脑电图、X 线、CT、MRI 等，以了解各脏器的功能，早期发现并发症，及时给予有效的治疗。

三、急救与护理

（一）现场急救

1. 评估中毒现场安全性，立即终止接触毒物

（1）吸入性中毒　迅速将患者撤离有毒现场，移至上风或侧风方向，保持呼吸道通畅，使其吸入新鲜空气或氧气，注意保暖，有条件及早吸氧。救护人员进入有毒气体现场，应戴防毒面具，做好自身防护。

（2）接触性中毒　立即脱去污染的衣物，用清水、肥皂水等彻底清洗接触部位的皮肤和毛发，尤其注意腋下、指甲缝、腘窝及会阴部等皮肤皱褶处。紧急时可用自来水冲洗、淋浴，忌用热水，不强调使用中和剂，切勿因配置中和剂而贻误抢救时间。眼部溅入毒物，应立即在现场用清水彻底冲洗至少 10～15 分钟，一般不用化学拮抗剂，冲洗过程中要求患者做眨眼动作以充分去除毒物。对于腐蚀性毒物，在可能情况下选择适当的中和剂或解毒液冲洗，再用清水冲洗。对于遇水加重损害的毒物如生石灰等，应先擦净毒物，再用清水反复冲洗。

（3）食入性中毒　清醒合作者立即给予催吐，先饮水 200～300mL，用压舌板或手指等刺激咽后壁或舌根诱发呕吐，反复多次进行，直至吐出液体清澈无味为止。催吐过程要严防呕吐物吸入气道，引起吸入性肺炎或窒息。注意动作轻柔，避免损伤咽部。昏迷、惊厥、腐蚀性毒物中毒、食管胃底静脉曲张、主动脉瘤者禁用。国外很多指南及研究已指出，催吐的使用需慎重。

2. 立即处理威胁患者生命的情况，维持基本生命体征　如心搏骤停者给予心肺复苏；窒息、极度呼吸困难、脑疝、严重心律失常、休克者给予即刻对症抢救。

（二）急诊科救治

1. 清除尚未吸收的毒物

（1）吸入性中毒　吸氧，保持呼吸道通畅。必要时可使用呼吸机或采用高压氧治疗。

（2）接触性中毒　脱去污染的衣物，彻底清洗。眼部溅入毒物，应立即用生理盐水反复冲洗，直至石蕊试纸显示中性为止。对特殊毒物清洗与清除要求见表 12-2。

表 12-2　特殊毒物清洗与清除要求

毒物种类	清洗 / 清除的要求
苯酚、二硫化碳、苯胺、溴苯、硝基苯	10% 酒精液冲洗
磷化锌、黄磷	生理盐水冲洗后，再用 5% 碳酸氢钠溶液湿敷
酸性毒物（磷、铊、有机磷、溴、溴化烷、四氯化碳、汽油、甲醛、氯化锌、氨基甲酸酯）	5% 碳酸氢钠溶液或肥皂水冲洗后，再用清水冲洗
碱性毒物（氨、氢氧化钠、碳酸钠）	2% 醋酸或 3% 硼酸、1% 枸橼酸溶液冲洗
固体生石炭	用镊子或软毛刷清除毒物颗粒后，再用温水清洗干净
三氯化磷、三氯氧磷、五氯化二磷、芥子气	用纸或布吸去毒物后，再用水清洗（切勿先用水冲洗）
焦油、沥青	用二甲苯清除毒物后，再用清水或肥皂水冲洗皮肤，待水干后，用羊毛脂涂在皮肤表面

（3）食入性中毒　经消化道中毒者，早期清除胃肠道尚未吸收的毒物，可使病情明显改善，清除越早、越彻底，预后越好。

1）洗胃：一般在服毒后4～6小时内洗胃效果最好。但对于吞服吸收缓慢的毒物、胃蠕动功能减弱或消失的中毒者，即使超过6小时，仍需洗胃。对于昏迷患者，洗胃时应注意保护呼吸道，避免发生误吸。抽搐、强腐蚀性毒物中毒、胃底静脉曲张、上消化道大出血及主动脉瘤者禁忌洗胃，孕妇慎用。

2）吸附：洗胃后经胃管灌入30～50g活性炭的混悬液1～2次。

3）导泻：洗胃及吸附后灌入导泻药，有利于清除肠道内毒物。常用硫酸钠或硫酸镁15g溶于水，或使用番泻叶15g煎水，口服或由胃管注入。严重脱水及口服强腐蚀性毒物者禁用此法。一般不用油脂类泻药，以免促进脂溶性毒物的吸收。镁离子若吸收过多，对中枢神经系统有抑制作用，严重肾功能不全、呼吸衰竭、昏迷或有机磷杀虫药中毒晚期者不宜使用硫酸镁。如毒物已引起严重腹泻时，就不必再予导泻。

4）灌肠：经直肠吸收的毒物最适用，也应用于口服中毒6小时以上，导泻无效及抑制肠蠕动毒物（如巴比妥类、颠茄类、阿片类等）中毒者，腐蚀性毒物中毒除外。采用温盐水、1%温肥皂水、大承气汤（大黄、厚朴、枳实、芒硝）连续多次高位灌肠。

5）全肠灌洗（WBI）：一种相对较新的快速清除肠道毒物方法，主要用于中毒超过6小时或导泻无效者。经口或胃管注入大量聚乙二醇溶液连续灌洗，速度为2L/h，能在4～6小时促使大便快速排出，清空肠道，减少毒物在体内的吸收。不建议腐蚀性毒物中毒者使用本法。

2. 促进已吸收毒物的排出

（1）利尿　主要用于毒物以原形经肾脏排除的中毒。通过大量静脉输液、应用利尿剂、碱化或酸化尿液等方式。中药可选用车前子、白茅根各30g煎水服用利尿，促进毒物排出。

（2）氧疗　一氧化碳中毒时，吸氧可使碳氧血红蛋白解离，加速一氧化碳排出，减少迟发性脑病的发生。

（3）血液净化　是中毒的主要治疗措施之一。多用于血液中毒物浓度较高、中毒严重、长时间昏迷、有并发症和经积极支持疗法病情仍日趋恶化者。常用方法包括血液透析、血液灌流、血浆置换等。

3. 应用特效解毒剂　急性中毒诊断明确后，应针对不同毒物及时应用特效解毒剂。应用原则包括：①早期应用，尽快达到治疗有效量，注意预防副作用。②选择正确的给药方法，使之尽早发挥最佳疗效。③既要注意解毒药物之间的配伍禁忌，又要充分发挥解毒药物的联合作用。常见特效解毒剂见表12-3。

表12-3　常用特效解毒剂

特效解毒剂	适应证
依地酸钙钠、喷替酸钙钠	铅、锰、铜、镉等金属中毒
二巯丙醇、二巯丙磺钠	砷、汞、锑等中毒
普鲁士蓝（亚铁氰化铁）	铊中毒
亚甲蓝（美蓝）	亚硝酸盐、氰化物中毒
去铁胺	急性铁剂过量
亚硝酸异戊酯、亚硝酸钠、硫代硫酸钠	氰化物中毒

续表

特效解毒剂	适应证
氯解磷定、解磷注射液、阿托品、长托宁	有机磷杀虫药中毒
乙酰胺（解氟灵）	有机氟杀鼠药中毒
维生素 K_1	抗凝血类杀鼠药中毒
纳洛酮	阿片类药中毒、乙醇或甲醇中毒的催醒
氟马西尼	苯二氮䓬类药物中毒
鱼精蛋白	肝素过量
维生素 B_6	肼类（含异烟肼）中毒
毒扁豆碱、催醒宁	抗胆碱类药物中毒
N- 乙酰半胱氨酸（痰易净）	对乙酰氨基酚（扑热息痛）中毒
特异性地高辛抗体	地高辛类药物中毒
各种抗毒血清	肉毒、蛇毒、蜘蛛毒等中毒

一些中药对中毒有解毒作用，如半夏、天南星中毒可用生姜 5g 煎水服；砒霜中毒可用防风 10～15g 煎水服；巴豆中毒可用绿豆 250g 煎水服。

4. 对症和支持治疗，预防并发症　目的是保护和恢复患者重要器官功能，帮助危重症患者度过危险期。如惊厥时给予地西泮等抗惊厥药；脑水肿时应用甘露醇降颅压；给予营养支持等。

（三）护理措施

1. 即刻护理　保持呼吸道通畅，及时清除口鼻腔分泌物。根据病情给予氧气吸入，必要时予气管插管，机械辅助呼吸。

2. 洗胃护理　洗胃是抢救急性口服中毒最主要的措施。若毒物种类不明，紧急情况下宜选用清水。常用洗胃液及适应证见表 12-4。

表 12-4　常用洗胃液及适应证

洗胃液	适应证	注意事项
清水、生理盐水	不明原因中毒	温度 25～38℃
牛奶、蛋清、植物油	腐蚀类毒物中毒	
液状石蜡	脂溶性毒物（如煤油、汽油等）中毒	先口服或胃管内注入液状石蜡 150～200mL，使其溶解不被吸收，再清水洗胃
活性炭	生物碱、河豚毒素中毒	20～30g 加水 200mL，胃管注入
1：50000 高锰酸钾	镇静催眠药、氰化物、砷化物中毒	对硫磷禁用
2%碳酸氢钠	有机磷杀虫药、氨基甲酸酯类杀虫药中毒	美曲膦酯禁用
皂土溶液	百草枯中毒	

（1）洗胃要尽早、反复、彻底。选用较粗的胃管，避免胃内食物堵塞。

（2）患者取坐位或半卧位，昏迷或中毒较重者取左侧卧位。昏迷患者必须在气管插管前提下再进行洗胃。

（3）洗胃时应遵循"先吸后灌、快出快入、出入相等"的原则。洗胃前先抽出全部胃内容物并留标本作毒物分析，再反复灌洗，直至洗出液清亮、无特殊气味。

（4）每次灌洗量为200～300mL，洗胃液总量为2～10L。

（5）洗胃过程中密切观察，一旦患者发生吸入性肺炎、上消化道出血、急性胃扩张、胃穿孔、窒息及心搏骤停等并发症，立即停止洗胃并进行抢救。

3. 病情观察 ①持续监测患者生命体征、脉搏血氧饱和度、神志、瞳孔的变化情况。②密切观察患者呕吐物、排泄物、尿液的颜色和量等。③观察急性中毒临床症状和体征变化情况。④观察使用特效解毒药物后的疗效及有无不良反应。

4. 对症护理 ①神志不清或生活不能自理者需加强口腔护理、皮肤护理、饮食护理。②惊厥、躁动、抽搐者加强安全防护，如使用床栏防止坠床、使用牙垫防止舌咬伤。③昏迷、呕吐者注意将患者头偏向一侧并及时清理呼吸道，防止因误吸引起窒息。④高热者给予降温。⑤尿潴留者给予导尿等。

5. 心理护理 抢救治疗的同时加强对患者及家属的心理疏导和心理安慰。尤其是对服毒自杀者，要做好患者心理护理，防范再次自杀。

（四）健康教育

1. 加强防毒宣传 利用多种途径，因地制宜地宣传预防中毒和相关急救知识。如向农村群众宣传防治农药中毒常识；初冬季节宣传一氧化碳中毒的预防知识；食用特殊食物前要了解有无毒性，如野生蕈类、河豚等；不宜用镀锌器皿存放酸性食物，如果汁等。

2. 加强毒物管理 生产、使用、储存有毒物品的单位、个人应严格遵守操作及保管制度，防止有毒物质跑、冒、滴、漏；生产有毒物质的工厂应加强工作制度的宣传，做好通风处理；对农药及灭鼠药加强管理，严禁生产、销售、使用国家明令禁止的剧毒农药及灭鼠药；医院、药店应加强对处方用药的管理；家庭中存有的药物或有毒物质，务必远离儿童及精神病患者。

知识拓展

绿豆的药用价值

绿豆解诸毒，用于疮痈肿毒、食物中毒及药物中毒、酒精中毒、铅中毒等，是临床上常用的中药解毒剂。《本草用法研究》说："毒邪内炽，凡脏腑经络皮肤脾胃无一不受毒忧……无不用此（绿豆）奏效。"《随息居饮食谱》说"生研绞汁服，鲜一切草木金石诸药，牛马肉毒"。故民间说绿豆能解百毒。除此之外，甘草也是最常用的重要通用解毒剂，其他尚有黑豆、土茯苓、青黛、山慈菇等，临床可供参考。

第二节 有机磷杀虫药中毒

导入与思考

王某，女，23岁。1小时前因与家人争执后自服不明液体1瓶。10分钟后出现腹痛、恶心，呕吐一次，吐出物有大蒜味，汗出较多，二便失禁，被家人紧急送往医院就诊。查体：T 36.1℃，

P 60 次 / 分，R 32 次 / 分，BP 100/60mmHg。神志不清，呼之不应，压眶有反应，皮肤湿冷，肌肉颤动，双侧瞳孔针尖样大小，对光反射弱，口中流涎，两肺散在湿啰音。医生诊断为"有机磷杀虫药中毒"。

问题：

1. 如果你是急诊科护士，将配合医生采取哪些救护措施？
2. 医嘱予静脉注射阿托品注射液，应如何观察用药达到阿托品化？

有机磷杀虫药（organophosphorus insecticides）中毒是我国急诊科常见的危重症之一。有机磷杀虫药属有机磷酸酯类或硫化磷酸酯类化合物，对人畜都有毒性，多呈油状液体，淡黄色或棕色，稍有挥发性，有特征性大蒜臭味。一般难溶于水，易溶于有机溶剂，在酸性环境中稳定，在碱性环境中易分解失效。目前，广泛应用于农业和林业生产中，预防病虫害。

各种有机磷杀虫药毒性差异很大，根据大鼠经口半数（LD50）致死量，将其毒性分为四类：剧毒类如甲拌磷（3911）、内吸磷（1059）和对硫磷（1605）等；高毒类如甲基对硫磷、甲胺磷、氧化乐果和敌敌畏等；中等毒类如乐果、倍硫磷和美曲膦酯（敌百虫）等；低毒类如马拉硫磷（4049）、辛硫磷等。

一、病因与中毒机制

（一）病因

1. 职业性中毒　在有机磷杀虫药的生产、运输、使用过程中，由于各种原因导致有机磷杀虫药侵入人体皮肤、黏膜或呼吸道引起中毒。

2. 生活性中毒　多由于误服、误用、自杀或摄入被有机磷杀虫药污染的水或食物引起中毒。

（二）毒物的吸收、代谢及排出

有机磷杀虫药进入人体后，其潜伏期因中毒途径不同而有所差异。有机磷杀虫药能迅速分布于全身各脏器，其中以肝脏的浓度最高，其次为肾、肺、脾等，肌肉与脑浓度最低。主要在肝脏代谢，经历分解和氧化两个过程。吸收后 6~12 小时血液中的浓度达到高峰，24 小时内通过肾脏排泄，48 小时后完全排出体外。

（三）中毒机制

有机磷杀虫药中毒机制是抑制体内胆碱酯酶的活性。有机磷杀虫药进入人体后，与体内胆碱酯酶结合形成磷酰化胆碱酯酶（中毒酶），磷酰化胆碱酯酶化学性质稳定，不能水解乙酰胆碱，从而造成乙酰胆碱的大量积聚，使胆碱能神经持续冲动，先兴奋后抑制，出现相应的临床表现。

有机磷杀虫剂与胆碱酯酶是稳定结合，磷酰化胆碱酯酶脱磷酰基反应有三种形式。①自动活化：从磷酰化胆碱酯酶上自动脱落整个磷酰基，但速度极慢，需数小时或数十小时。②老化反应：从磷酰化胆碱酯酶上脱落部分磷酰基团，仍无酶的活性。③重活化反应：用药物的置换作用，使整个磷酰基脱落，恢复酶的活性。

二、病情评估与判断

（一）健康史

有机磷杀虫药接触史是确诊中毒的主要依据。对于有接触史或吞服史者，应详细了解农药的种类、剂型、剂量以及中毒的途径、时间和经过，最好能取得服用的农药瓶及剩余液。

（二）临床表现

中毒发病时间与有机磷杀虫药毒性大小、剂量及侵入途径有关。口服中毒者常在 10 分钟至 2 小时内发病；吸入中毒者约 30 分钟内发病；皮肤吸收中毒者多在接触后 2～6 小时发病。典型的中毒症状包括：呼出气大蒜味、瞳孔缩小（针尖样瞳孔）、大汗、流涎、气道分泌物增多、肌纤维颤动及意识障碍等。

1. 症状和体征

（1）毒蕈碱样症状　又称 M 样症状，出现最早。主要是由于副交感神经末梢兴奋，引起平滑肌痉挛和腺体分泌增加。表现为恶心、呕吐、腹痛、腹泻、瞳孔缩小、心率下降、大小便失禁、多汗、流泪、流涎、胸闷、气促、呼吸困难、双肺干性或湿性啰音，严重者可出现肺水肿。

（2）烟碱样症状　又称 N 样症状。主要是由于乙酰胆碱在骨骼肌神经肌肉接头处蓄积，骨骼肌运动神经过度兴奋所致。表现为：①肌纤维颤动，甚至强直性痉挛伴全身紧束及压迫感。后期出现肌力减退和瘫痪，严重时出现呼吸肌麻痹引起呼吸停止。②乙酰胆碱刺激交感神经节，使节后神经纤维末梢释放儿茶酚胺引起血压增高、心跳加快和心律失常。

（3）中枢神经系统症状　由乙酰胆碱在脑内蓄积引起。出现头晕、头痛、倦怠无力、共济失调、烦躁不安、谵妄、抽搐和昏迷等症状，严重时可发生中枢性呼吸衰竭而死亡。

（4）局部损害　部分有机磷杀虫药接触皮肤后可发生过敏性皮炎、皮肤水疱或剥脱性皮炎。眼部接触时可发生结膜充血和瞳孔缩小。

2. 病情分级　根据临床表现和全血胆碱酯酶活力，将有机磷杀虫药中毒分三级。①轻度中毒：主要表现毒蕈碱样症状，全血胆碱酯酶活力 50%～70%。②中度中毒：毒蕈碱样症状加重，出现烟碱样症状，全血胆碱酯酶活力 30%～50%。③重度中毒：中度中毒患者出现肺水肿、昏迷、呼吸衰竭和脑水肿症状之一者，全血胆碱酯酶活力 30% 以下。

（三）辅助检查

1. 全血胆碱酯酶活力测定　是诊断有机磷杀虫药中毒的特异性指标，对中毒严重程度的判断、疗效的观察及预后的估计都极为重要。正常人全血胆碱酯酶活力为 100%，＜70% 提示中毒。

2. 尿液有机磷杀虫药分解产物测定　能反映有机磷杀虫药的吸收程度，有助于有机磷杀虫药中毒的诊断。如对硫磷和甲基对硫磷在人体内氧化分解生成的对硝基酚，敌百虫在体内分解生成的三氯乙醇，均可从尿液中检测出来。

3. 毒物分析　通过对有机磷杀虫药中毒者的呕吐物、胃内容物等可能含毒的标本进行检测分析，确定中毒的种类，便于诊断与确定性治疗。

三、急救与护理

急性有机磷杀虫药中毒病情发展迅速，死亡率高，应争分夺秒地进行急救处理。

（一）现场急救

立即使患者脱离中毒环境。根据中毒的途径、部位及现场条件，彻底清除毒物。如催吐，脱去衣服清洗皮肤等。注意保暖和保持患者呼吸道通畅，及时送往医院救治。

（二）急诊科救治

1. 迅速清除毒物

（1）皮肤、黏膜吸收中毒　迅速脱去污染衣物，用大量清水或肥皂水清洗污染的皮肤，尤其注意指甲缝隙、头发，否则可引起病情反复。眼部污染时，除敌百虫必须用清水冲洗外，其他均可用2%碳酸氢钠溶液冲洗，再用生理盐水持续冲洗10分钟以上，冲洗后滴入1%阿托品。

（2）口服中毒　立即洗胃，直至洗出液清亮、无大蒜味。胃管内注入50g活性炭悬浮液，以硫酸钠15g导泻。

2. 应用特效解毒药

（1）抗胆碱药　抗胆碱药可与乙酰胆碱争夺胆碱受体，起到阻断乙酰胆碱的作用。

1）阿托品：是外周性抗胆碱药，主要作用于外周毒蕈碱型受体（M受体），对烟碱型（N受体）无明显作用。阿托品的使用原则是早期、足量、反复给药，直到毒蕈碱样症状消失，达到阿托品化。阿托品化指征：口干、皮肤干燥、心率增快（90~100次/分钟）、瞳孔较前扩大、肺部啰音消失等。此时应逐步减少阿托品用量至停用。如患者出现瞳孔极度扩大、意识模糊、烦躁不安、抽搐甚至昏迷、尿潴留、肺水肿等，提示阿托品中毒。口服中毒者需重复多次用药，维持阿托品化1~3天。

2）盐酸戊乙奎醚（长托宁）：是中枢性抗胆碱药，对中枢M、N受体和外周M受体均有作用，其中对M2受体选择性较弱，对心率无明显影响。长托宁作为新型抗胆碱药，与阿托品比较，具有用药量少、给药间隔时间长、不良反应轻或少、中间综合征发生率少等优点，是目前推荐的有机磷杀虫药中毒首选抗胆碱药。应用长托宁时，必须注意不同患者的个体差异，及时调整剂量，首次用药需与氯解磷定合用。首次给药后，应密切观察病情，判断是否达到长托宁化。长托宁化判断指标：口干、皮肤干燥、肺部啰音减少或消失、神经精神症状好转，心率增快不作为判断标准之一。长托宁化是救治有效的临床标志，应尽快使患者达到，并维持到临床痊愈。

（2）胆碱酯酶复能剂　该类药物能夺取磷酰化胆碱酯酶中的磷酰基，使胆碱酯酶恢复活性，且能解除烟碱样症状，但对解除毒蕈碱样症状和呼吸中枢抑制效果差。中毒后如不及时应用复能剂，磷酰化胆碱酯酶将在数小时至2~3天内变成不可逆性，即所谓"老化酶"。胆碱酯酶复能剂对"老化酶"无效，故须早期、足量应用。

我国目前主要应用的药物有氯解磷定和碘解磷定。临床首选氯解磷定，其重活化作用较强，毒性小，可静脉或肌内注射。碘解磷定重活化作用较弱，而且使用不便，仅能缓慢静脉注射，目前大多数国家已不使用。

3. 对症治疗　有机磷杀虫药中毒死因主要是呼吸衰竭，其原因主要是肺水肿、呼吸肌瘫痪或呼吸中枢抑制所致。主要治疗措施包括：①及时吸氧、吸痰，保持呼吸道通畅，必要时气管插管、气管切开行机械辅助呼吸。②输液，维持循环功能，预防和治疗休克，纠正心律失常，维持水、电解质及酸碱平衡。③给予利尿、脱水药，防治脑水肿。④早期使用抗生素，防治肺部感染。⑤危重患者可用血浆置换或血液灌流疗法。⑥镇静、抗惊厥。

（三）护理措施

1. 即刻护理 吸氧，维持有效通气，必要时行气管插管，机械辅助呼吸。

2. 洗胃护理 凡口服有机磷杀虫药中毒患者，不论时间长短，病情轻重，有无并发症，或疑似服毒但无中毒症状，均应尽快彻底洗胃。

3. 病情观察

（1）反跳 急性有机磷杀虫药中毒经紧急救治病情好转进入恢复期，突然病情急剧恶化，再次出现严重中毒症状，经大剂量阿托品治疗效果不满意者，应考虑发生"反跳"。反跳发生的原因与毒物种类、继续吸收、阿托品及复能剂停用过早或减量过快有关。目前尚无特效方法治疗反跳，因此预防至关重要。

（2）中间综合征 多发生在重度有机磷杀虫药中毒后24～96小时，在急性期和迟发性多发神经病之间，突然出现以肌无力为突出表现的综合征。主要表现为屈颈肌、四肢近端肌肉以及第3～7对和第9～12对脑神经所支配的部分肌肉肌力减退。病变累及呼吸肌时，可引起呼吸肌麻痹，并迅速进展为呼吸衰竭，导致死亡。

（3）迟发性多发神经病 少数患者在急性重度中毒症状消失后2～3周，出现感觉型、运动型多发性神经病变。主要表现为肢体末端烧灼感、疼痛、麻木以及下肢无力、瘫痪、四肢肌肉萎缩，严重者出现足下垂等。

（4）伴随症状观察 ①出现咳嗽、胸闷、咳粉红色泡沫痰时需警惕急性肺水肿。②出现意识障碍伴有头痛、呕吐、惊厥、抽搐时应警惕急性脑水肿。③出现呼吸频率、节律及深度改变时应警惕呼吸功能衰竭。

4. 用药护理

（1）遵医嘱准确、及时给予抗胆碱药及胆碱酯酶复能剂。病情好转后药物不能减量过快或骤然停药，应逐渐减量继续观察使用3～5天，防止病情反复恶化。

（2）用药过程中注意观察有无阿托品化、长托宁化表现，警惕阿托品中毒的发生，及时做好给药及药物反应的记录。

（3）注意观察应用胆碱酯酶复能剂时的不良反应，防止过量中毒。常见不良反应有一过性眩晕、视力模糊、复视、血压升高等。用量过大或注射速度过快可引起癫痫样发作和抑制胆碱酯酶活力。碘解磷定剂量较大时有口苦、咽干、恶心，注射过快可致暂时性呼吸抑制。

5. 饮食护理 患者神志清醒后24～48小时内暂禁食，病情好转后逐渐给予流质饮食至普通饮食。禁食期间遵医嘱给予营养支持。

6. 预防感染 昏迷患者做好口腔清洁护理、压力性损伤的预防护理；吸痰时注意吸痰管一次性操作，定期消毒吸痰用具，避免交叉感染。

7. 心理护理 对于自行服毒者，应专人守护、关心体贴，循循善诱，给予心理治疗，使患者学会如何应对应激源的方法，消除患者紧张、恐惧及消极情绪。向家属说明相关救治处理的必要性，取得家属的配合与情感支持。

（四）健康教育

1. 普及预防农药中毒的有关知识 向生产者、使用者广泛宣传各类有机磷杀虫药都可通过消化道、呼吸道、皮肤及黏膜吸收进入体内而引起中毒。经常接触者应定期体检，测定全血胆碱酯酶活力。

2. 遵守操作规程，加强个人防护　农药盛具要专用，严禁用其装食品、牲口饲料等。喷洒农药时应穿质厚的长袖上衣及长裤，扎紧袖口和裤腿，戴口罩和帽子等防护用品。如衣裤被污染，应尽快更换并彻底清洗皮肤。接触农药过程中若出现头晕、胸闷、恶心、呕吐、流涎等症状，应立即就医。

3. 休息与调养　患者出院后需休息2～3周，按时服药，有不适症状及时复诊。

第三节　百草枯中毒

导入与思考

王某，男，17岁。因被家人责备，口服百草枯约20mL，家人发现后陪同来急诊科就诊。主诉"服药后10分钟出现恶心、呕吐、口腔及食管烧灼感、腹痛。"查体：T 36.2℃，P 96次/分，R 22次/分，BP 108/65mmHg，SpO_2 97%。患者神志清楚，精神欠佳，双肺呼吸音清，未闻及干湿啰音，心律齐，各瓣膜听诊区未闻及明显病理性杂音，腹软。

问题：

1. 针对该患者的救治原则有哪些？
2. 急诊科护士接诊该患者后，应采取哪些护理措施？

百草枯（paraquat）又称克无踪、对草快，是目前世界范围内应用最广泛的速效触灭型除草剂之一，喷洒后能很快发挥作用，接触土壤后迅速失活，无残留，不会影响植物根部，也不污染环境。百草枯中毒事件城乡均有发生，无明显季节差异，农村多见。百草枯对人、牲畜毒性较高，是人类急性中毒死亡率最高的除草剂。

一、病因与中毒机制

（一）病因

生产性中毒多见于喷洒农药时皮肤接触中毒。临床上急性中毒的患者大部分系口服自杀或误服所致。成年人口服致死量为2～6g。

（二）中毒机制

百草枯可经完整皮肤、呼吸道和消化道吸收。百草枯在酸性环境下性质稳定，在碱性环境下分解。百草枯进入人体后迅速分布到全身各器官组织，以肺和骨骼中浓度最高，体内很少降解，大多以原形随粪、尿排出，少量经乳汁排出。百草枯对人体的中毒机制目前尚不完全清楚。目前研究公认百草枯的毒性作用和细胞内的氧化还原循环反应有关，引起细胞膜脂质过氧化，造成以肺部病变为主，类似于氧中毒损害的多脏器损害。病理改变早期肺泡充血、水肿、炎症细胞浸润，晚期肺间质纤维化。

二、病情评估与判断

（一）健康史

有百草枯接触史。重点了解患者中毒的时间、经过、口服百草枯剂量、现场急救措施和既往健康史等。

（二）临床表现

百草枯中毒患者的临床表现与毒物的吸收途径、剂量、速度及健康史等密切相关。

1. 局部刺激症状　皮肤接触后出现接触性皮炎、皮肤灼伤，表现为暗红斑、水疱、溃疡等；指甲接触高浓度百草枯后，可导致脱色、断裂，甚至脱落；眼部接触后可引起失明、流泪、眼痛、结膜及角膜灼伤、水肿等；呼吸道吸入可引起鼻出血、喷嚏、咽痛及刺激性咳嗽。

2. 全身表现　除大量经口服中毒患者较快出现肺水肿和出血外，多数患者病情呈渐进式发展，1～3 天内肺、肝、肾及心脏等会发生坏死，可伴发热。

（1）呼吸系统　肺损伤是最突出、最严重的病变，主要表现为不可逆转的肺纤维化。小剂量中毒者早期可无呼吸系统症状，少数患者有咳嗽、咳痰、胸闷、胸痛、呼吸困难、发绀等表现。大剂量中毒者可在 1～2 天内出现逐渐加重的呼吸困难、口唇发绀、肺水肿或肺出血，常在 1～3 天内因急性呼吸窘迫综合征（ARDS）、急性呼吸衰竭导致死亡。部分患者急性期中毒症状控制后，在 5～9 天发生肺间质纤维化，2～3 周达高峰，肺功能受损导致顽固性低氧血症，出现进行性呼吸困难，最终可因弥漫性肺间质纤维化、呼吸衰竭、肺部感染而死亡。

（2）消化系统　口服中毒者可出现口腔、咽喉、胸及上腹部烧灼样疼痛，伴口腔、咽喉食管腐蚀、溃烂和溃疡，恶心、呕吐、腹痛、腹泻，严重者可出现呕血、便血及胃肠穿孔。部分患者中毒后 2～3 天后出现中毒性肝病，表现为黄疸、肝区疼痛、肝功能异常等，甚至出现肝坏死。

（3）其他系统　①泌尿系统：肾损伤较常见，中毒后 2～3 天可出现血尿、蛋白尿、少尿，血肌酐及尿素氮升高，严重者可发生急性肾功能衰竭。②循环系统：重症可出现中毒性心肌炎，导致心肌损害、血压下降、心电图 ST 段和 T 波改变，或伴有心律失常、心包出血等。③神经系统：表现为头晕、头痛、幻觉、精神异常、手震颤、抽搐和昏迷等。④血液系统：少数患者发生贫血、血小板减少伴有出血倾向。

（三）严重程度分型

1. 轻型　百草枯摄入量＜ 20mg/kg，患者无临床症状或仅有口腔黏膜糜烂、呕吐、腹泻等轻微胃肠道症状。

2. 中－重型　百草枯摄入量 20～40mg/kg，患者除胃肠道症状外，可出现多脏器受累表现。在 1～4 天内出现心动过速、低血压、肝损害、肾衰竭，1～2 周内出现咳嗽、咯血、胸腔积液，随后肺间质纤维化，肺功能进行性恶化。少数患者可存活，但多数患者 2～3 周内死于肺功能衰竭。

3. 暴发型　百草枯摄入量＞ 40mg/kg，除严重的胃肠道症状外，患者可出现胰腺炎、中毒性心肌炎、昏迷、抽搐，多数患者于中毒 1～4 天内死于多脏器功能衰竭。

（四）辅助检查

1. 毒物检测

（1）血清百草枯浓度测定　有助于判断病情的严重程度和预后。必须采集摄入百草枯4小时后血样，样本保存在塑料试管内，不能使用玻璃试管。血清百草枯浓度 ≥ 30mg/L 提示预后不良。

（2）尿液百草枯浓度测定　应用碱性和硫代硫酸钠试管法可测出尿中2mg/L以上的百草枯，简便易行。若检测结果为阴性，可于摄入百草枯6小时后再次检测。

2. 肺部 X 线检查　中毒早期（3天～1周）肺纹理增多，肺间质炎性变，下肺野散在细斑点状阴影，肺部透亮度降低；中毒中期（1～2周）肺实变，肺部分纤维化；中毒后期（2周后）以肺间质改变为主，出现肺不张、肺纤维化和蜂窝状改变。

三、急救与护理

百草枯中毒目前无特效救治方法。其主要急救原则是尽早彻底清除毒物，减少毒物吸收；加速体内毒物排泄；消除化学性炎症损害及对症支持治疗。

（一）现场急救

皮肤接触者，尽快脱去污染的衣物，用清水或肥皂水冲洗皮肤、头发、指甲等污染部位，眼部污染用清水冲洗，时间＞15分钟；口服中毒者，立即口服肥皂水，既可引吐，又可促进百草枯失活。或口服30%漂白土（白陶土）悬液，或就地取材用泥浆水100～200mL口服，注意要反复催吐。立即送医院做进一步抢救与治疗。

（二）急诊科救治

1. 迅速清除毒物　皮肤、黏膜中毒者根据现场处理情况决定是否进一步清洗污染处；口服中毒立即洗胃、导泻、口服吸附剂等措施。

2. 加速毒物排泄　除常规输液、应用利尿剂外，血液净化疗法对清除血液中的百草枯有肯定作用，应尽早（服毒后6～12小时内）连续血液灌流治疗5～7天，重症患者可联合血液透析效果更佳。

3. 药物治疗　百草枯中毒尚无特效解毒剂，必须在中毒早期控制病情发展，防止肺纤维化的发生。早期大剂量应用糖皮质激素，如地塞米松、甲泼尼龙、氢化可的松等，可延缓肺纤维化的发生，降低死亡率。中、重度中毒患者可使用免疫抑制剂环磷酰胺；及早给予抗氧化及抗自由基治疗，可减轻氧自由基的毒性作用，维持细胞功能。如维生素C、维生素E、维生素A、谷胱甘肽、茶多酚等；中药贯叶连翘提取物有抗脂质过氧化的作用，当归、川芎提取物能增加一氧化氮合成，降低肺动脉压，减轻肺组织损伤。

4. 对症与支持治疗　应用质子泵抑制剂保护消化道黏膜。同时注意保护患者的肝、肾及心脏功能，防治肺水肿、呼吸衰竭，积极控制感染。若患者出现中毒性肝病、急性肾衰竭，提示预后不良，应及时给予相应的治疗措施。

（三）护理措施

1. 即刻护理　皮肤、黏膜中毒者脱去污染的衣物，用清水或肥皂水彻底清洗污染处；口服中毒者立即洗胃，洗胃液可选用2%～5%碳酸氢钠加适量肥皂液或洗衣粉或白陶土悬液。由于百草枯具有腐蚀性，洗胃时动作宜轻柔，以免引起食管或胃穿孔。洗胃停止的标准是洗出液不再有浅绿色。洗胃后口服或胃管注入吸附剂（活性炭60g或15%的漂白土300mL）以减少毒物的吸收。再用20%甘露醇250mL加等量水稀释或33%硫酸镁溶液100mL口服或胃管注入导泻。每6小时一次，连续用1周或观察无绿色粪便为止。

2. 氧疗护理　高浓度氧气吸入会加重肺损伤。仅在患者 $PaO_2 < 40mmHg$（5.3kPa）或出现ARDS时才可使用浓度＞21%的氧气吸入。使用呼吸机治疗时应采用呼气末正压通气（PEEP）给氧。

3. 病情观察　出现胸闷、低氧血症、呼吸不规律等症状应立即报告医师。一旦发生心搏骤停即刻实施CPR。注意观察患者有无出血倾向，严防DIC发生。监测肾功能情况，观察并记录出入量，尤其是尿量。血液灌流或血液透析患者要妥善固定好透析管路，防止扭曲、受压甚至脱出。

4. 消化道护理　除早期消化道穿孔患者外，均应给予流食。消化道腐蚀性损伤严重者应禁食，给予静脉高营养，并维持水、电解质、酸碱平衡。

5. 口腔护理　定时用洗必泰漱口，加强对口腔溃疡和炎症的护理，可应用珍珠粉、冰硼散等喷洒口腔创面，促进愈合，降低感染发生率。

（四）健康教育

1. 安全教育　遵守农药安全操作规程，如站在上风向退行喷洒，穿长衣长裤，戴防护眼镜，使用塑料薄膜围裙等，一旦皮肤受到污染应立即清洗；妥善保管百草枯溶液，在瓶身上加以"严禁口服"的醒目标识，避免儿童和高危人群接触或误服。

2. 出院健康宣教　存活者应进行至少半年的随访，复查肺、肝、肾功能。使用免疫抑制剂者，应向家属告知可能出现感染、骨坏死等副作用，并延长随访时间。告诉患者切勿再次接触百草枯。

第四节　一氧化碳中毒

导入与思考

李某，男，68岁。因昏迷半小时入院。半小时前邻居发现患者没有起床，呼叫不醒，房间有一煤火炉。查体：T 36.8℃，P 98次/分，R 23次/分，BP 150/90mmHg，昏迷，呼之不应，皮肤黏膜无出血点，浅表淋巴结未触及，巩膜无黄染，双侧瞳孔等大，直径3mm，对光反射灵敏，口唇呈樱桃红色，颈软。

问题：

1. 如果你是急诊科护士，你认为该患者最可能发生了什么情况？

2. 你认为目前应采取哪些救护措施？

一氧化碳（carbon monoxide，CO）俗称煤气，是含碳物质不完全燃烧所产生的无色、无味、无刺激性气体，比重0.967，比空气略轻。人体吸入过量一氧化碳后可引起急性一氧化碳中毒，其主要病理改变是脑和全身组织缺氧，严重者可因中枢性呼吸、循环衰竭而死亡。

一、病因与中毒机制

（一）病因

1. 职业性中毒　钢铁工业、炼焦、烧窑、矿下爆破等生产过程中可产生大量 CO，若防护不当，容易造成中毒。

2. 生活性中毒　最常见的中毒原因是家庭室内燃烧煤炉及煤气泄漏。煤炉产生的气体中 CO 含量高达 6%～30%，如室内门窗紧闭、通风不良可造成中毒。

3. 意外事故　煤气泄漏、井下瓦斯爆炸、火灾时，现场空气中一氧化碳浓度可达 10%，导致大批人员中毒。

（二）中毒机制

一氧化碳中毒的发病机制主要是引起组织缺氧。CO 与血红蛋白（Hb）的亲和力比氧与血红蛋白的亲和力大 240 倍，当 CO 经呼吸道吸入，通过肺泡进入血液，迅速与血液红细胞内血红蛋白结合形成稳定的碳氧血红蛋白（COHb）。COHb 不能携氧，且不易解离（COHb 的解离速度仅为氧合血红蛋白的 1/3600），从而使血液携氧能力下降，导致低氧血症，引起组织缺氧；COHb 还影响氧合血红蛋白的解离，即血氧不易释放到组织而造成组织缺氧；另外，CO 还可以与还原型细胞色素氧化酶二价铁结合，抑制细胞色素氧化酶活性，影响细胞呼吸和氧化过程，阻碍氧的利用。

急性 CO 中毒后，中枢神经系统首先受累，脑内小血管迅速麻痹、扩张，脑容积增大。脑内三磷酸腺苷（ATP）在无氧状态下被迅速耗尽，钠钾泵功能失常，钠离子蓄积细胞内，导致脑水肿，继而导致脑血液循环障碍，脑内血栓形成、缺血性软化灶或广泛的脱髓鞘病变，致使部分急性 CO 中毒患者经假愈期后发生迟发性脑病。心肌对缺氧也很敏感，可导致心肌损害和各种心律失常。当人体血液中的 COHb 浓度超过 60%～70% 时，可迅速发生呼吸、心跳停止、脑电活动消失。

二、病情评估与判断

（一）健康史

患者均有 CO 接触史。注意了解患者中毒时所处的环境、停留时间以及有无昏迷等。

（二）临床表现

临床表现与空气中 CO 浓度、血中 COHb 浓度、接触 CO 时间长短以及是否伴有其他有毒气体中毒等有关，也与患者中毒前的健康状况，如有无心、脑血管疾病有关。

1. 急性中毒　急性一氧化碳中毒起病急、潜伏期短，根据临床症状严重程度及血液中碳氧血红蛋白的含量，将急性一氧化碳中毒分为三度：

（1）轻度中毒　血液 COHb 浓度达 10%～30%。患者出现头晕、头痛、四肢无力、恶心、呕吐和心悸，少数患者可出现短暂晕厥。若能及时脱离中毒环境，吸入新鲜空气，症状很快消失。

（2）中度中毒　血液 COHb 浓度达 30%～40%。除上述症状加重外，患者出现面色潮红，口唇呈樱桃红色、胸闷、气短、呼吸困难、幻觉、视物模糊、运动失调、判断力下降、嗜睡、意识模糊或浅昏迷。如及时脱离中毒环境，氧疗后可恢复正常，一般无明显并发症。

（3）重度中毒　血液COHb浓度达40%～60%。患者迅速出现深昏迷、抽搐、呼吸抑制、肺水肿、心律失常、心力衰竭、各种反射消失，可呈去大脑皮质状态。部分患者出现脑水肿、呼吸衰竭、上消化道出血、肝肾功能损害等。此期患者死亡率高，即使抢救存活也多伴有不同程度后遗症。

2. 迟发性脑病　又称神经精神后发症，是急性一氧化碳中毒重症患者意识障碍恢复后，经过一段看似正常的"假愈期"（多为2～3周）后发生以痴呆、精神症状和锥体外系异常为主的神经系统疾病。表现为：①精神意识障碍：痴呆、木僵、谵妄和去大脑皮质状态。②锥体外系症状：出现震颤麻痹综合征，表现为呆板面容，肌张力增高、动作缓慢、前冲步态、双上肢失去伴随运动，有静止性震颤。③锥体系神经损害：表现为轻度偏瘫、病理反射阳性或大小便失禁。④大脑皮质局灶性功能障碍：如运动性失语、失明、失写、失算等，或出现继发性癫痫。⑤脑神经及周围神经损害：如视神经萎缩、听神经损害及周围神经病变等。

（三）辅助检查

1. 血液碳氧血红蛋白测定　定量检测血COHb浓度是诊断CO中毒的特异性指标，尽可能在脱离接触CO后8小时内取血送检。

2. 实验室检查　血清酶学检查，如乳酸脱氢酶、磷酸肌酸酶、丙氨酸转氨酶、天门冬氨酸转氨酶在CO中毒时可达到正常值的10～100倍。血清酶学异常增高结合动脉血气分析是诊断CO中毒的重要实验室指标。重症患者应将肾功能检查作为常规检测项目。

3. 其他检查　脑电图、头部CT等。

三、急救与护理

一氧化碳中毒的急救原则是迅速撤离中毒现场；及时氧疗，防治脑水肿，改善脑代谢；对症和支持治疗，预防并发症。

（一）现场急救

迅速将患者移离中毒现场至空气新鲜、通风处。平卧，解开衣领，保持呼吸道通畅，注意保暖，昏迷患者给予侧卧位，避免呕吐物误吸。有条件时给予高流量氧气吸入。如患者出现呼吸、心搏骤停，立即行CPR。根据病情决定是否转送医院继续救治。

（二）急诊科救治

1. 纠正缺氧　给氧是救治急性CO中毒最有效的方法，可加速COHb解离，纠正机体缺氧。包括：①轻度中毒患者给予鼻导管或密闭面罩吸氧。②中、重度中毒患者应尽快给予高压氧（HBO）治疗。高压氧治疗能增加血液中物理溶解氧含量，提高总体氧含量，可降低病死率、缩短昏迷时间和病程，且可减少或防止迟发性脑病的发生。一般高压氧治疗每次1～2小时，1～2次/日。老年人或妊娠妇女一氧化碳中毒应首选高压氧治疗。

2. 防治脑水肿，促进脑细胞代谢　严重CO中毒后24～48小时脑水肿达高峰期，在积极纠正缺氧的同时，可给予脱水治疗。常用药物:20%甘露醇1～2g/kg静脉快速滴注，6～8小时1次，症状缓解后减量；呋塞米20～40mg静脉注射，8～12小时1次；地塞米松10～20mg/d。有频发抽搐者首选地西泮 10～20mg 静脉注射，无效可静脉滴注苯妥英钠 0.5～1g。改善脑代谢可用脑细胞赋能剂如三磷酸腺苷、辅酶 A、细胞色素 C、抗氧化剂如维生素 C 等。

3. 对症治疗，防治并发症和后遗症   昏迷患者保持呼吸道通畅，必要时行气管插管或气管切开，进行机械通气；控制高热，必要时给予冬眠疗法；应用抗生素预防和控制继发感染；预防水、电解质及酸碱失衡及心律失常；给予营养支持。

（三）护理措施

1. 氧疗的护理

（1）鼻导管或面罩吸氧   氧流量为 5～10L/min，症状缓解和血液 COHb 浓度降至 5% 以下时可停止吸氧。氧疗过程中注意保持呼吸道通畅，以提高氧疗效果，防止发生窒息。

（2）高压氧护理   中、重度 CO 中毒均应进行高压氧治疗。对未经处理的气胸、多发性肋骨骨折、胸壁开放性创伤、早产儿或视网膜剥离等 CO 中毒患者禁止使用。使用高压氧治疗可能出现氧中毒、减压病、气压伤等并发症。高压氧治疗前，首先应明确诊断及有无合并症存在。如 CO 中毒时易合并脑出血。若进舱加压，将会导致严重后果，故对伴高血压的老年患者尤应注意。

1）进舱前护理：向神志清醒患者介绍进舱须知、治疗过程中可能出现的不良反应及预防方法、注意事项等，示范面罩佩戴方法，取得配合。进舱前评估患者生命体征、中毒情况及病史，更换全棉衣服，注意保暖，排空大小便，不宜过多饮水或空腹，不吃产气多的食物。严禁将易燃易爆物品如打火机、手机等带入高压氧舱。教会患者在加压阶段进行吞咽、咀嚼等动作，保持咽鼓管通畅，避免中耳、鼓膜气压伤；减压阶段不要屏气和剧烈咳嗽，防止肺气压伤。

2）入舱后护理：采取间接吸氧方式，避免氧中毒。老年人多伴有潜在心肺功能不良，治疗中压力不宜过高，时程不宜过长；所有引流必须通畅，并防止反流，在减压时所有引流管均应开放，防止空腔脏器或有关部位因压力膨胀、扩张而损伤。

3）陪舱护理：重症患者需由医护人员陪舱。昏迷患者应平卧，头偏向一侧，及时清除呼吸道分泌物，保持呼吸道通畅；注意翻身，防止压疮。烦躁患者要适当约束，防止受伤。密切观察患者神志、瞳孔及生命体征的变化，如出现烦躁不安、恶心、冷汗等氧中毒的表现，应迅速摘除面罩，改吸空气，必要时终止治疗。如患者带有输液，开始加压时，应将液体平面调低，并注意输液速度的变化；减压时，应将液体平面调高，以免减压时液平面降低使空气进入体内。

2. 病情观察   ①密切观察生命体征、神志、瞳孔的变化，病情较重者给予心电监护。②密切观察氧疗效果，高压氧治疗者应注意观察有无氧中毒。③注意观察有无迟发性脑病的临床表现，如有无意识恢复后再度昏迷、痴呆、木僵、偏瘫和失语等。

3. 对症护理

（1）加强昏迷患者护理   保持呼吸道通畅，按需吸痰。定时翻身预防压疮和肺部感染。

（2）安全护理   烦躁不安、惊厥、频繁抽搐的患者做好安全防护。如加床栏防止坠床，使用牙垫防止舌咬伤，四肢使用约束带等措施，防止患者自伤。

4. 心理护理   重度中毒或延迟治疗的患者可能会有神经系统后遗症，因此，要对患者加强心理疏导，鼓励其树立战胜疾病的信心，积极配合各项治疗及康复训练。

（四）健康教育

1. 宣传 CO 中毒的预防及救护知识   加强预防 CO 中毒相关知识的宣传，普及急性 CO 中毒的救护知识。

2. 加强职业性中毒的防护 厂矿应认真执行安全操作规程，有 CO 的车间和场所要加强通风。加强矿井下空气中 CO 浓度的监测和报警。进入高浓度 CO 环境执行紧急任务时，要戴好特制的 CO 防毒面具，系好安全带。

3. 做好日常生活中毒的防护 居室内煤炉要安装烟囱，烟囱结构要严密且通风良好；室内燃烧木炭时，一定要注意保持良好的通风，尤其是在冬天、雨天；要经常检查连接煤气具的橡皮管是否松脱、老化等；煤气热水器切勿安装在密闭浴室或通风不良处；不要在密闭空调车内滞留时间过长。

第五节　镇静催眠药中毒

导入与思考

20 世纪初，第一代镇静催眠药物即巴比妥类药物风行一时，后因成瘾性大及诸多不良反应被禁用，现仅用于治疗癫痫、抗惊厥等方面。到 20 世纪 50 年代末，第二代镇静催眠药物即苯二氮䓬类药物（BZD）被应用于临床，较之第一代具有选择性高、安全范围大等优点。按药物半衰期可分为短效、中效和长效。短效代表药三唑仑，成人一次服用 0.125～0.25mg 即可达到效果，作为强效麻醉药，它不仅起效快，而且作用时间长，因其无色无味可溶于水，经常被犯罪分子利用。中效药物有阿普唑仑、舒乐安定等；长效药物有地西泮（安定）、硝基安定等。因其致命剂量较高，用此类药物自杀几乎是不可能的。同时，此类药物伴随诸多不良反应，如短效类易成瘾，长效类易使人精神恍惚等。

于是在 20 世纪 80 年代，第三代镇静催眠药物即非苯二氮䓬类药物面世，如唑吡坦、佐匹克隆，较之第二代药物不良反应更少，仅有催眠镇静作用。随着镇静催眠药的升级，其安全性也得到增强。多数人认为使用安眠药自杀并不痛苦，而事实恰恰相反。

我国《药品管理法》第三十五条规定，国家对麻醉药品、精神药品、医疗用毒性药品、放射性药品实行特殊管理。镇静催眠药属处方类药物，常人难以一次性获得大量药物。从 2021 年 3 月 1 日起，三唑仑被划入第一类精神药品管理，加强了对其监管力度。

问题：

1. 为什么现在使用镇静催眠药自杀的患者比例减少了？

2. 国家采取了哪些有力的措施减少了镇静催眠药中毒的风险？

镇静催眠药是中枢神经系统抑制药，在临床上广泛应用于镇静、催眠、抗惊厥及麻醉前给药。一次性服用大剂量此类药物可引起急性镇静催眠药中毒，出现一系列以中枢神经系统过度抑制为主的症状和体征，如昏迷、呼吸抑制和休克等，甚至危及生命。

一、病因与中毒机制

（一）病因

急性中毒主要是成人有意过量服用镇静催眠药所致。

（二）中毒机制

1. 苯二氮䓬类　中枢神经抑制作用与增强 γ- 氨基丁酸 (GABA) 能神经元的功能有关。在神经元突触后膜表面有由苯二氮受体、GABA 受体和氯离子通道组成的大分子复合物，苯二氮䓬类药物与其受体结合后，可加强 GABA 与其受体结合的亲和力，使与 GABA 受体偶联的氯离子通道开放，从而增强 GABA 对突触后的抑制功能，选择性地作用于大脑边缘系统，影响情绪和记忆力。

2. 巴比妥类　与苯二氮䓬类作用机制相似，但二者的作用部位有所不同。巴比妥类主要通过对脑干网状结构上行激活系统进行抑制而引起意识障碍，且对中枢神经系统的抑制作用随剂量而增加，存在剂量 - 效应关系，其效应由镇静、催眠到麻醉，以至延髓中枢麻痹。

3. 非巴比妥非苯二氮䓬类　该类药物对中枢神经系统抑制作用和巴比妥类相似。

4. 吩噻嗪类　抑制中枢神经系统多巴胺受体，减少邻苯二酚氨生成。主要作用于网状结构，减轻焦虑、紧张、幻觉、妄想和病理性思维等精神症状。同时能抑制脑干血管运动和呕吐反射，阻断 α 肾上腺素能受体，具有抗组胺及抗胆碱能等作用。

二、病情评估与判断

（一）健康史

询问患者平时的睡眠状况，有无可靠的镇静催眠药服药史，了解用药种类、剂量、服用时间、是否经常服用该药、服药前后是否有饮酒史以及发病前有无不良情绪等心理问题。

（二）临床表现

1. 巴比妥类药物中毒

（1）轻度中毒　表现为头晕、注意力不集中、共济失调、嗜睡、反应迟钝、言语不清、判断力和定向力障碍，但各种反射存在，生命体征较平稳。

（2）中度中毒　表现为昏睡或浅昏迷状态，呼吸浅而慢，眼球震颤，血压仍正常，腱反射消失，角膜反射和咽反射存在。

（3）重度中毒　表现为深昏迷，呼吸浅慢，甚至停止，脉搏细数，血压下降，体温不升。早期四肢强直、锥体束征阳性；后期则出现肌张力下降，各种反射消失。可并发脑水肿、肺水肿及急性肾功能衰竭等。

2. 苯二氮䓬类药物中毒　中枢神经系统抑制症状较轻，主要表现为头晕、头痛、健忘、言语不清、共济失调、嗜睡等，严重中毒可导致昏迷、血压下降和呼吸抑制。若同时饮酒或服用了其他镇静催眠药者，可出现长时间深昏迷和呼吸抑制。

3. 非巴比妥非苯二氮䓬类药物中毒　症状与巴比妥类中毒相似，但有其自身特点。

（1）甲喹酮中毒　有明显的呼吸抑制，出现肌张力增强、腱反射亢进、抽搐等锥体束征的临床表现。

（2）水合氯醛中毒　有心律失常和肝、肾功能障碍。

（3）格鲁米特中毒　有瞳孔散大等抗胆碱能神经症状，且意识障碍有周期性波动。

4. 吩噻嗪类药物中毒　最常见的是锥体外系反应，临床表现有以下几类：

（1）震颤麻痹综合征。

（2）静坐不能。

（3）急性肌张力障碍反应，如斜颈、吞咽困难和牙关紧闭等。

（4）其他表现，如休克、心律失常、嗜睡、瞳孔散大、口干，甚至出现昏迷、呼吸抑制等。

（三）辅助检查

留取患者血液、尿液、呕吐物、洗胃液等进行药物定量检测与分析，对诊断具有参考价值。

三、急救与护理

（一）现场急救

意识尚清楚的患者，立即给予催吐。保持呼吸道通畅，条件允许时吸氧。紧急送往医院救治。

（二）急诊科救治

1. 迅速清除毒物

（1）洗胃　早期用清水反复洗胃，服药量较大者即使服药超过 6 小时也需洗胃；洗胃后经胃管灌注 50～100g 活性炭悬浮液以吸附消化道内的药物，每 2～4 小时一次，直至症状缓解。

（2）导泻　胃管灌入 50% 硫酸钠 50mL。一般不用硫酸镁导泻。

（3）利尿和碱化尿液　可减少毒物在肾小管中的重吸收，促进长效巴比妥类毒物由尿液排出。但对吩噻嗪类药物中毒无效。

（4）血液净化治疗　中毒症状严重者可进行血液透析、血液灌流治疗，但对苯二氮䓬类药物中毒无效。

2. 应用特效解毒药　苯二氮䓬类药物中毒的特效解毒药是氟马西尼，该药能通过竞争抑制苯二氮䓬受体而阻断苯二氮䓬类药物的中枢神经抑制作用，但不能改善遗忘症状。每次 0.2mg，必要时重复给药，最大剂量 2mg。巴比妥类中毒、非巴比妥非苯二氮䓬类中毒、吩噻嗪类中毒目前无特效解毒药。

3. 维持重要脏器功能

（1）维持呼吸中枢兴奋，保持呼吸道通畅　尽早解除呼吸抑制是抢救患者生命的关键。对于深昏迷者，必要时给予气管插管辅助呼吸。

（2）促进意识恢复　给予葡萄糖、纳洛酮和维生素 B_1 等，纳洛酮 0.4～0.8mg 静脉注射，必要时 15 分钟重复 1 次。

（3）维持血压　镇静催眠药急性中毒容易出现低血压，多因血管扩张所致，应输液补充血容量，如无效可考虑给予血管活性药物。

（4）加强心电图监护　如出现心律失常，酌情给予抗心律失常药。

4. 对症治疗　如血压低时，补充血容量，必要时应用间羟胺、盐酸去氧肾上腺素（新福林）等 α 受体激动剂；心律失常首选利多卡因治疗；肌肉痉挛及肌张力障碍者应用苯海拉明。

5. 防治并发症　及时纠正休克，维持水、电解质、酸碱平衡，防治肺部感染和急性肾功能衰竭。

（三）护理措施

1. 即刻护理　立即解开患者衣领、裤带，清理呼吸道分泌物，保持呼吸道通畅，给予持续性吸氧，预防脑水肿；建立有效的静脉通道；给予持续心电监护等。

2. 病情观察　密切观察患者生命体征及意识障碍程度、瞳孔大小及对光反射、尿量等变化，及时准确做好记录。

3. 用药护理　遵医嘱正确使用氟马西尼，缓慢静脉注射。

4. 对症护理　血压下降者可补充血容量，必要时用升压药；昏迷患者去枕平卧，头偏向一侧，按需吸痰，必要时行气管插管或气管切开，加强机械通气护理。清醒者鼓励咳嗽，拍打背部，促进有效排痰，防治肺部感染；定时翻身，预防压疮。

5. 饮食护理　给予高热量、高蛋白的鼻饲流质饮食或静脉补充营养物质，以提高机体抵抗力。

6. 心理护理　针对服用镇静催眠药自杀的患者要做好思想工作，加强心理安慰和疏导，不宜单独将其留在病室内，防止再度自杀。同时做好家属的工作，取得配合与支持。

（四）健康教育

1. 加强镇静催眠药的管理和使用，防范特定药物合用时的危险　失眠或睡眠紊乱的患者以心理及物理治疗为主，必须在医生的指导下规范使用镇静催眠药。抗组织胺药（扑尔敏等）、镇痛药（罗通定等）以及乙醇（饮酒）等，与本类药物合用时，能增强对中枢的抑制作用，特别是乙醇，对中枢神经系统有协同抑制作用，可能引起严重后果。

2. 加强日常宣传　向患者宣传合理应用镇静催眠药的重要性及盲目用药的严重后果。患者连续服用某种镇静催眠药4个月后，应在医生指导下换另一类催眠药物。儿童除偶尔用于治疗儿童夜惊和梦游症之外，其他情况一般不用镇静催眠药。老年患者也应慎重使用，可能会引起意识模糊而造成危险。哺乳期妇女及孕妇忌用，尤其是妊娠开始3个月及分娩前3个月。肝肾功能减退者慎用，肝功能严重障碍者禁用，尤其是巴比妥类药；对蓄意服毒者，首先要进行心理疏导，并讲解药物对脑功能及神经系统的影响，使其走出自杀的阴影。

3. 警惕药物的延续效应　作用时间较长的催眠药，服用后常有延续效应，次日晨出现头晕、困倦、精神不振、思睡等。因此，该患者不可驾驶车辆和操纵机器，以免发生意外。

第六节　急性乙醇中毒

导入与思考

一句叮嘱，就意味一条生命

头孢类抗生素可抑制乙醛脱氢酶，导致乙醇的中间代谢产物——乙醛无法降解，蓄积在体内，造成乙醛中毒现象，出现面部潮红、头痛、眩晕、腹痛、胃痛、恶心、呕吐、心悸、气急、心率加速、血压降低以及嗜睡、幻觉等，严重者可致呼吸抑制、心肌梗死、急性心衰、惊厥及死亡，称为双硫仑样反应。而人在应用头孢类药物期间直至用药后7天内，如饮酒皆可出现"双硫仑样反应"，因此在用药期间和停药7天内患者不能饮酒、口服或静脉输入含乙醇的药物，如藿香正气水、复方甘草合剂，以及含酒精的药物如硝酸甘油和氢化可的松等。

此外，一些食物如酒芯巧克力。

此外，当患者使用头孢类药物时，即使用乙醇消毒皮肤或擦洗降温，少量乙醇进入血循环，也可发生此类反应。所以医务人员在给患者用此类药物时，尽量不用乙醇消毒，选用聚维酮碘消毒。另外，鲜花保鲜时，在插花的水中常加入酒精，人接触后也会出现双硫仑样反应或特异质反应，也应引起注意。硝咪唑类药物如甲硝唑、替硝唑、塞克硝唑，其他抗菌药物如呋喃唑酮（痢特灵）、氯霉素、酮康唑、灰黄霉素，也可引起双硫仑样反应，需要我们医护人员仔细叮嘱。

乙醇，俗称酒精，是无色、易挥发、易燃的液体，具有醇香气味，可与水或大多数有机溶剂混溶。急性乙醇中毒（acute ethanol poisoning）指因一次饮入过量的乙醇或酒类饮料引起的以神经精神症状为主的中毒性疾病，可累及呼吸和循环系统，导致意识障碍，呼吸循环衰竭，甚至危及生命。

一、病因与中毒机制

（一）病因

急性乙醇中毒主要是经口摄入为主，嗜酒者中毒多见。

（二）乙醇的吸收与代谢

饮酒后80%乙醇由十二指肠及空肠吸收，在1.5小时内吸收可达90%以上，且迅速分布于全身。由肾和肺原形排出的至多占总量的10%。乙醇在肝代谢、分解，首先由乙醇脱氢酶氧化为乙醛，再经乙醛脱氢酶氧化为乙酸，乙酸转化为乙酰辅酶A进入三羧酸循环，最后代谢为二氧化碳和水。

（三）中毒机制

1. 抑制中枢神经系统功能 进入人体的乙醇随血液循环进入中枢神经系统，由大脑皮质向下，通过边缘系统、小脑、网状结构到延髓，对中枢神经系统产生抑制作用。由于乙醇具有脂溶性，可迅速透过脑神经细胞膜，小剂量出现兴奋作用，随着剂量增加，作用于小脑会影响其协调肌肉运动和控制精细运动的能力，引起共济失调等运动障碍；作用于网状结构，引起昏睡和昏迷，最后由于抑制延髓呼吸中枢而引起呼吸或循环衰竭。

2. 干扰代谢 乙醇在肝细胞内代谢生成大量还原型烟酰胺腺嘌呤二核苷酸（NADH），影响体内多种代谢过程，使乳酸增高、酮体蓄积导致代谢性酸中毒及糖异生受阻所致低血糖。

3. 损害心脏功能 乙醇的代谢产物乙醛和醋酸盐直接导致心肌细胞和心肌间质纤维化，使心肌收缩和舒张功能减退。

知识链接

最严酒驾处罚，是对生命的尊重

近年我国每年死于车祸的人数高达10万左右，其中相当部分是"酒精"所致，这背后是数以万计的家庭因交通事故而支离破碎。根据我国《车辆驾驶人员血液、呼气乙醇含量阈值与检验》规定，驾驶人血液中的乙醇含量≥20mg/100mL，＜80mg/100mL的情况下驾驶机动车属于饮酒驾车，血乙醇含量≥80mg/100mL的情况下驾驶机动车属于醉酒驾车。饮酒驾车和醉酒驾车均属于严重的交通违法行为，醉酒驾车的危害性更大。新《交通法》第九十一条规定，醉酒驾驶机动车的，由公安机关交通管理部门约束至酒醒，吊销机动车驾驶证，依法追究刑事责任，五年内不得重新取得机动车驾驶证。我国《刑法》第一百三十三条【交通肇事罪】规定，违反交通运输管理法规，因而发生重大事故，致人重伤、死亡或者使公私财产遭受重大损失的，处三年以下有期徒刑或者拘役；交通运输肇事后逃逸或者有其他特别恶劣情节的，处三年以上、七年以下有期徒刑；因逃逸致人死亡的，处七年以上有期徒刑。

酒驾引起的车祸是急诊科外伤患者的"祸首"，酒后驾车是明知危险而故意为之，是以放纵的行为践踏法律权威，是弃生命尊严于不顾。

思考：为什么对酒驾进行严厉的处罚？其对社会的危害有哪些？

二、病情评估与判断

（一）健康史

重点评估本次饮酒的种类、饮酒量、时间、酒精的度数以及患者对酒精的耐受程度。昏迷患者应注意评估有无同时服用其他药物，如镇静催眠药等。

（二）临床表现

急性乙醇中毒症状出现时间因人而异，与饮酒量、个体敏感性及耐受性有关，临床表现分为三期：

1. 兴奋期 血乙醇浓度 >500mg/L，出现欣快、兴奋、言语增多、情绪不稳定、易激怒，可有粗鲁行为或攻击行为，也可沉默、孤僻、安静入睡。

2. 共济失调期 血乙醇浓度 >1500mg/L，出现肌肉运动不协调、行动笨拙、步态蹒跚、语无伦次、发音含糊、眼球震颤、视物模糊、复视、恶心、呕吐、思睡。

3. 昏睡、昏迷期 血乙醇浓度 >2500mg/L，患者进入昏睡期，表现为面色苍白、皮肤湿冷、口唇紫绀、昏睡、瞳孔散大、体温降低。严重者常陷入昏迷、心率加快、血压下降、呼吸缓慢且带有鼾声，可出现呼吸、循环麻痹而危及生命。

知识拓展

慢性酒精中毒

长期酗酒可引起渐进性多器官损害，最常见的是酒精性肝硬化。还可以形成戒断反应，如表现为对酒的渴求和经常需要饮酒的强迫性体验，停止饮酒后常感心中难受、坐立不安，或出现肢体震颤、恶心、呕吐、出汗等，恢复饮酒后这类症状迅速消失。慢性酒精中毒是指由于长期过量饮酒导致的中枢神经系统严重损害。常见的有：

1. Wernicke 脑病 共济失调、步态不稳、眼球震颤、外直肌麻痹、无欲无求，少数患者有谵妄。维生素 B₁ 治疗效果较好。

2. Korsakoff 综合征 时空定向力障碍、近记忆力丧失，对自己的缺点缺乏自知之明，用虚构回答问题。

3. 周围神经麻痹 手足感觉异常、麻木、烧灼感、乏力，跟腱反射消失。

（三）辅助检查

血清或呼出气中乙醇浓度测定对判断乙醇中毒严重程度及评估预后有重要参考价值。

三、急救与护理

（一）现场急救

立即终止饮酒，卧床休息，注意保暖；给予温开水或西瓜、梨等水果汁进行解酒；未呕吐者可催吐，呕吐时侧卧以防窒息、吸入性肺炎。躁动者加以保护性约束，避免发生外伤。若中毒者昏迷不醒，应立即送医院救治。

（二）急诊科救治

急诊科救治主要针对重度乙醇中毒的患者。

1. 迅速排出体内乙醇 由于乙醇吸收速度快，而且大多数患者均有频繁自发性呕吐，一般可不必洗胃。重度中毒患者应尽早洗胃、导泄，促进毒物排出。另外，还可给予 50% 葡萄糖 100mL 静脉注射，同时肌内注射维生素 B_1、B_6 和烟酸各 100mg，加速乙醇在体内的氧化代谢，若患者病情危重，及早进行血液透析治疗。血液透析的指征：血乙醇含量 > 5000mg/L，伴有酸中毒或服用可疑药物。

2. 药物催醒 纳洛酮是阿片类受体拮抗剂，具有改善呼吸和循环功能、兴奋呼吸中枢和催醒的作用，可缩短昏迷时间，降低死亡率。应用纳洛酮时应注意患者清醒时间，若超过平均清醒时间或用后昏迷程度加深，要询问是否存在颅内血肿等其他情况，并及时处理。

3. 对症和支持治疗 ①降低颅内压，防治脑水肿。②躁动不安者禁用吗啡及巴比妥类药物，可给予小剂量地西泮静脉注射。③呼吸衰竭者，积极进行气管插管等机械通气治疗，可酌情给予呼吸中枢兴奋药。④补液，预防水、电解质及酸碱失衡。

（三）护理措施

1. 即刻护理 保持呼吸道通畅，吸氧，必要时行气管插管机械辅助呼吸；呕吐者预防窒息或吸入性肺炎；保暖，维持正常体温；开放静脉，遵医嘱给药；持续心电监护，如出现心搏骤停立即行 CPR。

2. 一般护理 患者卧床休息，根据病情选择适当体位。昏迷者应定时翻身，预防压疮。患者清醒后给予清淡易消化的流质、半流质或软食，避免刺激性食物。

3. 病情观察 密切观察患者意识状态、血压、呼吸、脉搏等生命体征，并及时做好记录；观察呕吐物的颜色、性状和量，判断有无胃黏膜损伤，必要时留取呕吐物标本送检；对昏迷不能自行排尿者，给予留置导尿管，观察并记录尿量；个别患者使用纳洛酮后，可出现头晕、收缩压升高等症状，应注意识别及处理。高血压、心力衰竭患者禁用纳洛酮。

4. 加强安全防护 躁动不安者应使用床档保护或约束四肢，防止坠床等意外情况发生。同时，要防止患者伤害他人，医护人员在护理乙醇中毒患者时，要做好自身防护。

5. 心理护理 多与患者交流，了解患者的心理状态，注意情绪变化。向患者及家属讲解酗酒的危害性，避免乙醇中毒。酒精依赖者建议到心理门诊就诊。

（四）健康教育

大力开展酗酒危害身体的宣传教育，告知患者长期大量饮酒可能导致酒精性肝硬化，诱发或加重胃炎、肠炎等疾病；不饮用散装、标签标注不全的酒类；加强对医用酒精、工业用乙醇的管理工作，避免滥用或误饮。

第七节 亚硝酸盐中毒

导入与思考

食用咸菜需谨慎，饮食习惯要科学

中国人最早发明使用亚硝酸盐加工禽畜肉，用于延长肉的保质期。《宋史》科技卷中记载，亚硝酸盐可用于腊肉防腐和发色，并于公元 13 世纪传入欧洲。我国居民吃腌咸菜的习惯历史久远，特别是北方寒冷冬日，自制的咸菜成了传统的饮食习惯。淮安李先生一家在食用了自家腌制两周的咸菜后，刚吃了没多久，全家三口先后出现不同程度的头晕、胸闷、气喘、呼吸困难症状，李先生吃得最多，症状最为严重，入院时 SaO_2 只有 60%，经诊断为典型的亚硝酸盐中毒，导致其中毒的直接原因就是那盘自制腌菜。医护人员立即给予催吐洗胃，并实施相应的解毒治疗与检查。医生说，再迟十分钟到半小时，患者很可能会出现心搏骤停。目前，患者恢复良好，已脱离生命危险。

我国食品安全国家标准对亚硝酸盐的使用和安全管理有着严格要求，以保证人民群众的生命安全。《食品安全国家标准食品添加剂使用标准》规定亚硝酸钠、亚硝酸钾可作为护色剂、防腐剂在腌腊肉制品、酱卤肉制品和熏、烧、烤肉等加工中使用，并规定了最大使用量和最大残留量。食品生产经营企业在使用亚硝酸盐时，应严格遵守国家相关规定，并设置专门场所保管，严格标记和使用管理，以防出现亚硝酸盐中毒事件的发生。

问题：
1. 为什么亚硝酸盐中毒后，抢救不及时容易造成生命危险
2. 日常生活中应该如何避免亚硝酸盐中毒？

亚硝酸盐中毒是指由于误食亚硝酸盐或食用含硝酸盐、亚硝酸盐含量较高的腌制品、肉制品及变质的蔬菜而导致的以组织缺氧为主要表现的急性中毒。

一、病因与中毒机制

（一）病因

亚硝酸盐中毒的主要途径是经口摄入。如食用贮存过久的蔬菜、刚腌不久的蔬菜及放置过久的煮熟蔬菜导致中毒；误将亚硝酸盐当食盐加入食品导致中毒；腌肉制品中加入过量硝酸盐和亚硝酸盐，食用后导致中毒；某些地区饮用水中含有较多的硝酸盐，当用该水煮粥或食物，在不洁的锅内放置过夜后，硝酸盐在细菌作用下还原为亚硝酸盐，食用后导致中毒。

（二）中毒机制

亚硝酸盐为强氧化剂，进入人体后可使血中低铁血红蛋白氧化成高铁血红蛋白。高铁血红蛋白不仅失去运氧的功能，还能阻止正常血红蛋白释放氧，致使组织缺氧。另外，亚硝酸盐有松弛小血管平滑肌作用，导致血管扩张，血压下降。

二、病情评估与判断

（一）健康史

询问患者及家属，饮食的具体情况，是否食用过多的腌制咸菜、腌制肉类、不洁井水和变质腐败蔬菜等；是否有亚硝酸盐的误服史。

（二）临床表现

亚硝酸盐中毒发病急速，一般潜伏期1～3小时。中毒的主要特点是组织缺氧和皮肤黏膜发绀的表现。皮肤青紫是本病的特征，所有病例均有口唇青紫，稍重者舌尖、指尖青紫，重者眼结膜、面部及全身皮肤青紫。

其他中毒表现有头晕、头疼、乏力、心跳加速、嗜睡或烦躁、呼吸困难、恶心、呕吐、腹痛、腹泻，严重者出现昏迷、惊厥、抽搐、休克、大小便失禁，可因呼吸衰竭而死亡。

（三）辅助检查

1. 实验室检查 首选血气分析，测定血中高铁血红蛋白含量，正常值为0.5%～2%。高铁血红蛋白达30%～40%即可出现中毒症状，超过70%可致死。

2. 毒物检测 对剩余食物中亚硝酸盐进行定量分析。

三、急救与护理

（一）现场急救

尽早进行反复催吐，同时尽快送往医院。

（二）急诊科救治

1. 彻底清除毒物 立即采取洗胃、吸附、导泻等方法清除胃肠道内毒物。

2. 吸氧 清理呼吸道并保持通畅，给予高流量吸氧，必要时施行人工通气。

3. 应用特效解毒药 亚甲蓝（美蓝）是亚硝酸盐中毒的特效解毒药。小剂量（1～2mg/kg）能使血中高铁血红蛋白还原成低铁血红蛋白，促进氧的释放，纠正组织缺氧，改善脏器功能。

（1）25%～50%葡萄糖溶液40～60mL加1%亚甲蓝1～2mg/kg于5～10分钟内缓慢静脉注射，必要时可于2小时后重复使用，直至高铁血红蛋白血症消失。

（2）50%葡萄糖溶液100mL加维生素C 1～2g静脉注射，可加强亚甲蓝疗效。无亚甲蓝而病情严重者，可应用血液置换疗法或输注红细胞悬浮液。

4. 对症和支持治疗 缺氧严重者给予能量合剂、V_C等保护脏器功能；血压下降时给予补液扩充血容量，必要时加用血管活性药物；静脉补液、利尿，维持水、电解质和酸碱平衡。

（三）护理措施

1. 即刻护理　保持气道通畅，吸氧。立即给予心电、血压、血氧饱和度监测。在洗胃的同时迅速建立静脉通路，遵医嘱给予特效解毒药。

2. 预防休克　因亚硝酸盐可使全身血管扩张，血压下降，应严密观察病情变化，尤其是脉搏和血压变化情况，遵医嘱及时补液扩容，防治休克。

3. 病情观察　观察患者意识、血氧饱和度及紫绀情况，做好动态记录。给予氧疗者密切观察氧疗效果，发现异常及时报告医生处理。

（四）健康教育

养成良好的饮食习惯。蔬菜应妥善保存，防止腐烂，不吃腐烂的蔬菜；吃剩的熟菜不可在高温下长时间存放后再食用；腌菜选用新鲜菜，盐应多放，用量掌握在 10% ~ 20%，至少腌至一个月以上再食用；购买肉制品时，要在正规市场购买，产品生产中硝酸盐和亚硝酸盐用量严格按国家卫生标准规定，防止误把亚硝酸盐当食盐使用。

第八节　急性食物中毒

导入与思考

患者，男，35 岁。1 天前因进食隔夜饭菜后出现腹痛，伴恶心欲呕，腹泻，至今已解 10 余次黄色水样便，夹杂少许黏液，急诊来院就诊。查体：T 38.1℃，P 114 次 / 分，R 18 次 / 分，BP 115/75mmHg。腹平软，无压痛，肠鸣音 9 次 / 分。血常规：WBC $15.53×10^9$/L。粪便常规：白细胞（＋＋＋）。医生初步诊断为"细菌性食物中毒"。

问题：

1. 患者细菌性食物中毒属于哪种类型？
2. 为进一步确诊，还需要进行哪些辅助检查？
3. 在急诊科，应给予哪些救护措施？

急性食物中毒（acute food poisoning）是指人食用了被有毒、有害物质污染的食物，或者食用了含有有毒、有害物质的食物后引起的急性中毒性疾病，是最常见的突发公共卫生事件之一。急性食物中毒不仅具有明显的季节性特征，而且具有潜伏期短、急性发病、多群体发病等特点。

根据国家标准《食物中毒诊断标准及技术处理原则》，急性食物中毒按病因可分为 6 类：细菌性、真菌性、动物性、植物性、化学性、致病物质不明的食物中毒。其中细菌性食物中毒为最常见的一类，根据其病原、病变部位和临床表现不同，又分为胃肠型和神经型细菌性食物中毒。本节主要介绍细菌性食物中毒。

知识链接

食物中毒事件的分级

食物中毒事件是指中毒人数 ≥ 30 人，或造成严重影响，构成突发公共卫生事件的食物中毒。应及时上报疾控中心和相关政府卫生行政部门。

根据中毒人数、死亡人数、发生场所和危害程度，将其划分为 4 个等级。

1. 一般（Ⅳ级）食物中毒事件　一次中毒人数达 30～99 人，未出现死亡病例；幼儿园、学校等集体单位或重要集体活动期间发生的食物中毒，一次中毒人数达 5～99 人，未出现死亡病例。

2. 较大（Ⅲ级）食物中毒事件　一次中毒人数超过 100 人，或出现死亡病例。

3. 重大（Ⅱ级）食物中毒事件　一次中毒人数超过 100 人，并出现死亡病例；出现 10 例以上食物中毒死亡病例。

4. 特别重大（Ⅰ级）食物中毒事件　事件危害特别严重，超出省级政府的处置能力，并有进一步扩散趋势的；国务院卫生行政部门认定的其他突发食物中毒事件。

一、病因与中毒机制

（一）病因

进食被细菌及其毒素所污染的食物后引起的急性感染。人体是否发病和病情轻重，与进入人体的细菌种类、毒素的量以及自身抗病能力密切相关。

1. 胃肠型细菌性食物中毒　病原较复杂，包括沙门菌、金黄色葡萄球菌、变形杆菌、副溶血弧菌、蜡样芽孢杆菌等。其中沙门菌是最常见的食物中毒病因之一，细菌由粪便排出，污染了食物、饮水和餐具等。

2. 神经型细菌性食物中毒　因进食含有肉毒杆菌外毒素的食物引起，如被细菌及毒素污染的发酵豆制品、罐头食品等。

（二）中毒机制

1. 胃肠型细菌性食物中毒　受细菌及其毒素污染的食物，经口进入胃肠道，侵袭胃肠黏膜引起炎症，导致患者发生呕吐、腹痛及腹泻等急性胃肠炎症状。沙门菌、变形杆菌、副溶血弧菌等能引起肠黏膜水肿、充血、上皮细胞变性坏死，形成溃疡，大便可见黏液和脓血。变形杆菌还能使蛋白质中的组氨酸脱羧而形成组胺，引起过敏反应。由于频繁腹泻及呕吐，细菌及毒素大量从人体排出，故一般病情较轻，多呈自限性，少部分病例可发生菌血症或严重毒血症。

2. 神经型细菌性食物中毒　由肉毒杆菌外毒素引起。肉毒杆菌外毒素是世界上已知致病力最强的毒素之一，它经胃和小肠吸收，进入血液循环，抑制了胆碱能神经传导介质乙酰胆碱的正常释放，导致患者出现肌肉弛缓和呼吸肌麻痹。

二、病情评估与判断

（一）健康史

患者有明确进食不洁或有毒食物史。同时，具有流行病学特征，即多发于夏秋季，常在进食数小时后发病，潜伏期短；病例集中，可集体发病；有共同可疑食物，未食者不发病，停止食用后流行迅速停止。

（二）临床表现

1. 胃肠型细菌性食物中毒　以急性胃肠炎为主要表现，如恶心、呕吐、腹痛和腹泻等症状。一般先有恶心、呕吐，后有腹痛、腹泻。患者起初为腹部不适，随后出现上腹部疼痛或腹部阵发性绞痛。呕吐物为胃内容物及胆汁。大便次数不一，可有黄色稀烂便、水样便、黏液便或脓血便。沙门菌、副溶血弧菌等引起者，患者可出现畏寒、发热等全身中毒症状，吐泻严重者可出现烦渴、口唇干燥、眼窝下陷，甚者出现意识淡漠、脉搏细弱、血压下降等休克表现；变形杆菌等引起者，患者可出现低热、头痛、皮肤潮红和荨麻疹等过敏反应。病程一般为 1～3 天，严重感染者可长达 1～2 周。

2. 神经型细菌性食物中毒　突然发病，以中枢神经系统症状为主，有典型的神经肌肉麻痹表现。患者可出现乏力、头痛、眼睑下垂、眼内外肌瘫痪、吞咽困难、言语不清、呼吸困难等，严重者可因呼吸肌受累出现周围性呼吸衰竭而危及生命。该型食物中毒患者临床症状轻重不一，目前，因广泛采用多价肉毒抗毒素血清治疗，国内病死率已降至 10% 以下。

（三）辅助检查

将可疑污染食物和呕吐物、粪便、血液等进行细菌培养，常可分离出相同的病原菌，确诊需检出外毒素。

三、急救与护理

（一）现场急救

呕吐剧烈者给予坐位或侧卧位，防止误吸。如患者出现意识不清，且呼吸、心跳停止，应立即进行心肺复苏术。可疑食物应随同患者一起送往医院，以备进行细菌学检测。

（二）急诊科救治

1. 胃肠型细菌性食物中毒的治疗
（1）一般处理　临床症状较轻且为一过性者，一般不需要特殊处理。
（2）对症治疗　①呕吐、腹痛明显者可肌内注射山莨菪碱（654-2）10mg。②有脱水或酸中毒者应予静脉输液，纠正酸中毒；脱水严重甚至休克者，应积极抗休克。输液种类及量应视脱水类型和程度而定，一般可达 3000～6000mL/d。③有高热者可在静脉输液中加用肾上腺糖皮质激素，以降温和减轻中毒症状。④变形杆菌食物中毒引起的过敏症状，可使用抗组胺药物。
（3）抗菌治疗　多数患者不需要应用抗生素。但对于高热、呕吐和腹泻严重者，可根据病原菌种类合理选用抗菌药物。

2. 神经型细菌性食物中毒的治疗
（1）一般处理　病初确诊或拟诊为本病时，可采取洗胃、吸附、导泻和清洁灌肠等方法，清除胃肠道内尚未被吸收的毒物。
（2）对症治疗　①吞咽困难者给予鼻饲或胃肠外营养支持。②呼吸肌麻痹而导致自主呼吸困难者，应用球囊–面罩辅助通气，必要时予气管插管或气管切开，行机械通气辅助呼吸。
（3）抗毒素治疗　多价肉毒抗毒素血清对本病有特效，在发病 24 小时内，或肌肉瘫痪发生之前应用最有效。给药前应先做皮肤过敏试验。皮试阴性者给予多价肉毒抗毒素血清 5 万～10

万 U 肌内或静脉注射，必要时 6 小时后重复给药 1 次。如皮试阳性或可疑阳性者，则按脱敏注射法给药。

（三）护理措施

1. 胃肠型细菌性食物中毒的护理

（1）即刻护理　嘱患者卧床休息，按消化道传染病隔离。

（2）病情观察　①观察患者呕吐的频率，呕吐物的量、颜色等。②观察患者腹泻的频率，大便的量、颜色和性状。③呕吐、腹泻严重者，尤其是婴幼儿及年老体弱者，遵医嘱记录 24 小时出入量，及时评估脱水程度，有无电解质紊乱及酸碱平衡失调等。④监测患者生命体征，及时发现有无休克、心力衰竭、呼吸衰竭等并发症的发生。

（3）对症护理　①饮食护理：呕吐、腹泻严重者应暂时禁食，症状好转后可予清淡、易消化的流质或半流质饮食，少食多餐。呕吐后易伤胃气，可给予米汤、稀饭、淡盐汤等滋养胃气。②发热护理：加强口腔护理，鼓励多饮水，必要时予物理降温。③呕吐、腹泻护理：症状较轻者予口服补液盐。呕吐、腹泻严重者应遵医嘱输液，输液速度应先快后慢。对于心、肺、肾功能不全者，应适当减慢输液速度，控制输液量。腹泻患者注意做好肛周皮肤护理。④及时留取呕吐物、排泄物并送检。⑤遵医嘱按时按量应用抗生素，注意现配现用。

2. 神经型细菌性食物中毒的护理

（1）即刻护理　立即洗胃，洗胃液可选择清水或 1 ∶ 4000 高锰酸钾溶液，因氧化剂不仅可减低外毒素毒力，也可抑制肉毒杆菌生长。洗胃后可注入药用炭 30～50g 吸附毒素。对未发生肠麻痹者，同时服用硫酸钠溶液导泻，也可给予清洁灌肠。

（2）病情观察　①加强生命体征监测，尤其是呼吸、血氧饱和度。②洗胃时密切观察病情，防止发生并发症。

（3）用药护理　遵医嘱尽早、足量使用多价肉毒抗毒素血清，用药前详细询问过敏史，应特别注意防止过敏反应。

（4）对症护理　①呛食、吞咽困难时予留置胃管，鼻饲或静脉补充营养。②呼吸困难时给予吸氧。③呼吸道有分泌物不能咳出时可予定时吸痰，保持呼吸道通畅，必要时予气管切开。

（5）心理护理　患者因呼吸肌麻痹，会产生窒息感、濒死感，应给予加强陪护，做好生活照顾，心理安抚以消除其恐惧感。

（四）健康教育

1. 加强食品安全教育　加强食品卫生宣传，防止食物被污染，发生变质和腐败。动物性食物应煮熟煮透，生熟食物操作时防止交叉污染，禁止食用变质或腐败的食物等。

2. 保护易感人群　若进食被肉毒杆菌或其外毒素污染的食物，或同时进食者已发生肉毒杆菌中毒时，未发病者应立即前往医院注射多价肉毒抗毒素血清，以防发病。

【思考题】

1. 谈谈毒物被人体吸收的途径都有哪些？毒物在人体内是如何代谢及排泄的？

2. 在院外发现一氧化碳中毒患者，谈谈现场急救措施有哪些？

3. 简述镇静催眠药中毒的患者抢救成功后，医护人员为何仍要密切观察。

4. 如何对胃肠型细菌性食物中毒患者进行院内救治？

第十三章
环境及理化因素损伤

　　环境及理化因素损伤是指因环境变化或自然环境中某些理化因素，如高温、低温、强电流、化学因素、生物因素等对人体所造成的损伤，是院前急救和急诊科的常见病、多发病。这类损伤所涉及的疾病种类多、病情危急，处理不及时将危及患者生命。因此，要求施救者必须掌握相关急救知识，对病情能做出快速反应、准确的判断及给予有效救治。

第一节　中　暑

导入与思考

　　张某，男性，26岁，建筑工人。盛夏8月的一日下午，武汉市区风和日丽。张某在建筑工地施工数小时后，突然出现口渴、胸闷、乏力现象，因平素体健故未加重视，口服半瓶矿泉水后继续劳动。1小时后感觉头晕目眩、心慌、出冷汗，腹部绞痛，恶心，呕吐1次，随后晕倒在工地上。

　　问题：

　　1. 考虑该患者最可能发生了什么情况？

　　2. 如果你在现场，应该给予该患者哪些急救措施？

　　中暑（heat illness）又称"伤暑""痧证"等，是指人体在高温环境下，由于体温调节中枢障碍、汗腺功能衰竭和水电解质丢失过多引起的以中枢神经系统和心血管功能障碍为主要特征的急性热损伤性疾病，是我国南方地区夏季急诊常见病。

一、病因与发病机制

（一）病因

　　1. 环境因素　中暑的发生与环境因素密切相关，高温、高湿、无风环境是中暑发生的基础因素。有资料表明，连续3天平均气温＞30℃，相对湿度＞73%时最易发生中暑。

　　2. 产热增加　在高温或强热辐射下长时间从事体力劳动、剧烈运动，机体产热增加，容易发生热蓄积导致中暑。

　　3. 散热障碍　在高湿、无风天气或通风不良环境中长时间劳作，导致机体散热减少，发生中暑。

4. 热适应能力下降　机体存在热适应能力下降的情况，如年老体弱、孕产妇、肥胖、汗腺功能障碍，或应用抗胆碱药物等。

（二）发病机制

正常人体在下丘脑体温调节中枢的控制下，产热和散热处于动态平衡，维持体温在 37℃ 左右，保持生命活动所必需的体温恒定。当机体产热大于散热或散热功能发生障碍，体内过量热蓄积，即可发生中暑。

知识链接

人体散热方式

1. 辐射　环境温度在 15～25℃ 时，辐射是人体主要散热方式，约占散热量的 60%。

2. 蒸发　高温环境下蒸发是人体主要散热方式，约占散热量的 25%。

3. 对流　散热速度取决皮肤与环境温度差和空气流速，约占散热量的 12%。

4. 传导　皮肤直接与水接触，散热速度是正常情况的 20～30 倍。正常皮肤传导散热约占散热量的 3%。

二、病情评估与判断

（一）健康史

重点询问患者所处的环境、年龄、身体状况以及是否存在机体产热增加、散热减少的不良因素存在，例如是否在高温、高湿、强辐射环境中长时间工作、有无补充水分或服用某种药物等。

（二）临床表现

根据临床表现分为先兆中暑、轻症中暑和重症中暑三种。

1. 先兆中暑　高温环境下劳动或运动一段时间后，患者出现头昏眼花、出汗、口渴、注意力分散、烦躁不安、胸闷气促、恶心欲呕、神疲乏力等症状，体温正常或略高，一般不超过 38℃。

2. 轻症中暑　除上述症状加重外，患者出现神志淡漠、面色潮红或苍白、心悸、体温升高超过 38℃，伴四肢湿冷、多汗、脉速、血压下降等早期周围循环衰竭表现。

3. 重症中暑　根据发病机制和临床表现不同分三种类型。三种类型可顺序发展，也可交叉重叠。

（1）热痉挛（heat cramp）　又称中暑痉挛。多见于健康青壮年，高温环境下劳动大量出汗，如大量饮水而钠盐补充不足可导致细胞外液渗透压降低，肌肉细胞过度稀释发生水肿，肌球蛋白溶解度下降，肌肉出现痛性痉挛。临床表现为四肢、腹部、背部肌肉痉挛性疼痛，主要以腓肠肌最明显，常呈对称性和阵发性。也有部分患者出现肠痉挛性疼痛，持续约数分钟后缓解。患者意识清楚，无明显体温升高，热痉挛可以是热射病的早期表现。

（2）热衰竭（heat exhaustion）　又称中暑衰竭。是指严重热应激时，因机体大量出汗导致以血容量不足为特征的临床综合征，常发生于老年人及未能适应高温环境者。表现为多汗、疲乏无力、恶心、呕吐、头痛等。病情继续发展，可出现明显脱水征，如心动过速、直立性低血压或晕厥。可有呼吸增快、肌痉挛、体温轻度升高，多无意识障碍。热衰竭如不及时治疗，可发展为热射病。

（3）热射病（heat stroke）　又称中暑高热，典型的临床表现为高热（直肠温度≥41℃）、无汗和意识障碍，是一种致命性急症。根据发病机制和易感人群的不同，分为经典型热射病（classic heat stroke，CHS）和劳力型热射病（exertional heat stroke，EHS）。

1）经典型热射病：指被动暴露于热环境引起机体产热与散热失衡，常见于年老、体弱、有慢性疾病患者。多为逐渐起病，前驱症状不易被发现，1~2天后病情加重，患者出现意识模糊、谵妄、昏迷，或有二便失禁、高热（40~42℃），严重者出现心力衰竭、肾功能衰竭等表现。

2）劳力性热射病：多见于平素健康的年轻人，在高温、高湿环境下从事重体力劳动或剧烈运动一段时间后突感全身不适，如极度疲劳、头晕头痛、反应迟钝、运动不协调、面色潮红或苍白、恶心呕吐、晕厥等，可伴有大量出汗或无汗，继而体温迅速升高超过40℃，出现谵妄、癫痫发作、昏迷等中枢神经系统严重受损的表现。严重者可出现横纹肌溶解、急性肾损伤、肝损伤、DIC等，病情恶化快，病死率极高。

（三）辅助检查

根据病情有选择性地做各项辅助检查项目。严重病例可出现肝、肾、胰腺和横纹肌损害的实验室改变，如血清门冬氨酸氨基转移酶（AST）、丙氨酸氨基转移酶（ALT）、乳酸脱氢酶（LDH）、肌酸激酶（CK）和凝血功能异常。怀疑颅内出血或感染时，作颅脑CT和脑脊液检查。

三、急救与护理

中暑的急救原则是迅速使患者脱离高温环境，立即降温，纠正水、电解质紊乱和保护重要脏器功能，预防并发症。

（一）现场急救

1. 脱离热环境　立即将患者转移至阴凉、通风环境，松解或脱去外衣。

2. 降温　先兆和轻症中暑者口服含盐清凉饮料，安静休息，酌情给予降温措施，如用冰毛巾放于患者额、颈部等，有条件者可应用电扇、空调帮助降温，降温措施以患者感到凉爽舒适为宜，尽快将体温降至38℃以下。酌情应用解暑药物，多数患者经现场急救即可恢复；对病情严重者，应立即拨打"120"急救电话，边降温边尽快转送医院救治。

（二）急诊科救治

针对不同类型的中暑患者，迅速采取合理的抢救治疗措施。

1. 热痉挛　治疗措施主要是补充氯化钠。轻症者口服含盐清凉饮料，虚脱者应静脉输注0.9%等渗盐水或5%葡萄糖盐水溶液1000~2000mL。

2. 热衰竭　迅速降温，及时补足血容量预防血压下降。可用生理盐水或5%葡萄糖盐水溶液静脉滴注，适当补充血浆。控制补液速度，防止过快纠正高钠血症引起严重的水中毒和意识障碍或癫痫发作。

3. 热射病　早期有效的治疗是决定预后的关键。

（1）降温　快速降温是治疗的首要措施。病死率与体温过高及持续时间呈正相关。降温的目标是：使核心体温在10~30分钟内迅速降至39℃以下，2小时降至38.5℃时停止降温措施，或降低降温强度，维持直肠温度在37~38.5℃，以免体温过低。降温措施包括物理降温、药物降温、中医疗法降温等。

1）物理降温：可采用环境降温、体外降温和体内降温。

2）药物降温：迅速降温出现寒颤者，可用氯丙嗪25～50mg加入生理盐水500mL中静脉滴注，应用过程中监测血压。

3）中医疗法降温：包括 ①刮痧疗法：用刮痧板刮脊柱两侧、颈部、肩臂、腋窝和腘窝等处，直至皮肤出现紫红色为度。②拿痧疗法：用提、拉、弹、拨等手法，对头部双侧睛明穴、双侧听宫穴，肩背部、腹股沟、足三里等处进行拿痧治疗。③针刺疗法：针刺人中、合谷等穴，十宣、委中穴刺后放血，亦可耳尖放血。④推拿疗法：高热者拿肩井，按揉膀胱经穴，疏通经络以助退热。

（2）液体复苏　持续监测血压、心率、呼吸、血氧饱和度、血气分析、每小时尿量及尿液颜色，必要时监测中心静脉压。液体复苏措施包括：①首选含钠液体（如生理盐水或林格液），在补液的同时补充丢失的盐分。②第1小时输液量为30mL/kg或总量1500～2000mL，之后根据患者的血压、脉搏和尿量调节输液速度，维持非肾衰竭患者尿量为100～200mL/h，防止体液过负荷。③早期充分补液后，如尿量仍不达标，可给予呋塞米10～20mg静脉推注，之后可根据尿量追加剂量。同时注意监测血电解质变化，及时补钾。④补充碳酸氢钠以碱化尿液，使尿pH＞6.5。

（3）血液净化　患者具备以下任一条可考虑行持续床旁血滤治疗，如有以下两条或两条以上者应立即行血滤治疗。

①一般物理降温方法无效且体温持续＞40℃超过2小时。

②血钾＞6.5mmol/L。

③肌酸激酶（CK）＞5000U/L，或上升速度超过1倍/12小时。

④少尿、无尿或难以控制的容量超负荷。

⑤肌酐（Cr）每日递增值＞44.2μmol/L。

⑥难以纠正的电解质及酸碱平衡紊乱。

⑦血流动力学不稳定。

⑧严重感染和脓毒血症。

⑨合并多器官损伤或出现多器官功能不全综合征。如仅肾功能不能恢复，其他器官已恢复正常的患者，可考虑行血液透析或腹膜透析维持治疗。

（4）对症治疗，预防并发症　保持呼吸道通畅，昏迷或呼吸衰竭患者行气管插管，用呼吸机辅助通气；控制心律失常；适当应用抗生素预防感染；对于躁动不安，抽搐者给予镇静药物如丙泊酚、苯二氮䓬类药物；因热射病患者早期常合并凝血功能紊乱易发生DIC，故除非必要，如中心静脉置管、血液净化置管等，应尽可能减少手术操作。

（三）护理措施

1. 即刻护理　昏迷者保持呼吸道通畅，清除口鼻腔分泌物，给氧，必要时行气管插管，机械辅助通气。

2. 降温护理　将患者安置在室温16～20℃房间内，保持病室内通风良好。可使用电风扇或空调保持环境温度，解开患者衣扣或脱去衣服，同时进行皮肤肌肉按摩，促进散热。在降温的同时要持续监测体温（肛温）。

（1）体外降温　降温时间不能超过30分钟，以免导致皮肤血管收缩，影响降温效果。包括以下三种方法：①冰敷降温：在颈动脉、腹股沟等体表大血管流经处放置包裹好的冰袋或使用冰毯。头部降温可采用冰帽、冰枕或电子冰帽。②蒸发降温：用湿毛巾或 25%~30% 的酒精擦拭全身并持续扇风。③冷水浸泡：将患者颈部以下浸泡在 15~20℃的冷水中，需特别注意防止患者误吸和溺水风险。

（2）体内降温　①可用 4~10℃生理盐水胃管灌洗（1 分钟内经胃管快速注入，总量 10mL/kg，放置 1 分钟后吸出，可反复多次），或 200~500mL 肠道灌洗，灌肠时注意灌入速度不宜过快，以 15~20mL/min 的速度注入为宜。②用 4℃的 5% 葡萄糖盐水 1000~2000mL 静脉滴注，控制滴注速度为 30~40 滴 / 分。③有条件可用血管内降温仪。

3. 病情观察

（1）观察降温效果　①降温过程中每 15~30 分钟测量 1 次肛温，根据肛温变化情况调整降温措施。②观察四肢末梢循环情况。如患者高热但四肢末梢厥冷、发绀，提示病情加重；经治疗后体温下降、四肢末梢转暖、发绀减轻或消失，提示治疗有效。

（2）监测并发症　①监测尿色、尿量、尿比重，以观察肾功能情况，如出现深茶色尿和肌肉触痛往往提示横纹肌溶解。②密切监测生命体征、神志、瞳孔、动脉血气变化，有条件者可监测中心静脉压、肺动脉楔压、心排出量等，防治休克，避免液体过负荷。降温时，收缩压应维持在 90mmHg 以上，同时注意有无心律失常发生。③监测凝血酶原时间、血小板计数和纤维蛋白原，预防 DIC。④监测血电解质变化情况，及时发现由于补液过量引起的低钠血症。

（3）观察高热的伴随症状　如是否伴有寒战、大汗、呕吐、腹泻、出血、咳嗽等，以协助明确诊断。

4. 对症护理

（1）惊厥护理　烦躁不安患者使用床栏，防止坠床。床旁备开口器和舌钳。

（2）皮肤护理　保持床铺清洁平整、干燥，按时翻身，预防压疮。

（3）口腔护理　高热口唇干裂者可涂紫莲膏，用芦根或石斛煎水漱口。

（4）饮食护理　高热患者应进食高蛋白、高维生素、易消化的清淡饮食。鼓励患者多饮水及果汁，多食新鲜蔬菜，忌油腻、煎炸、辛辣等燥热之品。

（四）健康教育

1. 安全防护　向患者及家属宣传预防中暑的知识，加强在高温环境下工作的自我保护意识，有中暑先兆时，立即到阴凉通风处安静休息，口服清凉含盐饮料。出院后数周内，尽量避免在阳光下暴晒和高温时室外剧烈运动。

2. 清淡饮食　夏季暑热，饮食宜清淡少油，禁忌姜汤等燥火食品。夏季汗出较多者，应补充淡盐水和矿物质，常备风油精等防暑药品。

3. 改善居住环境　高温天气尽量在室内活动，室内保持良好通风。避免正午外出，户外活动时涂抹防晒霜，戴遮阳帽，穿合适的衣物出行。暑热天气不能将儿童单独留在密闭的汽车内。

第二节　淹　溺

导入与思考

　　患儿，男，8 岁。暑假期间和哥哥相约去鱼塘边游玩，失足滑进鱼塘，哥哥情急之下试图用树枝搭救，不想也掉进鱼塘，被附近几个村民发现后将兄弟俩救上岸。当时哥哥出现剧烈咳嗽，咳出粉红色泡沫样痰，呼吸急促，口唇青紫，腹部隆起。弟弟呼之不应，口唇发绀，胸廓无起伏，腹部膨隆。

问题：

1. 两位患者被救上岸边后，应该立即给予哪些救护措施？
2. 医院内救护时需要采取哪些主要措施？

淹溺（drowning），又称溺水，是指人浸没于水或其他液体后，液体、污泥、杂草等充塞呼吸道及肺泡导致呼吸障碍和（或）反射性引起喉痉挛，发生窒息性缺氧的一种危急状态。国际复苏联络委员会定义淹溺是一种淹没或浸润于液态介质中导致呼吸障碍的过程。淹溺后因窒息导致心跳停搏者称为溺死（drowned），如心跳未停搏称近乎溺死（near drowning）。淹溺常发生在夏季，多见于沿海国家和地区，是儿童意外伤害死亡的首要原因，以男性居多。

一、病因与发病机制

（一）病因

淹溺多见于儿童、青少年和老年人，主要原因有水上运动、意外落水、洪水灾害、交通意外及偶有投水自杀等。

（二）发病机制

人溺水后，本能出现反射性屏气，避免水进入呼吸道，但由于缺氧，在不能屏气后出现非自发性深呼吸，从而使大量的水进入气道引起反射性咳嗽、喉痉挛、窒息。根据发生淹溺水域的不同，分为淡水淹溺和海水淹溺两种类型（表13-1）。

江河、湖泊、池水一般属于低渗液体，统称淡水。淡水渗透压低于肺毛细血管内渗透压，水向肺毛细血管内转移，最终导致血容量升高，引起肺水肿和心衰，并可稀释血液，引起低钠、低氯和低蛋白血症。海水含钠是血浆的3倍，海水淹溺后，肺泡内高渗液体使肺毛细血管内的水分向肺泡移动，导致血容量降低、血液浓缩引起高镁血症、高钙血症等。

表13-1　淡水淹溺和海水淹溺病理改变特点比较

	淡水淹溺	海水淹溺
发生率	90%	10%
水源性质	低渗	高渗
血液性状	血液稀释	血液浓缩
血容量	增加	减少
红细胞损害	大量（红细胞肿胀、破裂，发生溶血）	很少
血浆电解质变化	低钠、低氯和低蛋白血症、高钾血症	高血钠、高血氯、高血钙、高血镁
心室颤动	常见	极少发生
主要致死原因	急性肺水肿、急性脑水肿、心力衰竭、心室颤动	急性肺水肿、急性脑水肿、心力衰竭

二、病情评估与判断

（一）健康史

向淹溺患者的陪同人员详细了解淹溺发生的时间、地点和水源性质；询问淹溺现场救护已采取的措施。

（二）临床表现

淹溺最重要的表现是缺氧，可引起意识丧失，心搏、呼吸骤停，肺水肿，脑水肿，肺部吸入污水可引起肺部感染。随着病程演变发生低氧血症、弥散性血管内凝血、急性肾功能衰竭和多器官功能障碍综合征。如淹溺在冰冷的水中，患者可发生低温综合征。如淹溺于粪池、污水池和化学物质储存池等处时，可附加腐生物和化学物的刺激、中毒作用，引起相应的皮肤、黏膜损伤、肺部感染以及全身中毒症状。近乎溺死者根据吸入水量的多少、溺水持续时间长短、吸入介质性质及器官损伤严重程度等因素的不同，临床表现个体差异较大，其程度及症状见表13-2。

表13-2　轻度溺水、中度溺水和重度溺水临床表现比较

	轻度溺水	中度溺水	重度溺水
溺水时间	落水片刻	1~2分钟	3~4分钟
意识	意识清楚	意识模糊	昏迷
呼吸	有反射性呼吸暂停	呼吸浅表或呼吸不规则	窒息（呼吸停止）
症状与体征	肤色正常或稍苍白，心跳加快、血压升高	剧烈呛咳、呕吐，心跳减慢、血压下降、反射减弱	面色青紫或苍白、肿胀、眼球突出、四肢厥冷，血压测不到，口腔及鼻腔充满血性泡沫，可有抽搐，腹部膨隆，心跳停止，瞳孔散大

（三）辅助检查

1. 实验室检查

（1）血常规检查　外周血白细胞总数和中性粒细胞增多，红细胞和血红蛋白因血液浓缩或稀释情况不同而变化。

（2）动脉血气分析　可有不同程度的低氧血症及严重的混合性酸中毒。

（3）尿常规检查　短期内可有蛋白尿及管型尿，严重者可出现血红蛋白尿。

（4）血生化检查　淡水淹溺者出现低钠、低氯和低蛋白血症，溶血时出现高钾血症；海水淹溺者出现血钠、血氯、血钙、血镁浓度增加，血钾变化不明显。

2. 心电图检查　常有窦性心动过速、非特异性ST段和T波改变、室性心律失常、心脏传导阻滞。

3. X线检查　淹溺数小时后胸片可见肺纹理增多，肺野有局限性斑片状影，广泛的棉絮状影，主要分布在两肺下叶，肺水肿与肺不张可同时存在。

三、急救与护理

（一）现场急救

淹溺的现场急救要遵循自救、互救与医疗救护相结合的原则。淹溺导致死亡的主要原因是缺氧。缺氧时间长短和程度是决定淹溺预后最重要的因素，因此，快速、有效的现场救护，尽快对淹溺者进行通气和供氧是最重要的紧急救援措施。欧洲复苏协会提出了淹溺生存链的概念，它包括五个关键的环节，分别是预防淹溺、识别与求救、提供漂浮救援物、脱离水面和提供医疗救援（图 13-1）。

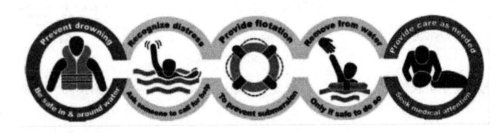

图 13-1 淹溺生存链

1. 迅速将淹溺者救上岸 现场目击者在初步营救和复苏中发挥着至关重要的作用，但是，目击者在营救过程中也存在危险，因此除非特别必要，不要妄自下水营救。

（1）水中营救 可将木板、绳索、漂浮物扔给淹溺者。如救护者下水营救，要沉着冷静，尽量脱去衣、裤，尤其是鞋子，迅速游到淹溺者后方，一手托着淹溺者的头颈，将面部托出水面或抓住腋窝仰游将其救上岸。

（2）水中复苏 接受过训练的救援者在漂浮救援设施的支持下可实施水上人工呼吸。

（3）移出水中 立即将淹溺者移离水面。淹溺者发生颈髓损伤的可能性非常小，除非有浅水区跳水、水中运动项目或酒精中毒等迹象。否则，在没有颈髓损伤情况下不进行常规的颈椎制动，以免干扰气道开放，延迟人工呼吸和 CPR 的启动。

2. 初期复苏 淹溺者一旦被救出水中，立即遵循标准基本生命支持顺序进行复苏。首先检查患者反应，开放气道，检查有无生命迹象。具体流程如下：

（1）畅通气道 迅速清除口、鼻腔中的水、分泌物、污物及其他异物，有活动性义齿者取出义齿，并将舌拉出。对牙关紧闭者，先捏住患者两侧颊肌然后再用力将口启开，松解领口和紧裹的内衣及腰带，保持呼吸道通畅。

淹溺后是否控水目前有争议。现场常用的控水方式有以下几种（图 13-2），但一旦淹溺者已经无自主呼吸应立即给予 CPR，不能因控水而延误 CPR。

（2）心肺复苏 清理呼吸道后尽快实施 CPR。淹溺复苏是快速缓解缺氧的重要方法，即采用"ABC"策略。首先给予 5 次通气，每次吹气 1 秒左右，并能看到胸廓有效的起伏运动。如淹溺者对初次通气无反应，应立即将其置于硬平面上实施胸外心脏按压，按压与通气比例 30：2。在 CPR 开始后才应使用 AED，连接 AED 电极片前需将患者胸壁擦干。腹部施压（海姆立克急救法）只有在气道内有固体物梗阻时使用，其他情况下绝不要采用此操作手法。

胃内容物与水的反流在淹溺复苏过程中较为常见，可将淹溺者侧卧或头偏向一侧，必要时直接吸引反流物质。

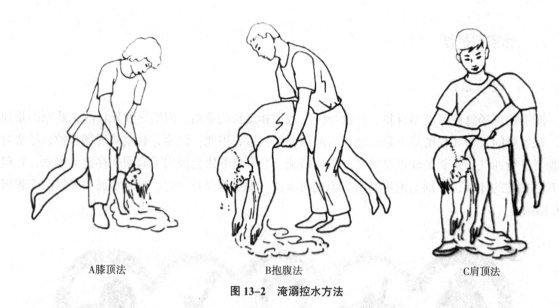

A膝顶法　　　　　　B抱腹法　　　　　　C肩顶法

图 13-2　淹溺控水方法

3. 迅速转运至医院　转送途中不中断救护。搬运患者过程中注意保护颈部，必要时给予颈托保护。

4. 其他　保暖，清醒者可给予热饮料，按摩四肢促进血液循环。对意识尚未恢复者，应设法给予头部降温。给氧、建立静脉通路，输液等。

（二）急诊科救治

院内救治重点是供氧，进一步生命支持和防治呼吸衰竭，早期发现有无相关外伤并恰当处理。

1. 即刻处理

（1）改善通气，维持呼吸功能　立即供氧，清醒者可使用面罩或鼻导管持续吸入高浓度氧或高压氧治疗。病情严重者给予气管插管行机械通气。

（2）维持循环功能　患者心跳恢复后，需监测患者血压变化，有无低血容量症状，掌握输液的量和速度。

2. 防治低体温　国际救生联盟建议，淹溺者体温 < 30℃时可采用体外或体内复温法，但为了减少脑及肺再灌注损伤，建议初始复温到核心温度达到 32～36℃，并稳定维持至少 24 小时，升温速度控制在 0.25～0.5℃/h。

3. 补充血容量，维持体液平衡　淡水淹溺时，血液被稀释，应适当限制入水量，补充氯化钠溶液、血浆和白蛋白；海水淹溺时，由于大量体液渗入肺组织导致血容量偏低，需及时补充液体，可选用 5% 葡萄糖溶液、血浆、低分子右旋糖酐，严格控制氯化钠溶液。注意纠正高血钾和酸中毒。

4. 防治脑缺氧损伤，控制抽搐　应用甘露醇、白蛋白、呋塞米、糖皮质激素等减轻脑水肿，降低颅内压，适当应用头部低温疗法，保护中枢神经系统，改善预后。

5. 对症治疗，预防并发症　积极防治肺内感染、肺水肿、肾功能衰竭、溶血等并发症。体外膜肺（ECMO）对救治淹溺后的难治性心搏骤停有一定效果。对合并惊厥、低血压、心律失常、ARDS、应激性溃疡伴出血者进行相应处理。

（三）护理措施

1. 即刻护理　立即将患者安置于抢救室内，脱下湿衣裤，保暖；保持呼吸道通畅，高流量吸氧，根据情况配合气管插管并做好机械通气准备；建立静脉通路。必要时立即给予生命体征监护。

2. 病情观察

（1）严密观察患者的神志、血压、脉搏、呼吸频率、深度，判断呼吸困难程度，观察有无咯痰、咳嗽症状，听诊肺部有无啰音。如有异常应及时报告医生配合抢救。

（2）监测尿的颜色、量，准确记录 24 小时尿量。

3. 复温护理　复温期间密切监测肛温变化，待肛温升到 34℃，出现规则呼吸和心跳时，停止加温措施。如患者意识存在，可给予温热饮料有助于改善循环。

（1）体表复温法　迅速将低体温者移入温暖环境，脱掉湿衣服、鞋袜，采取全身保暖措施。加盖棉被或毛毯，用热水袋放腋下及腹股沟，注意用垫子或衣服隔开，防止烫伤。有条件者可采用电热毯包裹躯体，红外线、短波透热进行复温，也可将冻伤者浸入 40～42℃温水浴盆中，水温自 34～35℃开始，5～10 分钟后提高水温至 42℃。

（2）中心复温法　可采用加温加湿给氧、加温液体静脉输入等体内复温方法。严重冻僵者可采用体外循环血液加温或加温透析液进行腹膜透析，每次 20～30 分钟，连续透析 5～6 次。

4. 输液护理　掌握好输液量和速度。海水淹溺者切忌输入生理盐水；淡水淹溺者用输液泵严格控制输液速度，从小剂量、低速度开始，防止短时间内输入液体量过大，导致血液稀释和二次肺水肿的发生。

5. 对症护理

（1）保持呼吸道通畅　对行气管插管、气管切开机械辅助呼吸者，注意气道湿化护理，及时清除气道内分泌物，预防肺部感染。痰液黏稠者可先滴入 3～5mL 生理盐水再吸痰。

（2）肺水肿的护理　患者取半卧位，遵医嘱给氧并在湿化瓶中加入乙醇。

（3）并发症护理　出现心力衰竭、骨折等并发症时，按照其护理常规护理。

（4）加强基础护理　做好口腔、皮肤护理。

6. 心理护理　消除患者的焦虑、紧张心理，使其能积极配合治疗；对自杀淹溺者，应尊重其隐私权，引导他们正确对待生活。同时做好家属工作，协同帮助患者消除自杀念头。

（四）健康教育

1. 安全教育　①游泳场所配备救生员、抢救设施和警告牌。②游泳前做好热身运动，在游泳过程中，如突感身体不适，要立即上岸休息或呼救。③不宜在水温较低水域游泳，以免引起肢体痉挛而发生意外。④避免在情况复杂的自然水域游泳或浅水区跳水。

2. 水下作业安全防护教育　严格遵守水下作业操作常规，不要在地理环境不清楚的水域水下作业。下水前一定要确保此处水下没有杂草、岩石或其他障碍；避免雷雨天气水下作业；下水作业前不要饮酒。

3. 宣传溺水自救和互救方法　广泛向公众宣传溺水相关知识并掌握正确的自救和互救方法。

第三节　电击伤

导入与思考

李某，男，36岁。高空施工过程中，在距离35kV高压电线约1米时，意外遭电击后坠地，当即意识丧失，呼吸、心跳停止。"120"救护人员赶到现场，给予胸外心脏按压等抢救措施，20分钟后被送入急诊科。查体：患者下颌、左前臂、双手、左足、左小腿被电烧伤，皮肤灼伤处呈焦黄色，椭圆形，干燥，肢体水肿。血压测不到，神志丧失，无呼吸、心跳，双侧瞳孔散大固定，直径5mm，对光反射消失，各项生理反射消失，病理反射未引出。

问题：

1. 如果你是第一目击者，应采取哪些现场救护措施？
2. 送入急诊科后，应采取哪些抢救措施？护理上如何配合？

电击伤（electrical injury）也称触电，是指人体触及带电体，或在高压、超高压电场下，电流击穿空气或其他导电介质通过人体，引起组织局限性和全身性损伤或器官功能障碍，严重者可致呼吸、心搏骤停。电流能量转化为热量还可以导致电烧伤。雷电击伤是超高压直流电瞬间造成的特殊损伤。

一、病因与发病机制

电击伤可分为低压电、高压电、超高压或闪电三种电击伤类型，其中低压电电击伤最为常见。

（一）病因

1. 人为因素　用电人员缺乏用电的安全意识；违反用电或检修电器操作规程；电线上挂衣物；雷雨时大树下躲雨、使用手机或用铁柄伞等被闪电击中；偶有自杀或谋杀。

2. 自然因素　狂风暴雨、地震等自然灾害可使带电的导线断落而造成意外触电事故。

3. 其他因素　某些原因导致电器设备绝缘受到破坏而漏电等。

（二）发病机制

1. 触电的方式　人体触电分为单相触电、二相触电和跨步电压触电三种方式。

（1）单相触电　指人体触及1根负载电线，电流经过人体皮肤与地面接触形成回路的触电方式，是日常生活中最常见的触电方式。

（2）二相触电　指人体不同的两处同时触及同一线路上的2根有负载的电线，电流从电位高的一相向电位低的一相传导，人体形成环形回路而触电的方式。

（3）跨步电压触电　指电压超过1000V的高压电线落地时，以落地点形成一个圆周由高到低的电位差，离电线落地的中心点越近处电压越高，离中心点越远处电压越低，这种电位差称为跨步电压。当人体靠近中心点周围时电流从电压高的一端进入，从电压低的一端流出，形成回路导致触电，引起肌肉痉挛。如果人跌倒，电流可流进心脏，造成更大的损伤。

2. 电击伤对人体的危害机制　电击对人体的伤害包括电流本身以及电流转换为电能后热和

光效应两个方面的作用。电击伤对人体的危害与电压高低、电流类型、电流强度、通电时间、电阻大小、电流途径等有密切关系。

（1）电压高低　皮肤干燥时 25V 以下为安全电压。电压越高，流经人体的电流量越大，对人体造成的损伤也越严重。低电压电击可引起心室颤动，导致心搏骤停。这种情况下大多不能有效复苏，多数患者没有到达医院已经死亡。此外，低压电容易导致接触肢体被"固定"于电路。高电压电击会损害延髓呼吸中枢，引起呼吸中枢抑制、麻痹，导致呼吸停止。另外，高压电击电流转换为热和光效应可使机体组织烧伤，轻者仅烧伤局部皮肤和浅层肌肉，重者可烧伤肌肉深层、内脏器官甚至骨骼。

（2）电流类型和强度　交流电可以导致肌肉持续抽搐，能"牵引住"触电者，使其不能及时脱离电流，因而危害性较直流电大。250V 以下的直流电很少引起死亡，而 50V 以上的交流电即可产生危险。此外，50～60Hz 的低压交流电容易导致致命性的心室颤动，其危害性较高频交流电大。一般而言，通过人体的电流越强，其对人体组织造成的损害越严重，危险性越大。

（3）电流途径　电流通过人体的途径不同造成的伤害也有差异。如电流由手到手、手或头到脚时，恰好流经胸腔，影响心脏的传导功能，引起室颤或心搏骤停。当电流通过脑干时，直接影响呼吸中枢功能致呼吸停止而立刻死亡。如电流从下肢流经至另一侧下肢，则危险性较小。

（4）电阻大小　在一定的电压下，电阻越小，流经人体的电流越大，对人体组织损害越严重。人体不同组织所含的水分和电解质含量不同，电阻大小也不同。人体不同组织的电阻，由小到大依次为神经、血管、肌肉、脂肪、皮肤、肌腱和骨骼，潮湿、破损均可导致皮肤电阻降低。

（5）通电时间　人体接触电源时间（通电时间）长短不同，电流造成的组织损害程度不同。通电时间越长，对人体组织损害越严重。

二、病情评估与判断

（一）健康史

有直接或间接接触带电体的病史。注意了解触电地点、触电原因、电压高低、电流类型、电流强度、通电时间、电阻大小、电流途径等。

（二）临床表现

轻者仅有瞬间感觉异常，重者可致死亡。

1. 局部表现

（1）低压电引起的烧伤　损伤常见于电流进入点和流出点。电击伤伤口面积较小，直径 0.5～2cm，呈圆形或椭圆形，与健康皮肤分界清、边缘整齐，焦黄或灰白色，干燥，一般不损伤内脏，致残率低。

（2）高压电引起的烧伤　损伤主要见于电流进、出口部位，皮肤入口灼伤比出口严重，且进口和出口可能不止一个。电击伤创面具有"口小底大，外浅内深"的突出特点，即皮肤创面不大，但损伤可深达血管、神经、肌肉和骨骼。伤口呈干性创面，出现炭化或焦化，可累及深部肌肉，出现水肿或坏死。触电的肢体因屈肌收缩关节而处于屈曲位。

（3）闪电损伤　又称雷击，对人体作用非常复杂。电流通过皮肤导致Ⅰ度或Ⅱ度烧伤，表现为皮肤出现微红树枝样或细条状条纹。佩戴腰带、戒指、手表等处可以有较深的烧伤。约半数电击者有单侧或双侧鼓膜破裂、视力障碍或白内障。

（4）口腔电击伤　常发生在儿童意外吸吮或咀嚼电线，伤口可在 5 天或更长时间出现迟发性出血。

2. 全身表现

（1）轻型　触电部位肌肉痛性收缩，出现恐惧、表情呆滞、面色苍白、呼吸心跳加快、头晕、晕厥或短暂意识丧失。恢复期肌肉疼痛、神疲乏力、头痛或精神兴奋等，一般都能自行恢复。

（2）重型　意识丧失、低血容量性休克、心搏骤停，如抢救不及时可在数分钟内死亡。部分病例发生严重心律失常、肺水肿、胃肠道出血、凝血功能障碍和急性肾衰竭等并发症。

3. 并发症和后遗症

（1）并发症　重型电击伤后 24～48 小时常出现并发症，如高钾血症、急性肾功能衰竭、肢体瘫痪、继发性出血和感染、短期精神异常、严重心律失常、内脏破裂或穿孔、骨折和脱位、颅脑外伤、耳聋、视力障碍等。孕妇触电后常发生流产或死胎。

（2）后遗症　主要有四个方面：心血管后遗症、中枢神经系统后遗症、功能性后遗症和心理后遗症。

（三）辅助检查

1. 实验室检查　血生化检查早期有肌酸磷酸激酶（CPK）及其同工酶（CK–MB）、乳酸脱氢酶（LDH）、谷氨酸草酰乙酸转氨酶（GOT）活性增高；尿常规检查可见血红蛋白或肌红蛋白尿；动脉血气分析可见低氧血症和代谢性酸中毒。

2. 心电图检查　主要表现为各种心律失常。其中，心室颤动是低电压触电后最常见的表现，也是伤者致死的主要原因。

三、急救与护理

电击伤的急救原则：①立即使患者脱离电源；②呼吸、心搏骤停者立即进行心肺复苏术；妥善处理创面；心电监护和防治并发症。

（一）现场急救

1. 立即使患者脱离电源　首先要确保现场救护者自身的安全。救护者必须使自己与触电者绝缘，未脱离电源前禁忌用手牵拉触电者。根据触电现场情况，立即采取相应措施使触电者脱离电源，并注意避免给触电者造成其他伤害。

（1）切断电源　立即拉断电闸或拔除电源插头。

（2）挑开电线　用绝缘的物体或干燥的竹竿、木棒等挑开电线。

（3）拉开触电者　救护者可穿胶鞋，站在木凳上，用干燥的绳子或将干衣物等拧成条状套在触电者身上，拉开触电者。

（4）切断电线　如在野外发生触电或远离电闸，救护者无法接近触电者、不便挑开电线时，可用干燥绝缘的木柄刀、锄头等斩断电线，使电流中断。

2. 心肺复苏　轻型触电者就地观察休息 1～2 小时；重型触电者，如触电者发生心搏骤停，立即行 CPR。

3. 保护创面，及时转送　为防止创面感染可用干净的布或纸类包扎创面，迅速将触电者转送到医院进行后续救治。

（二）急诊科救治

1. 维持有效呼吸 清除气道内分泌物，早期气管插管，呼吸机辅助机械通气。

2. 纠正心律失常 给予心电监护，及时纠正心律失常。发生室颤者，立即除颤，并心肺复苏。

3. 补液，防治休克 对低血容量性休克和严重组织电烧伤患者，应迅速静脉补液，补液量要多于同等烧伤面积者。

4. 对症治疗

（1）给予20%甘露醇、高渗糖及能量合剂，减轻脑水肿，降低颅内压，预防脑水肿。

（2）出现肌球蛋白尿时，静脉给予5%碳酸氢钠溶液碱化尿液，使血液pH值维持在7.45以上，同时维持尿量在100～150mL/h，预防急性肾功能衰竭。

（3）监测和防治高钾血症，纠正心功能不全。

5. 创面及烧伤综合处理 对骨折、肢体坏死、烧伤者进行相应处理，如清创、注射TAT预防破伤风，必要时应用抗生素。对严重腔隙综合征患者，行筋膜切开减压术，严重者可能需要截肢处理。

（三）护理措施

1. 即刻护理 心搏骤停者立即CPR，尽快建立人工气道，呼吸机辅助机械通气。建立静脉通路，遵医嘱用药补液。

2. 病情观察

（1）定时监测患者的神志、瞳孔、生命体征及血氧饱和度。注意呼吸、脉搏的频率、节律，判断有无窒息及心律失常。

（2）观察尿颜色和量的变化，对严重肾功能损害或脑水肿使用利尿剂和脱水剂者，准确记录24小时出入量。

（3）观察有无其他合并伤，如颈部损伤、脊柱骨折、内脏损伤等，做好护理记录并给予针对性的护理措施。

（4）做好用药后的观察护理工作，预防药物不良反应或副作用。

3. 对症护理

（1）保持呼吸道通畅 昏迷患者易发生坠积性肺炎，需加强肺部护理，按时翻身拍背，吸痰，清除气道内分泌物。

（2）加强基础护理 病情严重者做好口腔、皮肤护理，定时翻身，预防压疮。

（3）做好伤口护理 保持患者局部伤口敷料的清洁、干燥，按时更换。

4. 预防并发症 并发症常出现于电击后数日至数月，应做好相应护理工作。如对头部电击伤患者，嘱其注意观察视力及听力的变化，一旦出现视力下降或听力下降需及早就医。

5. 心理护理 对清醒患者应给予心理安慰，解释治疗措施及目的，使其能积极配合。对自杀触电者，尊重其隐私权，协同家属帮助患者消除自杀念头。

（四）健康教育

1. 普及安全用电知识 大力宣传安全用电，强化自我保护与相互保护意识，熟知触电预防和救护措施。发生火灾时应立即切断电源。

2. 严格执行安全用电工作流程　电器的安装和使用必须符合标准，经常对电器和线路进行检查和维修，严格遵守用电操作规程。推广使用触电保护器。严禁私拉电线。

3. 宣传防雷电常识　雷雨天尽量留在室内，关好门窗，不使用电视等电器；在室外应远离高压电杆、铁塔、桅杆和树木。不宜打伞。

第四节　强酸、强碱损伤

导入与思考

张同学，男，28岁。在做化学实验时未戴防护帽和手套，不慎将装有浓硫酸的瓶子碰倒，导致硫酸液体飞溅至其右肩部及右上肢，造成皮肤灼伤，局部皮肤呈棕黑色，部分皮肤出现溃烂，边界清楚。自诉灼痛感剧烈，同伴立即拨打"120"急救电话。

问题：

1. 在等待"120"救护车到来之前，可以采取哪些自救措施？
2. 到达急诊科后，处理措施有哪些？

强酸、强碱损伤是指强酸或强碱类物质接触皮肤、黏膜后造成的腐蚀性烧伤，以及进入血液后引起的全身中毒性损伤。强酸类主要是指硫酸、盐酸、硝酸、氢氟酸等；强碱类主要是指氢氧化钠、氢氧化钾、生石灰、氨水等。

一、病因与发病机制

（一）病因

强酸、强碱损伤多因意外事故经口服、体表接触所致，或在工业生产过程中吸入、接触引起。偶有使用强酸、强碱恶性伤人事件的发生。

（二）发病机制

1. 强酸损伤机制　强酸类对组织损伤的程度与其温度、剂量、浓度、接触时间长短有关。主要为游离氢离子使接触部位的组织蛋白发生凝固性坏死，局部发生充血、水肿、坏死、溃疡及穿孔，后期可导致受损部位瘢痕形成、狭窄和畸形。皮肤黏膜接触强酸后，细胞脱水，组织蛋白的凝固性坏死、溃疡，并形成结痂，可以防止酸液继续向深层组织浸透，阻止创面继续受损。

2. 强碱损伤机制　强碱类对组织的损伤程度主要和浓度有关。强碱可吸收组织水分，使组织细胞脱水；与脂肪结合引起脂肪皂化产热反应，易导致深度烧伤；引起胶原组织和蛋白质溶解，导致组织液化性坏死使创面加深，比强酸损伤更易引起组织溶化、穿孔。

二、病情评估与判断

（一）健康史

有意外接触或误服强酸、强碱史。

（二）临床表现

1. 强酸损伤的表现

（1）皮肤接触损伤　创面凝固性坏死、溃疡或结痂，边界清楚，局部灼痛，一般不起水疱。皮肤大面积烧伤时，可导致休克。不同的强酸与皮肤接触后其痂皮或焦痂色泽不甚相同，如硫酸为黑色或棕黑色，硝酸为黄色，盐酸为灰棕色，氢氟酸为灰白色。烧伤越深，痂皮的颜色越深。当眼部接触强酸时，可导致眼睑水肿、结膜炎、全眼炎，甚至失明。

（2）口服损伤　立即出现消化道损伤部位剧烈烧灼痛，口咽部黏膜充血、糜烂，恶心呕吐，吐出物可见血液和黏膜组织，严重者可发生穿孔、休克、代谢性酸中毒、肝肾损害等。后期幸存者可发生食管和胃部瘢痕增生、收缩、狭窄、消化功能减退等后遗症。

（3）吸入性损伤　出现咳嗽、胸闷、气促等呼吸道刺激症状，可见咳泡沫状痰或血痰，严重者可导致喉头痉挛水肿、胸部压迫感、呼吸困难，甚至窒息和 ARDS。

2. 强碱损伤的表现

（1）皮肤接触损伤　轻者可见皮肤出现红、肿、热、痛等一般炎症反应，重者可见局部充血水肿、糜烂、溃疡、水疱、皮肤灼伤可达Ⅱ度以上、可形成白色痂皮。强碱接触眼部后，可引起眼睑和结膜充血、水肿，角膜混浊，严重者穿孔甚至失明。

（2）口服损伤　发生消化道严重灼伤和腐蚀，出现腹部绞痛，恶心、呕吐，呕出物可见血性黏液和黏膜坏死组织。严重者可出现局部脏器穿孔以及代谢性碱中毒、肝肾功能损伤、神志模糊而危及生命。幸存者常遗留食管狭窄。

（3）吸入性损伤　吸入高浓度氨气可出现咽喉疼痛，咳嗽咳痰，严重者可见咳出坏死的黏膜组织、呼吸困难、喉头水肿、肺水肿，甚至引起窒息、休克，诱发嗜睡、昏迷等意识障碍。

（三）诊断要点

通过评估患者接触、吸入或误服强酸、强碱等病史以及临床表现可做出诊断。同时应向患者及家属了解损伤化学物的种类、接触途径、浓度、剂量、温度及接触时间。皮肤接触者注意了解皮损面积大小、现场处理情况等。

三、急救与护理

强酸、强碱损伤的救治要遵循现场自救、互救与医疗专业救治相结合的原则。

（一）现场急救

救护者要做好自身防护，如穿戴防护衣、戴防护手套、护目镜、面罩等，立即将患者救离现场，协助其脱去污染的衣服、鞋帽等，并快速用大量清水冲洗皮肤及毛发。对于有呼吸困难、抽搐、昏迷等症状的危重患者，应就地组织抢救并呼叫"120"，及早送往医院救治。

（二）急诊科救治

1. 强酸损伤

（1）皮肤接触损伤　先用大量流动水冲洗 10～30 分钟，然后给予 2%～4% 碳酸氢钠溶液冲洗 10～20 分钟或用 1% 氨水、肥皂水或石灰水等冲洗以中和强酸，最后再用清水彻底冲洗创面。眼部接触者，先使用清水冲洗 10 分钟，再用生理盐水冲洗 10 分钟，冲洗时尽可能撑开眼睑，边冲洗边眨眼，将结膜冲洗彻底。注意保持患眼朝下，避免污水流入另一只眼中；冲洗后滴入1%硫酸阿托品、可的松及抗生素眼药水。

（2）口服损伤　应迅速稀释、中和强酸。先口服清水、蛋清、牛奶、米汤、豆浆等稀释强酸，随后给予氢氧化镁混悬液、氢氧化铝凝胶或石灰水等弱碱溶液以中和强酸。禁用碳酸氢钠、碳酸钠，因其遇酸可形成碳酸，会造成胃肠胀气，甚至穿孔。禁止催吐和洗胃。后期有瘢痕形成并狭窄者，应行手术修复。

（3）吸入性损伤　立即吸氧，可给予异丙肾上腺素、利多卡因、糖皮质激素等雾化吸入。再针对患者出现的呼吸道情况进行对症治疗，如喉头水肿严重引起窒息者，应考虑气管切开，保持呼吸道通畅。

（4）对症及综合治疗　①剧痛者给予镇痛药。②昏迷、抽搐、呼吸困难的危重病人立即给予吸氧，补充血容量，防治肺水肿、感染、休克。③维持水、电解质及酸碱平衡。④保护重要脏器，预防MODS等严重并发症。

2. 强碱损伤

（1）皮肤接触损伤　持续流动水冲洗，直至创面无肥皂般滑腻感。随后可用1%醋酸、3%硼酸等溶液来中和强碱。在冲洗前不主张使用中和剂，否则会产生中和热量，加重损伤。眼部接触者，处理同强酸损伤眼部的方法。但生石灰烧伤时禁用生理盐水冲洗，避免产生碱性更强的氢氧化钠。勿用酸性液体冲洗眼部，以免产热造成眼睛热力烧伤。

（2）口服损伤　可先服用清水、蛋清或牛奶稀释，随后吞服食用醋、3%～5%醋酸、5%稀盐酸、柠檬汁或大量橘汁等弱酸性溶液来中和毒物。碳酸盐中毒应改为硫酸镁口服，以免导致胃肠胀气及穿孔。禁止催吐和洗胃。

（3）吸入性损伤　方法同吸入强酸损伤者。

（4）对症及综合治疗　方法同吸入强酸损伤者。

（三）护理措施

1. 即刻护理　根据病情给予氧气吸入，保持呼吸道通畅，必要时建立人工气道，呼吸机辅助呼吸。建立静脉通道，维持酸碱、水、电解质平衡。

2. 病情观察　密切观察患者的神志、血压、呼吸、脉搏等生命体征变化，并及时做好记录。

3. 对症护理　强酸、强碱所致疾病多无特效疗法，大多采用对症治疗来减少患者痛苦。

（1）可使用数字疼痛评分法评估患者疼痛程度，应用深呼吸、听音乐等方法缓解疼痛，疼痛难忍者可适当使用止痛剂。

（2）强酸、强碱严重消化道损伤者，早期应禁食水，胃肠外营养。

（3）口服强酸、强碱者，应予端坐位，以防止胃内容物反流和误吸。因其口腔会出现不同程度的糜烂、溃疡、出血等，此时不宜漱口增加刺激，并禁止留置胃管以免造成胃穿孔。

（4）强酸、强碱灼伤眼部时，应翻转眼睑有效冲洗，疼痛剧烈者可酌情使用2%丁卡因滴眼。

4. 心理护理　由于强酸、强碱损伤有强烈的刺激、腐蚀性，给患者带来剧烈的痛苦，尤其使面部等受损影响外观，患者容易产生自卑、绝望等不良情绪。因此，要加强心理安慰和疏导，防止患者出现过激行为，鼓励其树立战胜疾病的信心，积极配合治疗。

（四）健康教育

加强对强酸、强碱作业的安全管理。加大对从事强酸、强碱工作人员的安全防护教育，普及损伤后的抢救知识，出现损伤的患者应尽快就医抢救。需要注意的是在到达医院之前应同时采取力所能及的清洗措施。

第五节　毒蛇咬伤

导入与思考

柳某，男性，36 岁。因"蛇咬伤左脚，肿痛 3 小时"来急诊科就诊。患者自诉视物模糊，乏力，头晕，恶心。查体：T 37.2℃，P 88 次 / 分，R 26 次 / 分，BP 145/76mmHg，SpO_2 94%。左外踝可见一对大而深的牙痕，伤口部位微痒，轻微麻木。

1. 如果你当时在现场，应帮助患者做哪些紧急处置？
2. 患者来到急诊科，需配合医生给予哪些紧急处理？

毒蛇咬伤（venomous snake bite）是指人体被毒蛇咬伤，毒液由伤口进入人体后所引起的急性全身性中毒性疾病。我国已发现的毒蛇约 60 种，其中剧毒的 10 余种，如眼镜蛇、眼镜王蛇、金环蛇、银环蛇等。毒蛇咬伤以我国南方和沿海地区多见，夏、秋季高发，热带亚热带地区一年四季均可发生，咬伤部位以四肢最常见。

一、病因与发病机制

（一）病因

毒蛇咬伤好发于从事蛇作业 (捕捉、圈养、宰杀、从事毒蛇研究) 及从事野外作业的人群。人被毒蛇咬伤后，毒液被人体吸收，可造成局部及全身多系统器官损害。

（二）发病机制

根据蛇毒对机体的效应，将毒蛇分为神经毒类、血液毒类、肌肉毒类和混合毒 4 类。毒蛇咬人后，毒液从毒腺经排毒导管流至尖锐的毒牙注入人体，人体吸收后迅速扩散到全身，造成局部组织及全身多系统器官损害，严重者导致死亡。蛇毒成分复杂，其毒性化学成分主要是具有酶活性的多肽和蛋白质。不同蛇的毒性成分不同，一种蛇可含有多种有毒成分，但常以一种成分为主。蛇毒中毒按毒理作用大致分为以下 3 类。

1. 神经毒素　主要作用于神经系统。

（1）麻痹伤口局部感觉神经末梢，引起肢体麻木，同时具有阻断运动神经与横纹肌之间的神经传导作用，引起横纹肌迟缓性麻痹瘫痪，导致呼吸肌麻痹，最终导致周围性呼吸衰竭。

（2）兴奋肾上腺髓质中的神经受体，释放肾上腺素，使血压升高；抑制胃肠道平滑肌引起肠麻痹；影响延髓血管运动中枢和呼吸中枢，导致休克和中枢性呼吸衰竭。如金环蛇、银环蛇、眼镜王蛇、眼镜蛇、海蛇等。

2. 血液毒素　血液毒素种类多，成分更复杂。各类毒素主要作用于血液和心血管系统，对血细胞、血管内皮细胞及组织有破坏作用，引起凝血、出血、溶血和急性心脏、肾功能衰竭。如竹叶青、烙铁头、蝰蛇等。

3. 肌肉毒素　是细胞毒素的一种，又称心脏毒素。可引起细胞破坏、组织坏死，严重者可出现大片坏死，深达肌肉筋膜和骨膜，导致患肢伤残；还可直接损害心肌，导致心肌细胞变性坏死。如眼镜蛇、海蛇等。

二、病情评估与判断

（一）健康史

评估患者有无毒蛇咬伤史，通过判断致伤蛇外观、咬伤牙痕特点、局部伤情和全身表现来鉴别是否为毒蛇咬伤。一般来说，毒蛇头部多呈三角形，身体花纹色彩鲜明，尾短而细。毒蛇咬伤的伤口一般可见一对大而深的牙痕或两侧小牙痕上方有一对大牙痕。条件允许的情况下可拍照，提供致伤蛇图片，或陪同者将致伤蛇一起带至医院。

（二）临床表现

毒蛇咬伤患者临床表现症状轻重与毒蛇种类、咬伤时注入人体内毒量多少、咬伤部位、就诊时间、现场伤口处理情况等有关。根据蛇毒的主要毒性作用，毒蛇咬伤的临床表现可归纳为以下4类：

1. 神经毒表现　蛇毒吸收快，伤口反应轻微，常因局部症状不明显导致咬伤后重视不够，一旦出现全身症状，病情进展迅速，危险期是咬伤后1～2日，幸存者无后遗症。呼吸衰竭是主要死亡原因。

（1）局部症状　表现轻微，仅有微痒和轻微麻木、疼痛或感觉消失，无明显红肿，出血少。

（2）全身症状　一般在咬伤后1～3小时出现全身中毒症状。可出现四肢乏力、头晕、恶心、吞咽困难、言语不清、视物模糊、眼睑下垂、呼吸浅慢、窒息感、呼吸麻痹、惊厥、昏迷等。重症患者呼吸浅快且不规则，最终出现中枢性或周围性呼吸衰竭导致死亡。

2. 血液毒表现　因局部症状出现较早，一般早期救治较为及时，但由于发病急、病程较持久，危险期较长。脏器出血、循环衰竭是主要死亡原因，幸存者常遗留局部及相关系统后遗症。

（1）局部症状　咬伤局部肿胀明显，剧痛，伴有出血不止、水疱和局部组织坏死。肿胀迅速向肢体近端蔓延，引起淋巴结炎和淋巴管炎，伤口不易愈合。

（2）全身症状　多在咬伤后2～3小时出现。主要表现有：①出血征象轻重不一，轻者皮肤黏膜散在瘀斑、口鼻出血、二便带血；重者出现咯血、颅内出血或多器官出血。②出现溶血性贫血和黄疸、血红蛋白尿、急性肾功能衰竭。③心率增快、血压升高、心律失常，严重者导致心力衰竭、心搏骤停。④继发DIC、顽固性休克及MSOF。

3. 肌肉毒表现　海蛇咬伤后除上述神经毒表现外，还有横纹肌瘫痪和肌红蛋白尿，称为肌肉毒损伤。

（1）局部症状　局部剧痛、红肿、水疱和皮肤软组织坏死。肿胀可延及整个患肢，甚至躯干，溃烂坏死严重者可导致患肢残废。

（2）全身症状　心肌损害者可出现心功能不全；横纹肌大量坏死，血中钾离子增高引起严重心律失常。产生的肌红蛋白堵塞肾小管，引起少尿、无尿、急性肾功能衰竭，并且严重者可出现全身炎症反应综合征，甚至MODS。

4. 混合毒表现 咬伤后可同时出现神经毒、血液毒和肌肉毒的临床表现。如眼镜王蛇咬伤以神经毒表现为主，兼有肌肉毒表现。其临床特点是发病急，局部和全身症状均明显。

（三）辅助检查

1. 实验室检查 血常规、凝血功能、生化检查如肝肾功能、电解质等，评估各脏器损害、感染、内环境及组织代谢等情况。

2. 影像学检查 心电图、胸片等，评估各器官损害。

三、急救与护理

毒蛇咬伤的救治要遵守现场自救、互救和医学专业救治相结合。总的原则是：①迅速辨明是否为毒蛇咬伤，再分类处理。②立即清除局部毒液，阻止毒素继续吸收，尽快排出已吸收的毒素。③明确毒蛇种类后，尽快使用相应的抗蛇毒血清。④防治各类合并症。

（一）现场急救

现场急救原则：迅速清除和破坏局部毒液，延缓毒液吸收，尽快送医院急诊处理。若一时不能识别是否为毒蛇咬伤，先按毒蛇咬伤急救处理并密切观察。不要饮酒止痛，不要喝咖啡饮料。积极实施以下自救和互救措施。

1. 脱离和认蛇 首先远离被蛇咬的地方，将伤者与毒蛇隔离，保证现场环境安全，防止再次被咬伤。其次是尽量记住蛇的基本特征，如蛇外形，颜色，蛇头形状，有条件最好拍摄致伤蛇照片。

2. 保持镇定 伤者尽量保持冷静，切勿奔跑，应立即坐下或斜靠位，将伤肢放于低位。

3. 解除压力 去除受伤部位的各种受限物品，如戒指、手镯、脚链、手表、较紧的衣（裤）袖等，以免因后续的肿胀导致无法取出，加重局部伤害。

4. 制动 尽量全身完全制动，尤其是受伤肢体，可用夹板固定伤肢以保持制动，受伤部位保持在心脏水平以下，转运时可使用门板、担架等将伤者抬送。

5. 绑扎 用宽布带或绷带等绑扎伤口近心端，松紧度以被绑扎肢体的远端动脉搏动减弱为宜（不妨碍动脉血的供应）。绑扎后每隔30分钟松解1次，每次1～2分钟。一般等到医院开始有效治疗（如注射抗蛇毒血清、伤口处理）10～20分钟后方可去除绑扎。

知识链接

2018 年中国蛇伤救治专家共识

绷带加压固定是唯一推荐用于毒蛇咬伤的急救方法，这种方法不会引起局部肿胀，但操作方法较为复杂，仅适用于医务工作者学习和应用。即用绷带卷、绷带或弹力绷带在伤肢近心端加压缠绕，上肢压力40～70mmHg，下肢压力55～70mmHg，或以可插入手指为准；其余类型毒蛇咬伤部位推荐使用加压垫法，即用织物折贴成5cm×5cm×3cm大小垫片对咬伤处直接压迫，操作简单，有效。如有条件，现场可给予对乙酰氨基酚或阿片类口服局部止痛。急救人员到现场急救时，原则上应在健侧肢体建立静脉通道，并留取血标本备检，根据情况给予生命体征监测，必要时给予液体复苏。如患者恶心，有发生呕吐风险者，应将伤者置于左侧卧位；密切观察气道和呼吸，如意识丧失、呼吸心跳停止，立即进行心肺复苏，尽快送往医院进行专业急救处理。

6. 促进排毒 若随身带有矿泉水或附近有水源，应立即冲洗伤口数分钟。除有效的负压吸毒和破坏局部蛇毒的措施外，避免迷信草药和其他未经证实或不安全的急救措施。

7. 尽早进行医疗干预并转送医院 应用止痛剂、输液、心电监护、吸氧及血样品采集。迅速将患者送往就近医院进一步治疗。

（二）急诊科救治

1. 应用特效解毒药物 抗蛇毒血清是目前国际公认的治疗毒蛇咬伤的首选特效解毒药，应用原则是尽早使用、同种专一、异种联合，病情加重可重复应用。一般选用与致伤毒蛇同种抗毒血清，必要时可联用多种抗蛇毒血清。使用方法：抗蛇毒血清 1 支加入 100～250mL 生理盐水中静脉滴注。

2. 伤口清创排毒 伤口处理应在使用抗蛇毒血清后及早进行。清创的主要目的是清除可能残留的局部坏死组织、断牙、污染创面或感染灶。伤口肿胀明显，有发展为筋膜室综合征风险者，需及时切开减压；除此以外，伤口不常规要求做预防性切开，避免因切开增加出血和损伤神经、血管或肌腱，诱发感染的风险。可采取负压器吸引伤口，或采用胰蛋白酶或 1/1000 高锰酸钾溶液伤口内注射冲洗，以破坏或排出伤口局部蛇毒。清理坏死皮肤、组织或植皮应在出凝血功能基本恢复，病情稳定后再实施。如确定肢体或指/趾有坏疽，可考虑手术截去坏疽部分。常规应用 TAT 预防破伤风。

3. 消肿止痛 是救治蛇咬伤的重要措施之一。可使用阿片类药物止痛。抬高肿胀疼痛的肢体，略高于胸骨角水平，有利于促进血液和淋巴回流及肿胀部位组织间隙的液体回吸收，减轻疼痛和局部压力，促进肿胀消退和疼痛缓解。如局部大水疱或血疱有破裂风险者，应针吸疱液减压，不宜剪切或撕去疱膜。

4. 局部解毒 ①取抗蛇毒血清 1/4～1/2 支、地塞米松 5～10mg、2％利多卡因 5mL 加入生理盐水 20mL 在伤口及周围皮下做环形封闭，可有效地中和伤口周围的蛇毒。②选用胰蛋白酶 2000～4000U 加入注射用水 20mL 或糜蛋白酶局部环形封闭，可直接破坏蛇毒。③选用蛇药制剂，将药片溶化后涂于伤口周围。

5. 对症治疗，防治并发症 毒蛇咬伤"伤在皮肉，病在全身"，应积极给予脏器功能支持，预防并发症。①呼吸衰竭在毒蛇咬伤中发生率高，出现早，常需数周以上才能恢复，因此，必要时需建立人工气道予呼吸机辅助呼吸。②加强循环支持，及时补液，必要时输注血浆、红细胞。保证每小时尿量 ≥ 100mL，注意电解质平衡，同时给予 B 族维生素、营养心肌和保肝药物。③使用糖皮质激素，防治脏器功能衰竭、血小板减少、溶血等。

6. 中医药治疗 中药治疗毒蛇咬伤的要点是清热解毒。我国研制的中药制剂有南通蛇药、广州蛇药、上海蛇药，既可口服亦可外敷，均可及早选用。口服剂量一般首次加倍，以后每间隔 4～6 小时再服，3～5 天为 1 个疗程。民间常用的有效鲜草药有七叶一枝花、地丁草、两面针、八角莲、半边莲、白叶藤、黄药子等，取以上鲜草药数种、等量，洗净捣烂取汁口服，每次 40～50mL，4～6 次/日，其渣可外敷伤口周围。

（三）护理措施

1. 即刻护理 急诊接诊后立即送入抢救室，嘱患者卧床，保持呼吸道通畅，伤肢置于低位并制动。遵医嘱做抗蛇毒血清过敏试验。

2. 病情观察 蛇毒中毒属于急性、复杂、危重的临床综合征，护理过程中应强化生命体征观察，必要时进行心电监护。观察尿量、尿比重变化，监测肾功能。观察患者有无溶血、出血倾向。观察患者伤口变化情况，有无肿胀、出血、渗液等情况，发现异常及时通知医生。

3. 用药护理 静脉滴注抗蛇毒血清等药物时应在健侧肢体给药，速度宜先慢后快，并密切监测患者有无不良反应。伤口外敷蛇药时，应涂抹在伤口周围，避免伤口堵塞影响淋巴液流出。

4. 饮食护理 鼓励患者多食新鲜蔬菜、水果等清淡易消化饮食，多饮水，可利尿排毒，保持大便通畅，防止蛇毒内结。

5. 心理护理 毒蛇咬伤属意外事件，病情重，死亡率较高。向患者及家属说清楚治疗方案、注意事项及预后。告知毒蛇咬伤的可治疗性，帮助患者建立战胜疾病的信心。

（四）健康教育

1. 对多蛇地区的居民和被蛇咬伤机会较多的人群进行蛇咬伤防治知识的宣传教育。人进入草丛前，应先用棍棒驱赶蛇类。在深山丛林中作业与执勤时，应穿长袖上衣，长裤及鞋袜，必要时戴防护手套和鞋靴。

2. 发动群众搞好住宅周围的环境卫生，彻底铲除杂草，清理乱石，堵塞洞穴，消灭蛇类的隐蔽场所，定期开展灭蛇及捕蛇工作。

3. 卫生部门应根据属地蛇类分布特点配备相应的抗蛇毒血清，并对相关人员进行蛇咬伤救治培训，建立健全的蛇伤防治网。

第六节 急性高原疾病

导入与思考

小刘，男性，30 岁，家住沈阳。既往体健。出发前夜因兴奋一晚几乎没合眼，次日晨乘飞机到稻城亚丁旅游，下飞机后数小时出现乏力、头痛、头晕、恶心呕吐，口唇轻度发绀，故来院急诊。查体：Bp 110/70mmHg，P88 次 / 分，R23 次 / 分，SpO_2 94%，胸部 X 片大致正常。

问题：

1. 该患者最可能的医疗诊断是什么？该如何处理？

2. 应对此类问题可以采取哪些措施预防？

高原疾病（high altitude sickness）是指人到达一定海拔高度后，身体不能适应相应变化而引起的以缺氧为突出表现的一组疾病。按病程可分为急性和慢性两种，其中慢性高原病主要发生在久居高原的人，较少见；急性高原病是指人体在急速进入海拔 ≥ 2500 米的高海拔地区（易感人群可能低至 2000 米），因不能适应高原低氧而引发的一系列高原特有的地区性疾病，严重者可出现高原脑水肿和高原肺水肿。本节重点介绍急性高原病。

一、病因与发病机制

（一）病因

高原气候的特点是随海拔高度增高，大气压和氧分压逐渐降低，表现为气压低、氧分压低、寒冷干燥、强辐射和昼夜温差大等。按照国际标准，高原一般被划分为 4 个等级：中等海拔

（1500～2500m）、高海拔（2500～4500m）、特高海拔（4500～5500m）和极高海拔（＞5500m）。长期生活在低海拔地区的人骤然到高原环境中机体会出现低氧应激，继而出现氧供障碍。发病的快慢与严重程度不仅与海拔的高度、登高的速度、停留的时间有关，并且疲劳、寒冷、心血管疾病、上呼吸道感染、代谢障碍、妊娠等均容易诱发和加重急性高原疾病。

（二）发病机制

急性高原疾病的发病机制迄今尚不完全清楚。目前认为主要是由于严重缺氧引起的中枢神经系统、呼吸系统、心血管系统、消化系统、造血系统等方面的损害。

1. 急性高原反应　是初进高原或由高原进入更高海拔地区后，机体在短时间（数小时或1～2天）发生的一系列高原性缺氧应激反应。

2. 高原肺水肿　缺氧引起肺动脉高压，肺毛细血管压力增高，血管壁通透性增强，血浆渗出增多，发生肺泡和间质水肿。

3. 高原脑水肿　缺氧导致脑血管扩张，脑血流及脑血容量增加出现血管源性脑水肿。同时，由于低氧应激反应导致多种炎性因子、自由基产生，增加血管通透性，进一步加重脑水肿。

4. 其他　随着病情的发展，可导致应激性胃黏膜病变、静脉血栓等，也可随着病情延展导致多器官功能障碍综合征，严重威胁患者的生命。

二、病情评估与判断

（一）健康史

长期居住平原的人迅速进入高海拔地区后发病。评估患者进入高海拔地区后的适应状况，进入高原到发病的时间、进入高原前有无类似症状、发病前有无诱因，比如情绪紧张、登高速度过快、运动量大、饥饿、失眠、寒冷、晕车等；有无基础疾病，如心血管疾病、上呼吸道感染等；有无急性高原疾病病史；有无发病后经吸氧或转送低海拔，病情自然好转史。

（二）临床表现

急性高原病包括急性高原反应、高原肺水肿和高原脑水肿，其中后二者属于重型高原病。

1. 急性高原反应　很常见。典型的症状为头痛，伴有头晕、乏力、失眠、厌食、胸闷、气短、恶心及呕吐等症状，严重者出现呼吸困难、脉搏增快、口唇及手指发绀、眼睑及面部水肿等。大部分可经休息、吸氧等措施后自行缓解。少数可发展为高原肺水肿、高原脑水肿。

2. 高原肺水肿　是最常见且致命的高原病，发生率为3%～5%。在急性高原反应的症状上，出现心动过速、呼吸困难、端坐呼吸、咳白色或粉红色泡沫样痰等。经休息不见缓解，夜间加重。

3. 高原脑水肿　发病率低，致死率高。常为急性高原反应进展而来或者是急速进入到海拔4000米以上的高原地区时发生。患者主要表现为共济失调、剧烈的头痛伴呕吐、精神状态紊乱、幻觉、意识不清等，随着病情进展可出现昏迷甚至死亡。其中意识障碍和小脑共济失调是最早出现的特异性症状，可帮助早期诊断高原脑水肿。

（三）辅助检查

1. 实验室检查　①血常规检查：血细胞计数和血细胞比容增加。②动脉血气分析：高原肺水肿患者表现低氧血症、低碳酸血症和呼吸性碱中毒。

2. 影像学检查 高原肺水肿患者胸部 X 线或 CT 显示双侧肺野弥散性斑片或云絮状模糊阴影。高原脑水肿可通过行颅脑 MRI 判断。

（四）诊断要点

根据患者病史以及临床表现可做出诊断。急性高原病应与晕车、流感等鉴别；高原肺水肿应与（高原）肺炎、肺栓塞相鉴别；高原脑水肿应与脑（膜）炎、脑血管意外相鉴别。

三、急救与护理

急性高原病急救的基本原则是休息，吸氧，转往海拔低地区，避免病情恶化。

（一）现场急救

1. 休息 最重要的治疗措施。一旦怀疑急性高原疾病应立即休息，终止活动，以免增加氧耗，加重病情。

2. 吸氧 经鼻导管、面罩、便携式高压氧舱给氧，缓解机体的低氧血症。一旦有急性高原性肺水肿或脑水肿先兆，应立即返回低海拔或平原地区或就地送入医院进行治疗。

3. 镇痛 头痛难忍者可服用布洛芬、对乙酰氨基酚、阿司匹林等缓解头痛。

（二）急诊科救治

1. 急性高原反应 暂停活动，原地休息，给予低流量氧气吸入（1～2L/min），多可缓解。必要时转往海拔低地区。烦躁不安、精神紧张者可口服或肌注地西泮镇静；恶心呕吐者可肌注丙氯拉嗪缓解症状；症状重者可口服碳酸酐酶抑制剂乙酰唑胺、地塞米松，加速机体适应低氧环境。

2. 高原肺水肿 确诊后立即转送低海拔地区，途中坚持治疗，注意保暖，患者绝对卧床休息，烦躁不安者可给予镇静剂。面罩给氧（6～12L/min），严重者使用高压氧。呼吸困难者，可考虑呼吸机辅助呼吸。药物治疗可用利尿剂、硝苯地平、皮质醇激素降低肺动脉压、肺血管阻力并积极治疗其他并发症。

3. 高原脑水肿 应早期识别，尽早治疗。面罩给氧（6～12L/min），立即转往至低海拔地区。如果无法下降海拔，可使用便携式高压氧舱。神志昏迷的患者必要时建立人工气道，保持呼吸道通畅，注意不宜过度通气，以免加重呼吸性碱中毒；药物治疗可使用糖皮质激素静脉注射，预防神经系统损伤；静脉给予高渗的甘露醇注射液和利尿剂呋塞米，降低颅内高压。

（三）护理措施

1. 即刻护理 协助患者卧床休息，予鼻导管、面罩充分给氧，并保持呼吸道通畅。肺水肿患者立即予端坐位，双腿下垂。脑水肿患者予平卧，头部抬高 15°～30°，减轻脑水肿。严禁大量饮水。

2. 病情观察 严密观察患者的生命体征变化，做好记录。观察患者痰液的色、质、量等情况，肺部有无湿啰音。注意患者神志变化，必要时监测颅内压。准确记录 24 小时出入水量，观察尿液颜色和量的变化。

3. 对症护理 立即转往低海拔地区是治疗急性高原疾病的有效方法，症状一般在海拔下降

300～1000m 后可缓解。病情严重者下降过程中不能中断氧气的供应和其他处理，受到环境或受伤的影响无法转送时应先就地治疗。进行高压氧时，如耳部不适可做咽鼓管开启动作，如张嘴、咀嚼、吞咽等。高原肺水肿患者使用硝苯地平时，应严密监测患者血压，警惕低血压的发生。高原脑水肿的患者可予冰帽、冰枕置于头部降温，以降低代谢和氧耗。使用甘露醇时应快速静滴，同时观察患者尿量以及肾功能情况。

4. 心理护理　对于精神紧张焦虑的患者，应及时沟通，解除不良情绪。如需高压氧治疗的患者应提前与患者做好相关宣教，以免患者在密闭空间产生恐惧感。

（四）健康教育

近年来，越来越多的人因旅游、探险、工作前往西藏等高海拔地区，针对这些人群做好健康宣教尤为重要。

1. 进入高原前　①针对高原环境的特点以及高原疾病的防治知识做好宣传教育。对于有严重胃肠道疾病、糖尿病未控制、肥胖症（体重指数＞30）、妊娠期、严重上呼吸道感染等不宜进入高原地区。②可提前服用乙酰唑胺或红景天等药物预防急性高原疾病。

2. 进入高原后　①初进高原要多喝水，多休息，3 天内避免高强度运动，注意保暖，预防感冒。②有计划的分阶段上升海拔高度，可在中间高度（2000～3000m）停留两周做适应性锻炼。

第七节　冻　伤

导入与思考

周某，男性，42 岁。正月初三后半夜酒后醉卧立交桥下 5 小时，凌晨被人发现后送到医院。入院时查体：神志模糊，面色苍白，口唇青紫，全身冰冷。T 34.0℃，P 55 次 / 分，R 12 次 / 分，BP 94/55mmHg。双手腕部以下红肿，有水疱生成，感觉消失；双足皮肤颜色苍白、肿胀、发凉、感觉丧失，可见红斑、水疱。

问题：

1. 患者病情的诊断是什么？

2. 在急诊科，应立即给予哪些救治措施？

冻伤（frostbite）即冷损伤（cold injury），是指低温作用于机体所引起的局部或全身性损伤。冻伤分为非冻结性冻伤（non-frost cold injury）和冻结性冻伤（frost cold injury）两类。冻伤的轻重程度与低温强度、作用时间、空气湿度和风速密切相关。

一、病因与发病机制

（一）病因

1. 非冻结性冻伤　是人体长时间暴露在 0～10℃的低温、潮湿环境所造成的局部损伤，包括冻疮、战壕足、水浸足（手）等。多见于战时或海员、渔民、水田作业人员等。

2. 冻结性冻伤　是人体长期暴露于冰点以下低温环境或短时间接触极低气温所造成的组织损伤，包括局部冻伤和全身冻伤（又称冻僵）。局部冻伤较为多见，多发生于严寒季节或高海拔地区或战时，冻伤程度受气候、海拔、衣着保暖程度、局部暴露时间以及组织湿化程度、患者的身体状态等因素影响。如野外遭遇暴风雪，或身体陷入冰雪中等意外事故，或工作时不慎受到制冷剂（液氮、固体二氧化碳等）损伤等，常常会引起全身冻伤（冻僵）。

（二）发病机制

1. 非冻结性冻伤　冻疮多发生于肢体末端，由于长时间寒冷刺激，破坏血管壁，使组织液渗出，组织回流不畅，感受器受到刺激，故出现灼痛、发痒、红肿等症状。冻疮易复发的原因主要与患病后局部皮肤的慢性血管炎以及皮肤抵抗力降低有关；战壕足、水浸足（手）是因足（手）长时间暴露于低温、潮湿的环境中，血管处于收缩或痉挛状态使血流滞缓，血细胞和体液外渗，导致局部渗血、淤血、水肿等，严重者可出现水疱、皮肤坏死。

2. 冻结性冻伤

（1）局部冻伤　常发生在耳、鼻、颜面、手足等暴露部位。人体接触冰点以下的低温时，患处血管收缩，细胞外液形成冰晶，间质液渗透压增高，导致细胞内脱水，蛋白变性，酶活性降低，细胞功能障碍。严重者细胞内出现冰晶，导致细胞死亡，毛细血管内皮破坏，红细胞淤积，循环中断，这是区别非冻结性损伤的病理特点。复温冻融后局部血管扩张、充血、渗出、微栓或血栓形成，促使炎症介质和细胞因子释放，进一步引起炎症反应，继之复温后组织缺血再灌注损伤，产生冻伤的病变。

（2）全身冻伤（冻僵）　全身受到低温侵袭时，外周血管发生强烈收缩和寒战反应，表现为低体温，损伤累及心、脑、血管及其他多个器官。①神经系统：体温在34℃时可出现健忘症，低于32℃时触觉痛觉丧失，而后意识丧失，瞳孔扩大或缩小。②循环系统：随着体温降低，血液内的水分由血管内移至组织间隙，血液浓缩，黏度增加。体温在20℃时50%以上的外围小血管血流停止，肺循环及外周阻力加大；体温在19℃时冠状动脉血流量为正常的25%，心输出量减少，心率减慢，出现传导阻滞，可发生心室颤动。③呼吸系统：呼吸中枢受到抑制，呼吸变浅、变慢，体温降至29℃时呼吸频率减少50%，呼吸抑制后加重缺氧、酸中毒及循环衰竭。④肾脏：由于肾血管痉挛，肾血流量减少，肾小球滤过率下降，如果持续时间过久，可导致代谢性酸中毒、氮质血症及急性肾衰竭。

二、病情评估与判断

（一）健康史

仔细询问患者及陪同人员发生冻伤的原因、持续时间及开始施救的时间、措施。

（二）临床表现

1. 非冻结性冻伤

（1）冻疮　最常见，主要表现为局部胀痛或痒感，皮肤出现紫红色斑、丘疹或结节病变，可伴水肿与水疱。病程中可出现表皮脱落、出血、糜烂或形成溃疡，最终形成瘢痕或纤维化。如无继发感染可自愈，但易复发。

（2）战壕足和水浸足（手）　最初受影响的部位感觉缺失，局部复温后出现感觉异常与烧灼样疼痛，伴有水肿、水疱，可形成溃疡，常伴发蜂窝织炎、淋巴结炎，甚至组织坏死。治愈后，再遇低温时患足（手）可有疼痛、发麻、苍白等反应，甚至诱发闭塞性血管病。

2. 冻结性冻伤

（1）局部冻伤 按照冻伤的发生发展可分为反应前期、反应期及反应后期。

反应前期（前驱期）：指冻伤后到复温融化前的阶段。受冻局部处于冻结状态，损伤范围和程度往往难以判定。主要表现为受冻部位苍白、发凉、坚硬、感觉麻木或丧失。

反应期（炎症期）：为复温融化和融化后的阶段。冻伤范围、程度逐渐明显。其临床表现分为Ⅳ度（表13-3）。

表13-3 冻结性冻伤临床分度

分度	病理损害	临床表现	预后
Ⅰ度 （红斑性冻伤）	损害伤及表皮层	受冻皮肤早期苍白，复温后局部呈红色或紫红色，充血水肿、灼热、痒感、刺痛，无水疱	症状数日后消退，愈合后表皮脱屑，不留瘢痕
Ⅱ度 （水疱性冻伤）	损害伤及真皮层	复温后皮肤呈红色或暗红色，触之灼热，充血水肿，12～24小时内形成水疱，疱液为橙黄色或红色透明浆液性液体，疱底鲜红。局部疼痛较明显，对冷、热、针刺感觉消失	1～2日内疱内液体吸收形成痂皮。如无继发性感染，2～3周痂皮脱落，可留有轻度瘢痕
Ⅲ度 （坏死性冻伤）	损害伤及全层皮肤及皮下组织	复温后皮肤呈紫红或青紫色，皮温较低，感觉消失，肿胀明显，有散在的厚壁血性水疱，疱底暗红，有血性渗出，受损组织逐渐坏死	4～6周后坏死组织脱落形成肉芽创面，愈合缓慢且留有瘢痕或功能障碍
Ⅳ度 （血栓形成与血管闭塞）	损伤侵及肌肉、骨骼，甚至整个肢体坏死	感觉丧失，肢体痛。复温后冻伤创面呈紫蓝色或死灰色，可有厚壁血性水疱，疱液咖啡色，疱底污秽，严重时无水肿	3周左右冻区逐渐干燥变黑，坏死组织与健康组织的分界明显，组织呈干性坏死，自行脱落形成残端或需要截肢

反应后期（恢复期）：指Ⅰ、Ⅱ度冻伤愈合后以及Ⅲ度冻伤坏死组织脱落后，肉芽创面形成的阶段。常因交感神经或周围神经损伤后功能紊乱引起冻伤局部发凉，感觉减退或敏感；对冷敏感，皮肤遇冷苍白或青紫；痛觉敏感，肢体不能持重等表现。

（2）全身性冻伤（冻僵） 常发生于暴风雪或冰水淹溺等，表现为低体温及多系统损伤。患者首先出现冷应激反应，如寒战、皮肤苍白或发绀、心跳、呼吸加快，血压升高等表现，随着中心温度的降低，逐渐出现寒战停止、肢体僵硬、不同程度的意识障碍、呼吸减慢、心搏减弱和心律失常等，最后呼吸、心跳停止。

（三）诊断要点

1. 病史 了解患者受冻、受湿冷史、保暖情况及诱因，根据局部组织或全身低温的症状及体征即可诊断冻伤。区分非冻结、冻结的类型则根据接触冰点温度高低以及持续的时间来判断。

2. 中心体温测量 临床上肺动脉测温最准确，也可选择直肠、膀胱、鼓膜、食管测温，有受冻史及中心体温测量小于35℃即可诊断冻僵。

三、急救与护理

迅速复温是急救的关键。首先应迅速脱离寒冷环境，尽早快速复温。

（一）现场急救

1. 迅速脱离低温环境和冰冻物体 尽快使患者脱离寒冷环境，衣服、鞋袜等冻结不易解脱者，可立即用40℃左右的温水将冰冻融化后脱下或剪开。

2. 快速复温 及时迅速地复温，能减轻局部冻伤和有利于全身冻伤的复苏。注意不能使用火炉烘烤或以冰雪擦拭冻伤部位，不仅延误复温，还会加重组织损伤。轻度冻伤者应将患者安置在室温下，加盖棉被保暖；严重冻伤者可安置于30℃左右的温暖房间中，将伤肢或冻僵的全身浸浴于足量的37～39℃温水中，保持水温恒定，使受冻局部体温在15～30分钟内迅速提高至接近正常。复温以肢体红润、循环恢复良好、皮温达到36℃左右为度。若无温水，可将患者伤肢置于救护者怀中复温。对发生心搏骤停者立即实施CPR。

（二）急诊科救治

根据冻伤的局部或全身损伤的程度对症救治，可采用保暖，尽快复温；局部外敷冻伤膏、改善局部微循环、内服活血化瘀类药物、抗休克、预防感染等措施，减少伤残，最大限度保留尚有存活能力的肢体功能。

1. 非冻结性冻伤

（1）冻疮 温暖环境中每日用37～39℃温水浸泡，每次20分钟，如有破溃感染者可在局部涂冻疮膏。局部用药应厚涂，每日数次温敷创面。根据创面情况每日换药，无菌纱布包扎。

（2）战壕足、水浸足（手） 治疗方法与冻疮局部疗法相同，提倡早期治疗，可减轻感染及局部损伤。

2. 冻结性冻伤

（1）局部冻伤

快速复温：迅速将冻伤局部充分暴露，置于37～39℃温水中浸泡15～30分钟，注意保持水温恒定，随时测量皮温，检查复温效果。

局部处理：①局部皮肤复温后应小心清洁，避免皮肤破损，保持干燥，抬高病变肢体以减轻水肿。②Ⅰ度冻伤可选用羌活、甘遂、甘草各30g或取干姜、肉桂、附子各20g煎汤，温度约40℃浸浴患处，每日3次，每次20分钟。③Ⅱ度冻伤用无菌注射器吸尽水疱或血疱内液体，然后选用马勃膏、红油膏、冻疮膏外敷，可适当厚涂，指（趾）间均需涂敷，无菌敷料包扎，每日1～2次。④Ⅲ度冻伤面积小者，外敷红油膏，后期改用白玉膏；面积大无溃烂者，按烧伤早期包扎处理；有溃烂者，应行多口切开引流，但不主张早期清创，因为冻伤后真实坏死界限往往比早期冻伤面积要大。

预防感染：感染创面应及时引流，防止痂下积脓。及时清除坏死痂皮，肉芽创面新鲜后尽早植皮，消灭创面。严重冻伤者应使用广谱抗菌药物，以预防和控制感染。常规预防性注射破伤风抗毒素。

改善局部微循环：Ⅱ度冻伤初期可静脉滴注低分子右旋糖酐，每日500～1000mL，维持7～10天，以降低血液黏稠度，改善微循环。也可采用复方丹参注射液、盐酸川芎嗪注射液、脉络宁注射液等活血化瘀类中药制剂静脉滴注，必要时也可采用抗凝剂（如肝素）或血管扩张剂（罂粟碱、苄胺唑啉）等。

手术治疗：对冻伤后截肢应取慎重态度，一般让其自行分离脱落，尽量保留有活力的组织，必要时可进行动脉造影，以了解肢端血液循环情况。

（2）全身冻伤（冻僵）

迅速恢复中心体温：迅速采取全身保暖措施，更换干燥保暖衣物，覆盖保暖毯或将热水袋放置于腋下及腹股沟，注意不要直接放在皮肤上，用垫子、衣服或毯子隔开，以防烫伤。用电热毯包裹躯体，实施红外线和短波透热等措施。也可将冻僵者置于37～39℃温水中泡浴，至肛温升至34℃。对严重冻僵者，可采用中心复温法，包括体外循环血液加温、气道复温、腹膜透析、透热疗法等。

知识链接

腹膜透析复温法

腹膜透析复温是将透析液加温到40～45℃，灌入腹腔内，将热量直接传递到腹腔内脏器、腹膜后脏器，还可通过膈肌传给心脏和肺。每次20～30分钟，可连续透析5～6次。每小时可使肛温升高1～3℃，有助于改善心、肾功能。

防治并发症，监护器官功能：严密监护，加强支持治疗，及时纠正低血容量、低血糖；积极防治应激性溃疡、心肌梗死、脑血管意外、深部静脉血栓形成、肺不张、肺水肿、肺炎等并发症，特别注意防治多脏器功能衰竭。复温过程中肢体可出现骨筋膜综合征，必须监测骨筋膜室压力，严重时可行骨筋膜切开术。

（三）护理措施

1. 即刻护理　迅速将患者安置于抢救室内，更换干燥保暖衣裤；抬高患肢，禁止按摩患肢；保持呼吸道通畅，吸氧，必要时应用呼吸机辅助呼吸；建立静脉通路，复苏过程中输注的液体可适当加温。有痛者立即给予镇静剂或止痛剂。复温过程中患者出现呼吸、心搏骤停者，立即实施心肺复苏。

2. 病情观察　①观察受伤部位情况，保护伤口及皮肤，避免创伤、感染。②观察尿的颜色和量的变化，防治肾衰竭。③实施心电监护，密切监测中心体温、呼吸、脉搏、血压、心率、心律及患者神志的变化，严防体温极低时发生心室颤动或心搏骤停。

3. 复温护理　①温水复温时可轻轻按摩未损伤的部位，以促进血液循环。②注意检查水温，使其恒定控制在37～39℃之间，水温超过39℃并不会使复温时间缩短，相反会使伤者疼痛加剧，影响复温效果，水温超过42℃时会造成额外损伤。③复温时应及时测量肛温，因肛温最接近中心体温且操作方便，容易获取，临床常通过测量肛温来评价患者复温情况。

4. 对症护理　复温后仍应注意保暖，适当加盖衣被，饮用温水，帮助患者维持体温。给予高热量、高蛋白质、高维生素饮食，保证患者充足的热量和营养。

5. 心理护理　及时了解并尽量满足患者的需求，安慰患者，缓解或消除紧张焦虑情绪。

（四）健康教育

1. 防寒教育　①寒冷气候条件下外出或工作着装应宽松、保暖不透风，保持干燥，尽量减少体温散失。②减少体表外露，手、足、耳处可外涂防冻疮霜剂。③有冻疮史的患者，特别是儿童，在寒冷季节尤其应注意手、足、耳等的保暖。④一旦发生冻伤，应尽早进行治疗。

2. 生活起居　①寒冷环境下作业应避免久站或静止不动。②高寒地区工作的人员，平时应进行适应性训练，如冷水浴等。③酒后不宜野外工作。

【思考题】

1. 对于重症中暑（热射病）的患者，你应如何进行院内救护？
2. 青少年溺水事故经常发生，你认为有什么措施能够预防此类事件的发生呢？遇到淹溺的患者应该如何进行施救？

  3. 试述吞服强酸、强碱损伤的患者禁忌催吐和洗胃的原因。

  4. 毒蛇咬伤的现场急救措施有哪些？

  5. 试述在急诊科如何给全身冻伤的患者进行复温？

导入与思考

患者，男，50岁，因"右大腿根部刀砍伤，失血性休克"1小时入院。急诊行"右股动、静脉修补术"，术中出血较多，共输入全血3000mL。术后第二天，患者处于昏迷状态，双侧瞳孔对光反射消失，直径5mm，无自主呼吸，使用呼吸机辅助通气。心电图示窦性心律，P 145次/分，静脉泵入多巴胺和去甲肾上腺素，BP 86/52mmHg，皮肤苍白、厥冷，肢端青紫，无尿，胃肠减压引出咖啡色液体。实验室检查：Hb 43g/L，WBC $22×10^9$/L，PLT $38×10^9$/L，SCr 562μmol/L，STB 256μmol/L。

问题：

1. 该患者目前最可能的诊断是什么？诊断依据是什么？
2. 如何对其进行器官功能监测和护理？

多器官功能障碍综合征（multiple organ dysfunction syndrome，MODS）是指机体在遭受急性严重感染、创伤、烧伤、休克等突然打击后，同时或序贯性出现2个或2个以上与原发病有或无直接关系的系统或器官的可逆性功能障碍。MODS概念提出的临床意义在于：第一，MODS是一个包括早期内环境稳态失衡到多器官功能衰竭（multiple organ failure，MOF）的连续病理生理过程，不是一个孤立的事件。第二，MODS的提出为早期认识和诊断以及早期干预治疗奠定了基础。

MODS是一个渐进性损伤的过程，在功能正常、功能不全和功能衰竭之间并非泾渭分明，而是有一定范围的重叠，很难划定一个明确的界限。本病病情危重，预后较差，可发展成不可逆的MOF，尚无有效特异的治疗方法，病死率随着功能衰竭脏器数量的增加而上升，总病死率约40%左右。因此，着眼早期治疗，重视其发展趋势尤为重要。

知识链接

MODS概念的演变过程

1973年，Tilney首次提出了"序贯性系统衰竭"（sequential system failure）的概念，并指出继发功能障碍的器官可以是远隔器官。1977年，Eiseman将不同原发疾病导致的多个器官相继发生功能衰竭，命名为"多器官功能衰竭"（multiple organ failure，MOF）。此外，还有"多系统进行性序贯性器官功能衰竭""多系统功能衰竭""远隔器官衰竭""急性器官系统衰竭"等不同的命名。1992年，美国胸科医师学会和危重病医学会（ACCP/SCCM）正式提出了 MODS 的概念，即多种疾病导致机体内环境失衡，器官不能维持自身的正常功能而出现一系列病理生理改变和临床表现，包括早期多器官功能障碍到晚期 MOF 的连续过程，同时倡议将 MOF 更改为 MODS，目的是为了更精准地反映该综合征的进行性和可逆性，MODS 的提出为早期识别、早期诊断以及早期干预奠定了基础。MODS 概念的提出是对 MOF 认识上的深化，强调的是器官功能障碍是一个连续的、动态的演变过程，MOF 是 MODS 的终末阶段。

一、病因与发病机制

（一）病因

各种原因均可导致 MODS 的发生，其中严重感染是 MODS 最常见的一个诱发因素，约占 MODS 的 70%，包括腹腔感染、脓毒血症、重症肺炎、重症胰腺炎等；非感染性因素包括严重创伤、大面积烧伤、低血容量性休克、挤压综合征、大手术、急性中毒等；原有慢性疾病遭受急性打击更易导致 MODS。临床诱发 MODS 和导致患者死亡的高危因素有以下各项（见表 14-1）。

表 14-1　诱发 MODS 的主要高危因素

复苏不充分或延迟复苏	年龄≥55 岁	糖尿病
持续存在感染、炎症病灶	营养不良	使用糖皮质激素
基础脏器功能障碍	存在肠道缺血性损伤	恶性肿瘤
反复大量输血	外科手术	应用抑制胃酸药物
创伤严重度评分≥25 分	嗜酒	高乳酸血症

（二）发病机制

MODS 的发病机制十分复杂，迄今未完全阐明，以往认为 MODS 为严重感染、严重创伤、烧伤等疾病损害机体的直接后果。现在认为，MODS 不仅和原发病直接损伤有关，更与机体对原发病的免疫炎症反应失控相关，可能和以下学说有关：①组织缺血再灌注损伤学说。②自由基学说。③肠道屏障功能破坏学说。④炎症反应失控学说。⑤ "二次打击"与双相预激学说。⑥基因多态性学说等。各种学说相互之间有一定的重叠，从不同侧面阐明了 MODS 的发病机制。

一般来说，当机体遭受严重损害等因素打击，可激发防御反应，起到保护自身的作用。但是，如果反应过强，机体释放大量细胞因子、炎症介质及其他病理性产物，损伤细胞组织，导致器官功能出现障碍，启动了 MODS。在这一过程中，组织缺血 – 再灌注和（或）全身炎症反应是其共同的病理生理基础，二次打击所致的全身炎症反应失控被认为是 MODS 最重要的病理生理基础。

知识链接

全身炎症反应综合征

全身炎症反应综合征（systematic inflammatory reactive syndrome，SIRS）指机体对致病因子防御性的应激反应过度，最终转变为全身炎症损伤病理过程的临床综合征。感染或非感染损伤因素导致的炎性细胞激活和炎症介质释放失控是 SIRS 的病理生理机制。SIRS 的诊断标准是具备以下两项或两项以上即可诊断：①体温＞ 38℃或＜ 36℃。②心率＞ 90 次 / 分。③呼吸＞ 20 次 / 分或 $PaCO_2$＜ 32mmHg。④白细胞＞ $12×10^9/L$ 或＜ $4×10^9/L$，或未成熟中性粒细胞＞ 10 ％。

二、病情评估与判断

（一）健康史

评估患者是否存在重症肺炎、重症胰腺炎、脓毒血症等感染性病因，抑或是遭受了严重创伤、大面积烧伤、大手术等应激事件；患者本身年龄、是否罹患糖尿病、恶性肿瘤等基础疾病。

（二）临床分期

MODS 的临床表现十分复杂，因基础疾病、器官代偿能力、感染部位和治疗措施等不同而个体差异很大。其病程一般为 14～21 日，可经历休克、复苏、高分解代谢状态和器官功能衰竭四个期，各期都有典型的临床分期特征（见表 14-2），且发展速度极快，患者可能死于疾病的任一阶段。

表 14-2　MODS 的临床分期和临床特征

临床表现	1 期（休克期）	2 期（复苏期）	3 期（高分解代谢状态）	4 期（MOF）
一般情况	正常或轻度烦躁	急性病态，烦躁	一般情况差	濒死感
循环系统	需要补充血容量	容量依赖性高动力学	休克，心排血量下降，水肿	依赖血管活性药物维持血压，水肿，SvO_2 升高
呼吸系统	轻度呼吸性碱中毒	呼吸急促，呼吸性碱中毒，低氧血症	严重低氧血症，ARDS	呼吸性酸中毒，气压伤，高碳酸血症
肾脏	少尿，利尿剂有效	肌酐清除率下降，轻度氮质血症	氮质血症，有血液透析指征	少尿，透析时循环不稳定
肝脏	正常或轻度胆汁淤积	高胆红素血症，PT 延长	黄疸	转氨酶升高，重度黄疸
胃肠道	胃肠道胀气	不能耐受食物	应激性溃疡，肠梗阻	腹泻，缺血性肠炎
中枢神经系统	意识模糊	嗜睡	昏迷	昏迷
血液系统	正常或轻度异常	血小板减少，白细胞增多或减少	凝血功能异常	不能纠正的凝血功能障碍
代谢	高血糖，胰岛素需要增加	高分解代谢	代谢性酸中毒，血糖升高	骨骼肌萎缩，乳酸酸中毒

（三）MODS 的临床特征

尽管 MODS 涉及面广，临床表现复杂多样，但仍具有以下显著特征：

1. 发生功能障碍的器官通常并不是原发致病因素直接损害的器官，而是发生在原发损害基础的远隔器官。从原发损伤（初次打击）到发生器官功能衰竭有一定的间隔时间，一般在 24 小时以上。

2. 发病前，器官功能正常或器官功能受损但仍处于相对稳定的状态。

3. 循环系统的特征是高排低阻的高动力状态。

4. 机体呈持续高代谢状态和能源利用障碍。

5. 高氧输送和内脏器官缺血、缺氧及氧利用障碍，使氧供、需矛盾尖锐。

（四）诊断标准

尽管 MODS 已引起临床医师的广泛重视，但是目前仍缺乏统一的诊断标准，导致多器官衰竭和障碍的临床研究结果存在较大差异，诊断的 MODS 多处于器官功能障碍晚期阶段，临床诊断往往还是依据 MOF 的诊断标准。常用的诊断标准是：①具有严重感染、创伤、烧伤、休克等诱因；②存在 SIRS 或脓毒症临床表现；③已发生 2 个或 2 个以上器官功能障碍。目前，国内多采用 1997 年参照 Fry 提出的第一个多器官衰竭诊断标准进行修正的 Fry-MODS 诊断标准（见表 14-3）。

表 14-3　MODS 的诊断标准

器官或系统	诊断标准
循环系统	收缩压 < 90mmHg，持续 1 小时以上，或需要药物支持维持循环稳定
呼吸系统	起病急，$PaO_2/F_iO_2 \leqslant 200$（已用或未用 PEEP），X 线胸片见双肺浸润，PCWP≤18mmHg，或无左房压升高的证据
肾脏	血肌酐浓度 > 177μmol/L，伴有少尿或多尿，或需要进行血液净化治疗
胃肠道	上消化道出血，24 小时出血量 > 400mL，或不能耐受食物，或消化道坏死、穿孔
肝脏	血清总胆红素 > 34.2μmol/L，血清转氨酶在正常值上限的 2 倍以上，或有肝性脑病
中枢神经系统	Glasgow 昏迷评分 < 7 分
代谢	不能为机体提供所需能量，糖耐量降低，需用胰岛素；或出现骨骼肌萎缩、肌无力等
血液系统	血小板计数 < 50×10^9/L 或减少 25%，或出现 DIC

三、急救与护理

MODS 发病急、病程进展快、死亡率高，是目前临床一大难题。迄今为止，对其病理过程缺乏有效的遏制手段。目前 MODS 的治疗策略仍然是以加强器官功能监测和支持治疗为主要措施。基本原则是去除诱因，控制原发病；改善氧代谢，纠正组织缺氧；加强器官功能支持和保护；合理应用抗生素；代谢支持与调理和免疫调节治疗等。

（一）院内救治

1. 控制原发病　是治疗 MODS 的关键措施。如积极治疗创伤、休克、感染等疾病。

2. 脏器功能支持和保护

（1）呼吸系统　合理氧疗，必要时呼吸机辅助通气。但在选择呼吸机模式和设定呼吸机参数时，应注意防止呼吸机相关性肺损伤，尽可能地减少机械通气对器官功能的影响。

（2）循环系统　尽早进行液体复苏，必要时使用血管活性药物，以改善微循环组织灌注。休克复苏后早期主要风险是再灌注后产生的大量自由基带来的损伤，因此，应早期、足量使用抗氧化剂。

（3）泌尿系统　改善肾脏灌注，利尿，必要时给予连续性肾脏替代治疗。

（4）消化系统　预防应激性溃疡的发生，在病情允许时尽早给予胃肠内营养支持，以恢复胃肠功能和肠道微生态平衡。

3. 代谢支持与调理　根据高代谢的特点补充营养，并且对导致高代谢的各个环节进行干预治疗。目的是支持器官、组织的结构功能，加速组织修复，促进康复。

4. 合理使用抗生素，控制感染　在早期经验性用药的同时，应尽快明确病原菌，从而转为目标治疗。将病原学依据和临床表现相结合，区分病原菌的"定植"和"致病"，采用降阶梯治疗的策略，注意防止真菌感染和菌群失调。

5. 免疫调节　是 MODS 病因治疗的重要方面。抑制 SIRS 有可能阻断炎症反应发展，最终降低 MODS 病死率。如应用各种类毒素抗体，但目前仍未取得满意疗效。

6. 中医药支持治疗　运用中医"活血化瘀""清热解毒""扶正养阴"的理论，采用以当归、大黄、黄芪等为主药的方药进行治疗。

（二）护理措施

1. 即刻护理　根据各器官功能障碍或衰竭的紧急抢救流程，配合医生进行抢救。注意保持呼吸道通畅，必要时协助医生行气管插管，给予呼吸支持。

2. 病情观察与监测　通过先进的监护设备和技术，连续、动态地对生命体征、意识、尿量及器官功能的变化进行监测，并通过综合分析确定其临床意义，为临床治疗提供依据。正确采集血、尿等标本并及时送检；监测各项实验室检查指标的变化，如有异常，及时报告医生。

3. 脏器功能支持与护理　遵医嘱做好器官功能的支持和护理，评估患者对各种器官功能支持和保护的效果，及时发现器官功能变化并配合医生采取相应的处理措施，尽可能维持或促进各器官功能的恢复，减少器官损害的数量和程度。

4. 对症护理　发生 MODS 时机体免疫功能低下，抵抗力差，极易发生院内感染。常见的有肺部感染、尿路感染、导管相关性感染及皮肤的感染，应高度警惕；加强口腔护理，定时翻身叩背，加强呼吸道管理和各导管的护理，严格无菌操作，防止交叉感染；做好营养支持护理工作，保证营养的供给安全、有效。

5. 药物护理　遵医嘱正确使用各种药物。用药过程中可能引起各种不良反应，如过敏反应，肝肾损害，白细胞、红细胞、血小板减少，甚至再生障碍性贫血、溶血性贫血等，还可能出现恶心、呕吐、腹胀、腹泻和便秘等消化道反应，甚至神经系统损害，因此，要做到多巡视，多观察，预防药物不良反应的发生。

6. 安全护理　MODS 患者病情危重，常伴有烦躁或昏迷，全身各类导管较多，应确保管道通畅，防止管道脱落和患者意外受伤，必要时采取保护性措施，如适当约束和使用床档等。

7. 心理护理　MODS 患者存在多种严重的躯体损伤和精神创伤，如疼痛、焦虑、恐惧、绝望等，这些心理问题可导致患者现有病情加重，死亡危险增加，医疗费用增高等严重后果。因此，医护人员应注重给予这类患者精神支持和心理护理，例如情志相胜法、中医认知疗法、中医行为疗法、五行音乐疗法等中医情志疗法和系统脱敏疗法、生物反馈疗法、暴露疗法、人本主义疗法、森田疗法等心理护理疗法，同时增强家庭和社会支持，提高患者及其家属对心理健康的关注度，以缓解病痛并避免创伤后应激综合征的发生。

（三）健康教育

消除诱发全身炎症反应的可能因素，改善患者的免疫功能；勿滥用皮质激素和免疫抑制剂，适当使用免疫增强剂等；了解患者心理状况和需求，帮助患者树立战胜疾病的信心，促进患者康复。

【思考题】

1. 何谓 MODS？简述 MODS 的高危诱发因素。
2. MODS 在临床上分几期？简述 MODS 休克期的临床特征。
3. 简述 MODS 的治疗原则。

主要参考文献

［1］中华医学会呼吸病学分会感染学组. 甲氧西林耐药的金黄色葡萄球菌肺炎诊治与预防专家共识［J］. 中国医学前沿杂志（电子版），2013，5（1）：45-50.

［2］于学忠，黄子通. 急诊医学［M］. 北京：人民卫生出版社，2015.

［3］王一镗. 急诊医学［M］. 2版. 北京：清华大学出版社，2015.

［4］吴孟超，吴在德. 黄家驷外科学［M］. 7版. 北京：人民卫生出版社，2015.

［5］许虹. 急救护理学［M］. 2版. 北京：人民卫生出版社，2016.

［6］李文涛，张海燕. 急危重症护理学［M］. 北京：北京大学医学出版社，2016.

［7］周谊霞，田永明. 急危重症护理学［M］. 北京：中国医药科技出版社，2016.

［8］刘清泉. 中医急诊学［M］. 10版. 北京：中国中医药出版社，2016.

［9］宋维，于学忠. 急性中毒诊断与治疗中国专家共识（2016版）［J］. 中华急诊医学杂志，2016，25（11）：1361-1375.

［10］赵磊，刘秋明. 美军的TCCC制式止血带［J］. 解放军健康，2016（1）：45-45.

［11］张波，桂丽. 急危重症护理学［M］. 4版. 北京：人民卫生出版社，2017.

［12］杨艳杰. 护理心理学［M］. 北京：人民卫生出版，2017.

［13］尤黎明，吴瑛. 内科护理学［M］. 6版. 北京：人民卫生出版社，2017.

［14］李小寒，尚少梅. 基础护理学［M］. 6版. 北京：人民卫生出版社，2017.

［15］张文武. 急诊内科学［M］. 4版. 北京：人民卫生出版社，2017.

［16］孙明，杨侃. 内科治疗学［M］. 4版. 北京：人民卫生出版社，2017.

［17］林果为，王吉耀，葛均波. 实用内科学［M］. 15版. 北京：人民卫生出版社，2017.

［18］刘大为. 实用重症医学［M］. 2版. 北京：人民卫生出版社，2017.

［19］彭蔚，王利群. 急危重症护理学［M］. 武汉：华中科技大学出版社，2017.

［20］马可玲. 急危重症护理学［M］. 北京：科学技术文献出版社，2017.

［21］尤黎明，吴瑛. 内科护理学［M］. 6版. 北京：人民卫生出版社，2017.

［22］王万春，严张仁. 毒蛇咬伤中医诊疗方案专家共识（2016版）［J］. 中医杂志，2017，58（4）：357-360.

［23］Luks A M, Swenson E R, Bärtsch P. Acute high-altitude sickness［J］. European Respiratory Review An Official Journal of the European Respiratory Society，2017，26（143）：160096.

［24］沈洪，刘中民. 急诊与灾难医学［M］. 3版. 北京：人民卫生出版社，2018.

［25］胡爱招，王明弘. 急危重症护理学［M］. 4版. 北京：人民卫生出版社：2018.

［26］曾谷清，廖力主. 实用急诊急救护理技术［M］. 北京：科学技术文献出版社，2018.

［27］金静芬，刘颖青．急诊专科护理［M］．北京：人民卫生出版社，2018．

［28］江智霞，庞旭峰．急危重症护理学［M］．北京：科学技术文献出版社，2018．

［29］张忠德，刘南，李俊．中西医结合急诊内科学［M］．4版．北京：科学出版社，2018．

［30］上海市医学会，上海市医学会危重病专科分会组编．重症医学揭开ICU的神秘面纱［M］．上海：上海科学技术出版社，2018．

［31］夏永泉，李志刚，张宏，等．临床实用急诊医学［M］．武汉：湖北科学技术出版社，2018．

［32］李文涛，崔巧玲．急危重症护理学［M］．（案例版）．北京：科学出版社，2018．

［33］王辰，席修明．急重症医学［M］．2版．北京：人民卫生出版社，2018．

［34］陈孝平，汪建平，赵继宗．外科学［M］．9版．北京：人民卫生出版社，2018．

［35］葛均波，徐永健．内科学［M］．9版．北京：人民卫生出版社，2018．

［36］急诊预检分诊专家共识组．急诊预检分诊专家共识［J］．中华急诊医学杂志，2018．27（6）：599-604．

［37］王威，赖荣德．2018年中国蛇伤救治专家共识［J］．中华急诊医学杂志，2018，27（12）：1315-1322．

［38］许铁，张劲松，燕宪亮．急救医学［M］．南京：东南大学出版社，2019．

［39］苗凤英．急危重症护理学［M］．长春：吉林科学技术出版社，2019．

［40］刘清泉．中医急诊学［M］．北京：中国中医药出版社，2019．

［41］牛杏果．现代急危重症与急诊医学［M］．南昌：江西科学技术出版社，2019．

［42］李乐之，路潜．外科护理学［M］．6版．北京：人民卫生出版社，2019．

［43］全军热射病防治专家组，全军重症医学专业委员会．中国热射病诊断与治疗专家共识［J］．解放军医学杂志，2019，44（3）：181-192．

［44］魏冠平，黄煜，何庆．高原疾病的种类、发病机制及治疗药物［J］．安徽医科大学学报，2019，54（05）：830-832．

［45］丁怡丹，李文斌，王荣，张建春．高原低氧对血脑屏障结构及其药物通透性影响的研究进展［J］．浙江大学学报（医学版），2019，48（06）：668-673．

［46］健康中国行动推进委员会．健康中国行动（2019—2030年）［EB/OL］．http://www.gov.cn/xinwen/2019-07/15/content_5409694.htm

［47］许尧珂，李姝，马青变．体外心肺复苏的医学伦理问题［J］．医学与哲学．2019，40（23）：22-24．

［48］乔明琦．中医情志学［M］．北京：中国中医药出版社，2020．

［49］孙承业．实用急性中毒全书［M］．2版．北京：人民卫生出版社，2020．

［50］吕传柱，于学忠．急诊与灾难医学［M］．（案例版）．北京：科学出版社，2020．

［51］杨慧云，王蓉．ICU专科护理［M］．北京：人民卫生出版社，2020．

［52］万福瑞，樊翔，朱鹏志，等．血压测量技术发展综述［J］．世界最新医学信息文摘（连续型电子期刊），2020，20（31）：19-20．

［53］朱华栋，张茂，刘颖青．急诊预检分诊标准（成人部分）［J］．中华急危重症护理杂志，2020．1（1）：45-48．

［54］金静芬．急诊预检分诊标准解读［J］．中华急危重症护理杂志，2020．1（1）：49-52．

［55］陈红梅，杨相梅，罗艳，等．困难气道评估方法研究进展［J］．中国呼吸与危重监护杂志，2020，19（3）：312-316．

［56］中华医学会急诊医学分会．中国AED布局与投放专家共识［J］．中国急救医学，2020，40（9）：813-819．

［57］何庆，黄煜．2020AHA心肺复苏指南解读（一）——概述［J］．心血管病学进展，2020，41（11）：1111-1115．

［58］黄煜，何庆. 2020AHA 心肺复苏指南解读（三）——成人基础和高级生命支持（中）［J］. 心血管病学进展，2020，41（12）：1338-1344.

［59］中国研究型医院学会心肺复苏学专业委员会，中国老年保健协会心肺复苏专业委员会. 中国淹溺性心脏停搏心肺复苏专家共识［J］. 中华急诊医学杂志，2020，29（8）：1032-1042.

［60］陈琳，唐发娟，肖东琼，李熙鸿. 2019 年美国野外医学会实践指南——急性高原病的预防与治疗指南更新解读［J］华西医学，2020，35（11）：1331-1337.

［61］周雯雯，杨健. 急性高原病用药进展［J］军事医学，2020，44（08）：624-628.

［62］何庆，黄煌. 2020 AHA 心肺复苏指南解读（二）——成人基础和高级生命支持（上）［J］. 心血管病学进展，2020，41（12）：1333-1337.

［63］黄煌，何庆. 2020 AHA 心肺复苏指南解读（四）——成人基础和高级生命支持（下）［J］心血管病学进展，2020，41（12）：1335-1352.

全国中医药行业高等教育"十四五"规划教材

全国高等中医药院校规划教材(第十一版)

教材目录(第一批)

注:凡标☆号者为"核心示范教材"。

(一)中医学类专业

序号	书 名	主 编		主编所在单位	
1	中国医学史	郭宏伟	徐江雁	黑龙江中医药大学	河南中医药大学
2	医古文	王育林	李亚军	北京中医药大学	陕西中医药大学
3	大学语文	黄作阵		北京中医药大学	
4	中医基础理论☆	郑洪新	杨 柱	辽宁中医药大学	贵州中医药大学
5	中医诊断学☆	李灿东	方朝义	福建中医药大学	河北中医学院
6	中药学☆	钟赣生	杨柏灿	北京中医药大学	上海中医药大学
7	方剂学☆	李 冀	左铮云	黑龙江中医药大学	江西中医药大学
8	内经选读☆	翟双庆	黎敬波	北京中医药人学	广州中医药人学
9	伤寒论选读☆	王庆国	周春祥	北京中医药大学	南京中医药大学
10	金匮要略☆	范永升	姜德友	浙江中医药大学	黑龙江中医药大学
11	温病学☆	谷晓红	马 健	北京中医药大学	南京中医药大学
12	中医内科学☆	吴勉华	石 岩	南京中医药大学	辽宁中医药大学
13	中医外科学☆	陈红风		上海中医药大学	
14	中医妇科学☆	冯晓玲	张婷婷	黑龙江中医药大学	上海中医药大学
15	中医儿科学☆	赵 霞	李新民	南京中医药大学	天津中医药大学
16	中医骨伤科学☆	黄桂成	王拥军	南京中医药大学	上海中医药大学
17	中医眼科学	彭清华		湖南中医药大学	
18	中医耳鼻咽喉科学	刘 蓬		广州中医药大学	
19	中医急诊学☆	刘清泉	方邦江	首都医科大学	上海中医药大学
20	中医各家学说☆	尚 力	戴 铭	上海中医药大学	广西中医药大学
21	针灸学☆	梁繁荣	王 华	成都中医药大学	湖北中医药大学
22	推拿学☆	房 敏	王金贵	上海中医药大学	天津中医药大学
23	中医养生学	马烈光	章德林	成都中医药大学	江西中医药大学
24	中医药膳学	谢梦洲	朱天民	湖南中医药大学	成都中医药大学
25	中医食疗学	施洪飞	方 泓	南京中医药大学	上海中医药大学
26	中医气功学	章文春	魏玉龙	江西中医药大学	北京中医药大学
27	细胞生物学	赵宗江	高碧珍	北京中医药大学	福建中医药大学

序号	书 名	主 编		主编所在单位	
28	人体解剖学	邵水金		上海中医药大学	
29	组织学与胚胎学	周忠光	汪涛	黑龙江中医药大学	天津中医药大学
30	生物化学	唐炳华		北京中医药大学	
31	生理学	赵铁建	朱大诚	广西中医药大学	江西中医药大学
32	病理学	刘春英	高维娟	辽宁中医药大学	河北中医学院
33	免疫学基础与病原生物学	袁嘉丽	刘永琦	云南中医药大学	甘肃中医药大学
34	预防医学	史周华		山东中医药大学	
35	药理学	张硕峰	方晓艳	北京中医药大学	河南中医药大学
36	诊断学	詹华奎		成都中医药大学	
37	医学影像学	侯健	许茂盛	成都中医药大学	浙江中医药大学
38	内科学	潘涛	戴爱国	南京中医药大学	湖南中医药大学
39	外科学	谢建兴		广州中医药大学	
40	中西医文献检索	林丹红	孙玲	福建中医药大学	湖北中医药大学
41	中医疫病学	张伯礼	吕文亮	天津中医药大学	湖北中医药大学
42	中医文化学	张其成	臧守虎	北京中医药大学	山东中医药大学

（二）针灸推拿学专业

序号	书 名	主 编		主编所在单位	
43	局部解剖学	姜国华	李义凯	黑龙江中医药大学	南方医科大学
44	经络腧穴学☆	沈雪勇	刘存志	上海中医药大学	北京中医药大学
45	刺法灸法学☆	王富春	岳增辉	长春中医药大学	湖南中医药大学
46	针灸治疗学☆	高树中	冀来喜	山东中医药大学	山西中医药大学
47	各家针灸学说	高希言	王威	河南中医药大学	辽宁中医药大学
48	针灸医籍选读	常小荣	张建斌	湖南中医药大学	南京中医药大学
49	实验针灸学	郭义		天津中医药大学	
50	推拿手法学☆	周运峰		河南中医药大学	
51	推拿功法学☆	吕立江		浙江中医药大学	
52	推拿治疗学☆	井夫杰	杨永刚	山东中医药大学	长春中医药大学
53	小儿推拿学	刘明军	邰先桃	长春中医药大学	云南中医药大学

（三）中西医临床医学专业

序号	书 名	主 编		主编所在单位	
54	中外医学史	王振国	徐建云	山东中医药大学	南京中医药大学
55	中西医结合内科学	陈志强	杨文明	河北中医学院	安徽中医药大学
56	中西医结合外科学	何清湖		湖南中医药大学	
57	中西医结合妇产科学	杜惠兰		河北中医学院	
58	中西医结合儿科学	王雪峰	郑健	辽宁中医药大学	福建中医药大学
59	中西医结合骨伤科学	詹红生	刘军	上海中医药大学	广州中医药大学
60	中西医结合眼科学	段俊国	毕宏生	成都中医药大学	山东中医药大学
61	中西医结合耳鼻咽喉科学	张勤修	陈文勇	成都中医药大学	广州中医药大学
62	中西医结合口腔科学	谭劲		湖南中医药大学	

（四）中药学类专业

序号	书　名	主　编		主编所在单位	
63	中医学基础	陈　晶	程海波	黑龙江中医药大学	南京中医药大学
64	高等数学	李秀昌	邵建华	长春中医药大学	上海中医药大学
65	中医药统计学	何　雁		江西中医药大学	
66	物理学	章新友	侯俊玲	江西中医药大学	北京中医药大学
67	无机化学	杨怀霞	吴培云	河南中医药大学	安徽中医药大学
68	有机化学	林　辉		广州中医药大学	
69	分析化学（上）（化学分析）	张　凌		江西中医药大学	
70	分析化学（下）（仪器分析）	王淑美		广东药科大学	
71	物理化学	刘　雄	王颖莉	甘肃中医药大学	山西中医药大学
72	临床中药学☆	周祯祥	唐德才	湖北中医药大学	南京中医药大学
73	方剂学	贾　波	许二平	成都中医药大学	河南中医药大学
74	中药药剂学☆	杨　明		江西中医药大学	
75	中药鉴定学☆	康廷国	闫永红	辽宁中医药大学	北京中医药大学
76	中药药理学☆	彭　成		成都中医药大学	
77	中药拉丁语	李　峰	马　琳	山东中医药大学	天津中医药大学
78	药用植物学☆	刘春生	谷　巍	北京中医药大学	南京中医药大学
79	中药炮制学☆	钟凌云		江西中医药大学	
80	中药分析学☆	梁生旺	张　彤	广东药科大学	上海中医药大学
81	中药化学☆	匡海学	冯卫生	黑龙江中医药大学	河南中医药大学
82	中药制药工程原理与设备	周长征		山东中医药大学	
83	药事管理学☆	刘红宁		江西中医药大学	
84	本草典籍选读	彭代银	陈仁寿	安徽中医药大学	南京中医药大学
85	中药制药分离工程	朱卫丰		江西中医药大学	
86	中药制药设备与车间设计	李　正		天津中医药大学	
87	药用植物栽培学	张永清		山东中医药大学	
88	中药资源学	马云桐		成都中医药大学	
89	中药产品与开发	孟宪生		辽宁中医药大学	
90	中药加工与炮制学	王秋红		广东药科大学	
91	人体形态学	武煜明	游言文	云南中医药大学	河南中医药大学
92	生理学基础	于远望		陕西中医药大学	
93	病理学基础	王　谦		北京中医药大学	

（五）护理学专业

序号	书　名	主　编		主编所在单位	
94	中医护理学基础	徐桂华	胡　慧	南京中医药大学	湖北中医药大学
95	护理学导论	穆　欣	马小琴	黑龙江中医药大学	浙江中医药大学
96	护理学基础	杨巧菊		河南中医药大学	
97	护理专业英语	刘红霞	刘　娅	北京中医药大学	湖北中医药大学
98	护理美学	余雨枫		成都中医药大学	
99	健康评估	阚丽君	张玉芳	黑龙江中医药大学	山东中医药大学

序号	书　名	主　编	主编所在单位	
100	护理心理学	郝玉芳	北京中医药大学	
101	护理伦理学	崔瑞兰	山东中医药大学	
102	内科护理学	陈　燕　孙志岭	湖南中医药大学	南京中医药大学
103	外科护理学	陆静波　蔡恩丽	上海中医药大学	云南中医药大学
104	妇产科护理学	冯　进　王丽芹	湖南中医药大学	黑龙江中医药大学
105	儿科护理学	肖洪玲　陈偶英	安徽中医药大学	湖南中医药大学
106	五官科护理学	喻京生	湖南中医药大学	
107	老年护理学	王　燕　高　静	天津中医药大学	成都中医药大学
108	急救护理学	吕　静　卢根娣	长春中医药大学	上海中医药大学
109	康复护理学	陈锦秀　汤继芹	福建中医药大学	山东中医药大学
110	社区护理学	沈翠珍　王诗源	浙江中医药大学	山东中医药大学
111	中医临床护理学	裘秀月　刘建军	浙江中医药大学	江西中医药大学
112	护理管理学	全小明　柏亚妹	广州中医药大学	南京中医药大学
113	医学营养学	聂　宏　李艳玲	黑龙江中医药大学	天津中医药大学

（六）公共课

序号	书　名	主　编	主编所在单位	
114	中医学概论	储全根　胡志希	安徽中医药大学	湖南中医药大学
115	传统体育	吴志坤　邵玉萍	上海中医药大学	湖北中医药大学
116	科研思路与方法	刘　涛　商洪才	南京中医药大学	北京中医药大学

（七）中医骨伤科学专业

序号	书　名	主　编	主编所在单位	
117	中医骨伤科学基础	李　楠　李　刚	福建中医药大学	山东中医药大学
118	骨伤解剖学	侯德才　姜国华	辽宁中医药大学	黑龙江中医药大学
119	骨伤影像学	栾金红　郭会利	黑龙江中医药大学	河南中医药大学洛阳平乐正骨学院
120	中医正骨学	冷向阳　马　勇	长春中医药大学	南京中医药大学
121	中医筋伤学	周红海　于　栋	广西中医药大学	北京中医药大学
122	中医骨病学	徐展望　郑福增	山东中医药大学	河南中医药大学
123	创伤急救学	毕荣修　李无阴	山东中医药大学	河南中医药大学洛阳平乐正骨学院
124	骨伤手术学	童培建　曾意荣	浙江中医药大学	广州中医药大学

（八）中医养生学专业

序号	书　名	主　编	主编所在单位	
125	中医养生文献学	蒋力生　王　平	江西中医药大学	湖北中医药大学
126	中医治未病学概论	陈涤平	南京中医药大学	